普通高等教育药学类专业应用型系列教材

新编药学实验教程

主　编　方欢乐 别蓓蓓

副主编　牛　睿 葛维娟 李　亮 韩宁娟 王巧峰

编　委（按姓氏笔画排序）

王　亚　西安培华学院

王巧峰　西安培华学院

王增禄　空军军医大学

牛　睿　西安培华学院

方欢乐　西安培华学院

龙凯花　陕西省中医药研究院

白雪敏　西安培华学院

刘召娜　西安培华学院

刘建利　西北大学

刘荣利　西安培华学院

孙纪元　陕西博世康医药科技有限公司

李　元　陕西慧康生物科技有限责任公司

李　亮　西安培华学院

吴夏青　西安培华学院

别蓓蓓　西安培华学院

张　宣　西安培华学院

陈有亮　西安交通大学

陈梦园　西安培华学院

侯敏娜　陕西国际商贸学院

梁　雪　西安培华学院

葛维娟　西安培华学院

韩　君　空军军医大学986医院

韩宁娟　西安培华学院

程薇薇　西安培华学院

穆　颖　西安培华学院

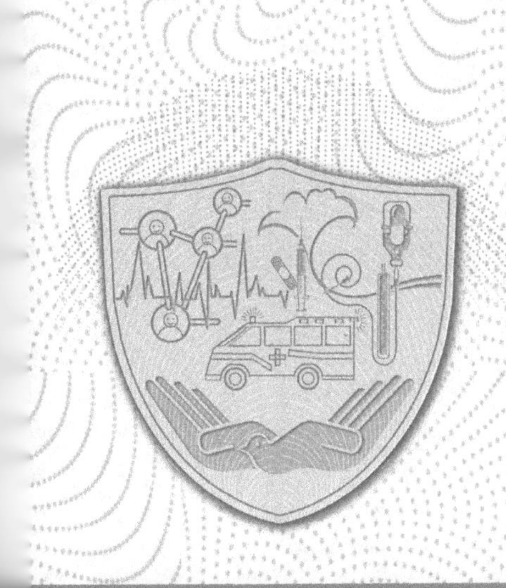

西安交通大学出版社

XI'AN JIAOTONG UNIVERSITY PRESS

图书在版编目(CIP)数据

新编药学实验教程/方欢乐,别蓓蓓主编. —西安:
西安交通大学出版社,2024.6
ISBN 978-7-5693-3806-5

Ⅰ.①新… Ⅱ.①方… ②别… Ⅲ.①药物学—
实验—教材 Ⅳ.①R9-33

中国国家版本馆 CIP 数据核字(2024)第 110965 号

书　　名 新编药学实验教程
主　　编 方欢乐　别蓓蓓
责任编辑 张永利
责任校对 郭泉泉

出版发行 西安交通大学出版社
(西安市兴庆南路1号　邮政编码 710048)
网　　址 http://www.xjtupress.com
电　　话 (029)82668357　82667874(市场营销中心)
(029)82668315(总编办)
传　　真 (029)82668280
印　　刷 西安五星印刷有限公司

开　　本 787mm×1092mm　1/16　**印张** 15.5　**字数** 322 千字
版次印次 2024年6月第1版　2024年6月第1次印刷
书　　号 ISBN 978-7-5693-3806-5
定　　价 56.00 元

如发现印装质量问题,请与本社市场营销中心联系。
订购热线:(029)82665248　(029)82667874
投稿热线:(029)82668803

前 言

药学实验教学是培养应用型、技能型医药学人才的重要环节。为适应我国高等医药教育的新形势、新目标和新要求,我们结合我校(西安培华学院)药学专业培养目标,编写了这本《新编药学实验教程》。

本教材从应用型人才培养要求以及药学专业就业岗位的实际需求出发,从药物研发及应用角度开展实验研究,主要内容包括天然药物认知鉴别实验、药物合成实验、天然药物提取实验、药物制备实验、药物分析与检验实验、合理用药指导等。本教材将生药学、天然药物化学、药物化学、药物分析、药剂学等必修科目的实验内容进行了整合及精简,突出体现了药学多学科间相互交叉渗透、相互融合的特点,使前期基础教学更好地为后期专业服务,做到了教学内容互相渗透、相互联系,改善了过去实验内容重复或前后衔接不上的问题。此外,本教材为了减少内容重复,部分实验对之前实验课程中已经学习的相关操作做了精简,导致实验用品中列出的相关用物在实验操作过程中可能没有全部提及,如果同学们不了解这些实验用物及其操作内容,可参考相关实验教材自行学习回顾相关知识。

本教材内容简洁明了、条理清楚、内容丰富,理论阐述和实例紧密结合,基本涵盖了药学实验的常规操作方法和注意事项,可作为药学和制药工程等专业的实验教学用书。学生通过对相关实验课程的学习,不但可以将理论知识理解得更加深入、掌握得更加牢固,还可通过学习实验基本操作技能,提高实践能力以及分析问题和解决问题的能力。

本教材在编写时为更加凸显职业岗位和企业生产需求,对于部分实验,邀请了企业人员和教师共同讨论并确定内容,体现了校企融合,保证了教学理论和教学实践的有机结合;同时,教材编写融入了思政教育的相关元素,每个实验项目均明确了培养学生的素质目标,可培养学生理论联系实际、不断探索发现的创新精神,以及实事求是的工作作风和科学严谨的工作态度,最终形成良好的职业道德和行为规范。

本教材在编写过程中得到了西安培华学院医学院药学系骨干教师的大力支持与帮助,也得到了医学院及学校在经费方面的支持,在此表示衷心的感谢。

限于编者的水平及能力,教材中难免存在疏漏和不足,希望广大师生和读者提出宝贵意见及建议,以便修订时进行完善。

编者

2024 年 2 月

目 录

第一部分 实验室基本知识

第二部分 药学实验

第三部分　合理用药指导技术训练

第一部分　实验室基本知识

第一节　实验室规则

1. 实验前认真预习，查阅有关手册和参考资料，做到原理清楚、目的明确、对安全操作和注意事项心中有数，并写出实验预习报告。必须备有实验记录本。

2. 进入实验室必须穿实验服，将长发束好。不得穿拖鞋，不准赤脚。进入实验室中不要戴隐形眼镜(以防有机溶剂溶蚀伤及眼睛)。

3. 操作开始前，检查器材种类与数量是否与需要相符，器材是否完好无损、干净或干燥。

4. 实验按既定步骤进行，严格操作规程，不得违规操作。实验中必须全程监测，认真记录，不得擅自离开，特别要注意观察有无漏气、破裂，反应是否正常。发现异常时，应立即报告给老师。

5. 严格药品用量，公用药品、器材等用完后，必须立即归还至原处。取药品时，注意瓶盖、瓶塞不要放错，取出的药品不得再倒回原试剂瓶内。

6. 各种药品不得随意放置或丢弃，实验中有害气体及废弃物应按规定妥善处理，以免污染环境。

7. 爱护公物，节约药品。节约使用水、电及消耗性材料，养成良好的实验习惯。公用设备和材料使用后，应及时放回原处。对于特殊设备，在指导教师示范后方可使用。损坏器材、设备时，应如实说明情况。

8. 实验过程应养成细心观察、积极思考和及时记录的良好习惯，不可于实验结束后凭回忆补写记录。

9. 实验室内应保持安静，严禁互相打闹和大声喧哗。禁止在实验室内用手机或接听耳机。严禁在实验室中吸烟或饮食。

10. 保持实验室整洁。废弃的火柴梗、固体和滤纸等应丢入废物桶内，不能丢入水槽，以免造成堵塞。

11. 使用过的器材应及时洗净。实验结束后，认真清洗器材，并将其放回指定的位置，整理实验台面。打扫、整理实验室，整理公共器材。检查并关好水、电和门窗。实验原始记录数据经老师检查并允许后，方可离开实验室。

12. 实验后，对所得结果和数据按实际情况及时进行整理、计算和分析，认真写好实验报告，按时交给老师。

第二节　实验室安全及事故的预防与处理

在进行实验时，由于操作的疏忽，可能会引起火灾、爆炸、中毒、触电等事故，因此要求实验者应随时做好预防工作，并提高警惕，仔细操作，以保证实验能正常进行。

一、火灾、爆炸、中毒、触电事故的预防

1. 有机药物合成实验中经常使用挥发性的、易燃性的各种有机试剂或溶剂，因此着火是药物实验中常见的事故。防火的基本原则是让火源尽可能远离易燃物品。容器不得靠近火源，数量较多的易燃溶剂应保存在危险药品橱内。

在实验室或实验大楼内，应禁止吸烟。实验室中使用明火时，应考虑周围的环境，如周围有使用易燃溶剂时，应禁用明火。

回流或蒸馏液体时应放沸石，以防溶液过热暴沸而冲出。若在加热后发现未放沸石，则停止加热，待稍冷后再放入，否则在过热溶液中放入沸石，会导致液体迅速沸腾，冲出瓶外，引发危险。不要用火焰直接加热烧瓶，而应根据液体沸点高低分别选择石棉网、空气浴、油浴或水浴等。冷凝水时应保持畅通，如冷凝管忘记通水，大量有机蒸汽会未经冷凝而逸出，也易造成火灾或溶剂中毒。

2. 易燃有机溶剂在室温时常常有较大的蒸汽压，空气中混杂易燃有机溶剂的蒸汽量达到某一极限时，遇明火即可发生爆炸。有机溶剂蒸汽密度一般比空气大，会沿着桌面或地面漂移至较远处，或沉积在低洼处。因此，切勿将易燃溶剂倒入废物缸中，更不能用开口容器存放易燃溶剂。倾倒易燃溶剂时应远离火源，最好在通风橱中进行。蒸馏易燃溶剂(特别是低沸点易燃溶剂)时，应注意整套装置切勿漏气，接收器支管与橡皮管相连，使余气通往水槽或室外。

3. 使用易燃、易爆气体，如氢气、乙炔等时，要保持室内空气畅通，严禁明火，并应防止一切火星发生。敲击、铁钉摩擦、马达炭刷或电器开关(包括电话)等都能产生火花，应特别予以注意。

4. 常压操作时，全套装置一定要与大气相通，切勿造成密闭体系。减压蒸馏时，要用圆底烧瓶作为接收器，不可用锥形瓶，否则可能发生炸裂。进行加压操作时(如高压釜、封管等)，应经常注意釜内压力有无超过安全负荷、选用封管的玻璃厚度是否适当、管壁是否均匀，并有一定的防护措施。

5. 开启有挥发性液体的瓶塞和安瓿瓶时，必须先充分冷却，然后开启(开启安瓿瓶时需用布包裹)。开启时，瓶口必须朝向无人处，以免液体喷溅而造成伤害。如遇瓶塞不易开启时，必须注意瓶内贮存物的性质，切不可贸然用火加热或乱敲瓶塞等。

6. 反应过程中可能产生有毒或腐蚀性气体的实验，必须在通风橱内进行。实

验后，器皿应及时清洗，实验时不得将头伸入橱内。

7. 使用有毒药品时，要小心操作，妥善保管，不准乱放。实验中所用的剧毒物质应有专人负责收发，并向使用者提出必须遵守的操作规程。实验后，有毒残渣必须进行妥善而有效的处理，不准随意丢弃。

8. 有些实验可能会产生危险性化合物，操作时需特别小心。某些类型的化合物具有爆炸性，如叠氮化物、干燥的重氮盐、硝酸酯、多硝基化合物等，使用时须严格遵守操作规程。有些有机化合物，如醚或共轭烯烃，久置后会生成易燃易爆的过氧化物，使用前需经特殊处理。

9. 有些毒害物质会渗入皮肤，因此在接触固体或液体有毒物质时，必须戴塑胶手套，操作后立即洗手，切勿让有毒物品沾及五官或伤口。例如，氰化钠沾及伤口后会随血液循环至全身，严重者会造成中毒死亡。

10. 使用电器时，应防止人体与电器导电部分直接接触，不可用湿手或手握湿物接触电源插头、开关等。为防止触电，设备或装置的金属外壳等都应妥善接地。实验后，应及时切断电源，并将连接电源的插头拔下。

二、各类事故的处理与急救

1. 火灾：一旦发生火灾，不要惊慌失措，应立即采取各种相应措施，把事故损失减到最小。首先，马上熄灭附近所有火源，切断电源，并移开附近的易燃物质。如果是少量溶剂(几毫升)着火，可任其烧完；如果是锥形瓶内溶剂着火，可用石棉布或湿布盖灭。若为小火，可用湿布或黄沙盖灭。火较大时，应根据具体情况采用下列灭火器材。

(1)干粉灭火器：可扑灭一般明火，还可扑灭油、气等燃烧引起的失火。干粉灭火器是利用二氧化碳气体或氮气作为动力，将筒内的干粉喷出灭火的。其内部干粉无毒、无腐蚀性、不导电，因此可用于扑救带电设备的明火，也可用于扑灭油类、有机溶剂等易燃液体、可燃性气体和珍贵器材设备的明火。

(2)四氯化碳灭火器：用以扑灭电器附近的火。因四氯化碳有毒，高温时可产生剧毒光气，故不能在狭小和通风不良的实验室中使用。另外，四氯化碳和金属接触会发生爆炸，有金属钠存在时，应避免使用。

(3)二氧化碳灭火器：又称干冰灭火器，是药学实验室中常用的灭火器。其钢筒内装有压缩的液态二氧化碳，使用时打开开关，二氧化碳气体即可喷出，用以扑灭有机物及低压电器设备火灾。使用时，一手提灭火器，另一手应握在喷二氧化碳喇叭筒的把手上。因喷出二氧化碳时压力骤然降低，温度也骤降，若手握在喇叭筒上易被冻伤。

(4)泡沫灭火器：内部分别装有含发泡剂的碳酸氢钠溶液和硫酸铝溶液。使用时，将筒身颠倒，两种液体混合，会生成大量二氧化碳，灭火器筒内压力突然增大，大量二氧化碳泡沫会喷出。若非大火，通常不使用泡沫灭火器，因其后处理较麻烦，故该类型灭火器已基本淘汰。

无论用何种灭火器，都应从火的四周开始向中心扑灭。

油剂和有机溶剂着火时，绝对不能用水浇，因为这样反而会使火蔓延开来。

若衣服着火，切勿奔跑，用厚的外衣包裹，使其熄灭。较严重者，应躺在地上（以免火焰烧向头部），用防火毛毯紧紧包住打滚，直到火熄灭；或打开附近的自来水，用水冲淋熄火。烧伤严重者，应急送医疗单位。

2. 眼伤：在实验室中，眼睛很容易受到伤害。若飞溅出的腐蚀性化学药品和化学试剂进入眼睛，会引起灼伤和烧伤；在操作过程中，溅出的碎玻璃或固体颗粒也会使眼睛受到伤害。更有甚者，有可能发生的爆炸事故更容易使眼睛受到损伤。因此，在有危险性的实验中，实验者应尽可能佩戴合适的防护目镜。

倘若有化学药品或酸碱液溅入眼睛，应尽快用大量的水冲洗眼睛和脸部，并赶快到附近医院进行治疗。若有固体颗粒或碎玻璃进入眼睛，切记不要揉眼睛，立即去专科医院进行诊疗。

（1）酸：立即用大量清水冲洗，再用1%碳酸氢钠溶液清洗。

（2）碱：立即用大量清水冲洗，再用1%硼酸溶液清洗。

（3）溴：立即用大量清水冲洗，再用1%碳酸氢钠溶液清洗。

（4）玻璃：用镊子移去碎玻璃，或在盆内用水洗，切勿用手揉动眼睛。

3. 割伤：用清水充分清洗伤口，并取出伤口中的玻璃或固体物，用无菌绷带扎住，或用创可贴进行包扎、保护。若为大伤口，应先压紧主血管，以防大量出血，并立即前往医疗单位救治。

4. 烫伤：若为轻度烫伤，可立即将受伤部位浸入冷水或冰水中5分钟以上，以减轻疼痛，再涂烫伤膏。若为重度烫伤，涂烫伤膏后，立即前往医院治疗。

5. 化学试剂灼伤：对于不同的化学试剂灼伤，处理方法不同。

（1）酸：先立即用大量清水冲洗，再用3%～5%的碳酸氢钠溶液淋洗，最后再用清水清洗。严重者，先将蚀伤部位擦干，再到医院治疗。

（2）碱：先立即用大量清水冲洗，再用2%醋酸溶液或1%硼酸溶液淋洗，最后再用清水清洗。严重者，先将蚀伤部位擦干，再到医院治疗。

（3）溴：先立即用大量清水冲洗，再用乙醇擦至无溴液存在为止，然后涂上甘油或烫伤油膏，或用10%硫代硫酸钠溶液淋洗，或用湿的硫代硫酸钠纱布覆盖伤处。

（4）钠：可见的小块用镊子移去，其余与碱灼伤处理相同。

（5）有机物：用乙醇可以除去大部分有机物，然后再用肥皂和温水洗涤即可。如果皮肤被酸等蚀伤严重，可将伤处浸在水中至少3小时，并到医院诊疗。

6. 中毒：溅入口中尚未咽下者，应立即吐出，用大量清水冲洗口腔。如已吞下，应根据毒物性质给予解毒剂，并立即送医院治疗。

（1）腐蚀性毒物：对于强酸，先饮大量水，然后服用氢氧化铝乳剂、鸡蛋清

(白)等；对于强碱，也应先饮大量水，然后服用醋、酸果汁、鸡蛋清(白)。不论酸或碱中毒，都应再以牛奶灌注，不要吃催吐剂。

(2)刺激剂及神经性毒物：先给牛奶或鸡蛋清(白)，使之立即冲淡并缓解，再用一大匙硫酸镁(约30g)溶于一杯水中催吐；有时也可用手指伸入喉部促使呕吐，然后立即送医院救治。

(3)吸入气体中毒：先将中毒者移至室外，解开衣领及纽扣，使其呼吸新鲜空气，必要时进行人工呼吸。吸入少量氯气或溴者，可用碳酸氢钠溶液漱口。

为处理事故需要，实验室应备有急救箱，内置以下物品：①绷带、纱布、棉花、橡皮膏、医用镊子、剪刀等；②凡士林、玉树油或鞣酸油膏、烫伤膏及消毒剂等；③醋酸溶液(2%)、硼酸溶液(1%)、碳酸氢钠溶液(1%及饱和)、乙醇、甘油、碘酒等。

第三节 化学药品、试剂的存储及使用注意事项

一、化学药品、试剂的存储

一般实验室中不应存储过多的化学药品和试剂，应遵循按需领取的原则。

在大多数情况下，实验室所用的化学药品都贮存在带磨口塞(最好是标准磨口)的玻璃瓶内，高黏度的液体应放在广口瓶中，一般性液体应存放在细颈瓶内，氢氧化钠和氢氧化钾溶液应保存在带橡皮塞或塑料塞的瓶内。对于能够与玻璃反应的化合物(如氢氟酸)，需使用塑料或金属容器，碱金属应存放在煤油中，黄磷则需以水覆盖。

对光敏感的化合物，包括醚在内，都有形成过氧化物的倾向，在光作用下更是如此，故应将它们贮藏在棕色玻璃瓶中。

对于会产生毒性或腐蚀性蒸汽的物质(如溴、发烟硫酸、盐酸、氢氟酸)，建议放在通风橱内。

少量的或对潮湿和空气敏感的物质，需要密封贮存于玻璃安瓿瓶中。

某些毒品，如氰化物、砷及其化合物等，应按有关部门的规定进行贮存。

二、化学药品、试剂使用中的注意事项

有机溶剂具有易燃和有毒的特点。易燃的有机溶剂在室温时有较大的蒸汽压。当空气中混杂易燃有机溶剂的蒸汽压达到极限时，遇到明火会发生燃烧爆炸；而且，有机溶剂蒸汽都较空气的密度大，会沿着桌面或地面飘移至较远处，或沉积在低洼处，因此在实验中用剩的火柴梗切勿乱丢，以免引起火灾，也不要将易燃溶剂倒入废物缸中，更不能用开口容器盛放易燃溶剂。

有机溶剂以较为隐蔽的方式产生对人的毒害，在使用中应最大限度地减少与有

机溶剂的直接接触，不要掉以轻心。实验室中应充分通风。在规范的操作下，有机溶剂不会造成任何健康问题。操作有毒试剂和物质时，必须戴橡皮手套或一次性塑料手套，操作后立即洗手。注意切勿让有毒物质触及五官或伤口。

第四节　实验废品的销毁

碎玻璃和其他带有锐角的废物不要丢入废纸篓或类似的盛器中，应该使用专门的废物箱。

不要把任何用剩的试剂倒回原试剂瓶中。原因：一是会对试剂造成污染，影响其他人的实验；二是由于操作疏忽导致错误引入异物，有时会发生剧烈的化学反应，甚至引起爆炸。

危险的废品，如会放出毒气或能够自燃的废品(活性镍、磷、碱金属等)，决不能丢弃在废物箱或水槽中。不稳定的化学品和不溶于水或与水不混溶的溶液，也禁止倒入下水道，应将它们分类集中后处理。对倒掉后能与水混溶或能被水分解的腐蚀性液体，必须用大量的水冲洗。

金属钾或钠的残渣应分批加到大量醇中予以分解(操作时须戴防护目镜)。

第五节　实验药品(试剂)的规格

化学药品根据所含杂质数量的不同可分成若干等级，如表1－1－1所示。

表1－1－1　化学试剂等级对照表

项目	一级试剂	二级试剂	三级试剂	四级试剂
中文标志	优级纯试剂	分析纯试剂	化学纯试剂	实验试剂
符号	GR	AR	CP	LR
瓶签颜色	绿色	红色	蓝色	橙色或黄色

一级试剂纯度较高，工业品则含有较多杂质。药品纯度越高，价格越贵。在不影响实验结果的前提下，应尽量考虑用低规格的药品。

第六节　实验药品(试剂)的取用和称量

在称取药品和试剂前，首先应注意对照和验证标签上的品名与规格，然后根据药品(试剂)的性状选用合适的称取方法。在常量制备实验中，可用一般托盘天平(精度0.1g)。半微量制备时，台秤的灵敏度达不到要求，这时可使用天平(扭力天平精度0.01g，分析天平精度0.001g)。进行有机定量分析实验时，要用分析天平进行称重。

1. 固体药品(试剂)的取用和称量：固体药品(试剂)称重时，可以用玻璃容器或称量纸进行。易吸潮的药品(试剂)可选用干燥的称量瓶(带盖)迅速称取。

2. 液体药品(试剂)的取用和称量：一般的液体试剂可用量筒量取，或采用称重的方法称取。当需要少量取用时，可用移液管或吸量管量取。具有刺激性气味或易挥发的液体，需在通风橱(毒气柜)中量取。

3. 取用药品(试剂)时，必须遵守以下规则。

(1)不能用手接触，以免危害健康和沾污试剂。

(2)瓶塞应倒置于桌面上，以免弄脏，取用试剂后，需立即盖严，将试剂瓶放回原处，标签朝外。

(3)尽量不多取试剂，多取的试剂不能再倒回原瓶，以免影响整瓶试剂纯度；应放在其他合适的容器中另做处理，或供他人使用。

(4)从滴瓶中取用试剂时，注意不要倒持滴管，这样试剂会流入橡皮帽，可能与橡胶发生反应，引起瓶内试剂变质。

(5)不准用自用的滴管到试剂瓶中取药。如果确需滴加药品，而试剂瓶又不带滴管，可把液体倒入离心管或小试管中，再用自用的滴管取用。

(6)要用干净的药匙取固体试剂，用过的药匙要洗净、擦干才能再用。如果只取少量的粉末试剂，用药匙柄末端的小凹处挑取。

(7)如果要把粉末试剂放进小口容器底部，又要避免容器其余内壁沾有试剂，就要使用干燥的容器，或者先把试剂放在平滑、干净的纸片上，再将纸片卷成小圆筒，送进平放的容器中，然后竖立容器，用手轻弹纸卷，让试剂全部落下(注意纸张不能重复使用)。

(8)把锌粒、大理石等粒状固体或其他坚硬且比重较大的固体装入容器时，应将容器斜放，然后慢慢竖立容器，使固体沿着容器内壁滑到底部，以免击破容器底部。

第七节　玻璃器材的洗涤与干燥

一、洗涤

在实验室中，每个人都应养成“用后即洗”的习惯，避免残留物质固化，造成洗涤困难。有些留在烧瓶里的残渣随着时间的推延，会侵蚀玻璃表面，洗涤工作拖延将带来很多困难。一般性清洗，先用自来水冲洗，然后用去污粉或洗衣粉进行洗涤。当瓶内留有碱性残渣或酸性残渣时，可用酸液或碱液来处理。若残渣可能溶于某种有机溶剂，则应选用适当的有机溶剂将残渣溶解。对于不易清洗的残渣及黏附在玻璃壁上的污垢，可先用纸擦去，再使用清洗液洗涤。最后，将洗净的器材用自来水清洗 2 或 3 次。用于精制产品或有机分析实验的玻璃器材，洗涤干净后，还需用蒸馏水淋洗 2 或 3 次。洗净的玻璃器材应清洁透明，内壁能完全被水湿润，不挂水珠，洗净后的玻璃器材可让其自然晾干，或使用电吹风、气流烘干器、烘箱等将器材做干燥处理。

1. 洗涤液：洗涤玻璃器材时，应根据实验要求、污物的性质及污染程度合理选用洗涤液。实验室常用的洗涤液有以下几种。

（1）水：可用来洗涤水溶性污物。

（2）热肥皂液和合成洗涤剂：二者为实验室常用的洗涤液，洗涤油脂类污垢效果较好。

（3）铬酸洗液：由等体积的浓硫酸与饱和重铬酸钾溶液混合配制而成，它的强氧化性足以除去容器壁上的有机物和油垢。对于前述洗法仍洗不净的器材，可用铬酸洗液先浸后洗的方法进行清洗。对一些管细、口小、毛刷不能刷洗的器材，采取这种洗法效果很好。用铬酸洗液清洗时，先用洗液将器材浸泡一段时间，对口小的器材，可先往器材内加入器材容积 1/5 的洗液，然后将器材倾斜并慢慢转动器材，目的是让洗液充分浸润器材内壁，然后将洗液倒出。如果器材污染程度很重，采用热洗液效果会更好些，但加热洗液时要防止洗液溅出，洗涤时也要格外小心，防止洗液外溢，以免灼伤皮肤。洗液具有强腐蚀性，使用时不能用毛刷蘸取洗液刷洗器材。如果不慎将洗液洒在衣物、皮肤或桌面上时，应立即用水冲洗。废的洗液应倒在废液缸里，不能倒入水槽内，以免腐蚀下水道和污染环境。

洗液用后，应倒回原瓶，可反复多次使用；多次使用后，铬酸洗液会变成绿色，这时洗液已不具有强氧化性，不能再继续使用。

（4）有机溶剂：乙醇、乙醚、丙酮、汽油等有机溶剂均可用来洗涤各种油污，但有机溶剂易着火，有的甚至有毒，使用时应注意安全。

（5）实验室专门准备的酸缸或碱缸：酸缸使用 pH 值大于 1 的单酸和混酸均可，碱缸使用体积比约为 1∶1 的 50% 氢氧化钠溶液和乙醇即可。

2. 洗涤方法：洗涤玻璃器材时，可采用下列几种方法。

（1）振荡洗涤：又叫冲洗法，是利用水把可溶性污物溶解而除去的方法。往器材中注入少量水，用力振荡后倒掉，依此法连洗数次。

（2）刷洗法：玻璃器材的洗涤，一般是用毛刷和去污粉或洗衣粉刷洗器壁，直至将污物除去，再用自来水清洗。毛刷有不同形状和型号，可根据器材的形状、大小选用。洗涤时，需注意不要让毛刷的铁丝摩擦器材磨口。毛刷够不到的地方，可将毛刷的铁丝柄适当弯曲，直到可以刷到污物；有时去污粉的微粒会黏附在器壁上，不易被水冲走，此时可用 1% ~2% 盐酸摇洗一下，再用自来水清洗干净。当器材倒置，器壁不再挂水珠时，表示已洗净，否则需重新洗涤。

（3）浸泡洗涤：对不溶于水、刷洗也不能除掉的污物，可利用洗涤液与污物反应转化成可溶性物质而除去。如已知瓶中残渣为碱性时，可用稀盐酸或稀硫酸溶解；残渣为酸性时，可用稀氢氧化钠溶液除去；已知残渣溶于某种常用溶剂时，可用适量该溶剂溶解除去；先在酸缸或碱缸中浸泡后水洗，或先把器材中的水倒尽，倒入少量洗液，转几圈，使器材内壁全部润湿，再将洗液倒入洗液回收瓶中，用自来水冲洗和去离子水润洗。如用洗液浸泡一段时间，则效果更好。

(4)超声波清洗法：指利用超声波震动除去污物的方法，可清洗不适合洗液清洗的器材。往超声波清洗仪中注入清水，加入少量洗涤剂，放入待清洗的器材，根据器材的污秽程度确定超声仪的清洗时间，最后用自来水将器材漂洗干净。

(5)减压抽洗法：砂芯玻璃滤器在使用后须立即清洗，针对滤器砂芯中残留的不同沉淀物，可采用适当的洗涤剂，先溶解砂芯表面沉淀的固体，然后以减压抽洗法反复用洗涤剂把砂芯中残存的沉淀物全部抽洗掉，再用蒸馏水冲洗干净，于110℃烘干，保存在防尘的柜子中。

(6)药物化学实验反应种类繁多而复杂，应根据实验的具体情况采用各种手段清洗。用于某些特殊实验或供分析用的器材，除用上述洗涤方法处理外，还需要用蒸馏水清洗，以便除去自来水冲洗时带入的杂质。

3. 注意事项：具体如下。

(1)在酸缸、碱缸中进行任何操作时，都要戴耐酸碱的橡胶手套。一旦沾到皮肤，应立即用大量清水冲洗。在使用酸缸、碱缸后发现无法溶解杂质时，先交换浸泡，若大量器材中的杂质都无法溶解，则需要更换酸液或碱液。

(2)带有精密刻度的计量容器不能用加热方法干燥，否则会影响器材的精度，可采用晾干或冷风吹干的方法干燥。

(3)不允许盲目使用各种试剂和有机溶剂来清洗器材，这样不仅浪费，而且还会带来危险。

(4)马上要使用的器材，可将水尽量沥干，然后用少量丙酮或乙醇摇洗，再用吹风机吹干。

二、干燥

洗净的玻璃器材如需干燥，可选用以下方法。

1. 晾干：干燥程度要求不高，又不急等使用的器材，可倒放在干净的器材架或实验柜内，任其自然晾干。倒放还可以避免灰尘落入，但必须注意放稳器材。

2. 吹干：急需干燥的器材可采用吹风机或玻璃器材气流烘干器等吹干。使用时，一般先用热风吹玻璃器材的内壁，干燥后，再吹冷风，使器材冷却。如果先加少许易挥发又易与水混溶的有机溶剂(常用的是酒精或丙酮)到仪器里，倾斜并转动器材，使器壁上的水与有机溶剂混溶，然后将其倾出，此时再吹风，则干得更快。

3. 烤干：有些构造简单、厚度均匀的小件硬质玻璃器皿，可以用小火烤干，以供急用。对于烧杯和蒸发皿，可以放在石棉网上用小火烤干。试管可以直接用小火烤干，用试管夹夹住靠试管口的一端，试管口略向下倾斜，以防水蒸气凝聚后倒流，使灼热的试管炸裂。烘烤时，先从试管底端开始，逐渐移向管口，来回移动试管，以防局部过热。烤到不见水珠后，再将试管口朝上，以便把水汽烘烤干。烤热了的试管，需在石棉网上放冷后才能使用。

4. 烘干：能经受较高温度烘烤的器材，可以放在电热或红外干燥箱（简称烘箱）内烘干。如果要求干燥程度较高或需干燥的器材数量较多时，使用烘箱就很方便。烘箱附有自动控温装置，烘干器材上的水分时，应将温度控制在 105～110℃，先将洗净的器材尽量沥干，放在托盘里，然后将托盘放在烘箱的隔板上。一般烘 1 小时左右，就可达到干燥目的。等温度降到 50℃以下时，才可取出器材。需要注意的是，带有刻度的计量器材不能用加热的方法进行干燥，因为热胀冷缩会影响它们的精密度。

第八节　实验预习、记录和报告

一、实验预习

在实验前，学生对所做的实验应该做好预习工作。预习工作包括反应的原理、反应机制、可能发生的副反应、实验操作的原理和方法、产物提纯的原理和方法、注意事项、实验中可能出现的危险及处置方法，并应给出详细的报告。同时，还要了解反应中化学试剂的用量，对化学试剂和溶剂的理化常数等要记录在案，以便查询。

二、实验记录

做好实验记录和实验报告是每一个科研人员必备的基本素质。实验记录应记在专门的实验记录本上，实验记录本应有连续页码。所有观察到的现象、实验时间、原始数据、操作和处理方法、步骤，均应及时、准确、详细地记录在记录本上，必须按其所获得的时间顺序记录，必须注明日期，保证实验记录的完整性、连续性和原始性。记录必须简明，字迹清楚，有差错的记录只能打叉而不能涂掉。将实验情况记录在便条纸、纸巾上的做法都是错误的。

三、实验报告

实验报告是总结实验进行情况、分析结果必不可少的基本环节，是把直接的感性认识提升到理性认知层面的必要步骤。同时，实验报告也能反映出每个学生的水平，是评分的重要依据。实验报告具有原始性、纪实性、试验性的特点。报告中应填入所有的原始数据和观察到的现象。

1. 实验题目：高度概括本实验的内容。

2. 实验人员：实验者的姓名、专业、班级及同组实验者的姓名等。

3. 实验目的：写出本次实验所要达到的教学目的。

4. 实验原理：实验的理论依据与实验所采用的方法及反应式。反应式应包括主反应和副反应方程式。

5. 主要试剂：实验药品的数量、级别、试剂和中间体的物理常数。

6. 实验装置：写出所用器材、设备的规格和数量，同时要画出实验装置图。

7. 实验步骤：详细写出实验步骤和操作过程、分析方法，同时指出操作特点及注意事项。

8. 实验记录：以表格或其他格式记录原始数据、现象等，如产品外观、质量等。

9. 实验结果：计算产率，分析结果，以表格、方程图或图示等形式表达。

10. 问题与讨论：指出存在的问题及改进方法，最后分析总结，并对思考题与问答题给予解答。

（陈梦园　白雪敏）

第二部分　药学实验

第一篇　天然药物认知、鉴别实验

生药的鉴别方法与技术

一、生药的性状鉴别

生药的性状鉴别主要采用眼看、手摸、鼻闻、口尝、水试、火试等方法进行，具体内容包括以下几个方面。

1. 形状：药材的形状与药用部位有关。每种药材的形状一般比较固定，是鉴别真伪的重要依据之一。例如，根类药材有圆形、圆锥形、纺锤形等，皮类药材有卷筒状、板片状等，种子类药材有圆球形、扁圆形等。老药工对药材的鉴别有丰富的经验，如防风的根茎部分俗称“蚯蚓头”；味连形如鸡爪，故称“鸡爪黄连”；厚朴近根部的干皮，称为“靴筒朴”；款冬花的花序基部连生，习称“连三朵”；海马的外形为“马头蛇尾瓦楞身”等。

2. 大小：药材的大小指长短、粗细、厚薄等。要得出比较准确的数值，应观察较多的样品。如测量的大小与规定有差异时，可允许有少量高于或低于规定的数值。有些很小的种子类药材，如葶苈子、白芥子、车前子、菟丝子等，应在放大镜下测量，也可放在 1mm×1mm 方格的纸上，每 10 粒紧密排成一行，测量后，求其平均值。

3. 颜色：各种药材的颜色是不相同的，如丹参色红、黄连色黄、紫草色紫、乌梅色黑。药材因加工或贮藏不当，就会改变其固有的色泽，也预示着质量发生了变化。很多药材的色调不是单一的，而是复合的色调。在描述药材颜色时，则应以后一种色调为主，如黄棕色，即以棕色为主。观察颜色时，一般在日光下进行。

4. 表面特征：指药材表面光滑或是粗糙，有无皱纹、皮孔、毛茸等。比如，双子叶植物的根类药材顶部有的带有根茎，单子叶植物有的具膜质鳞叶，蕨类植物的根茎常带有叶柄残基和鳞片，皮类药材表面有地衣斑和皮孔，叶类药材有毛茸。这些特征的有无和存在情况常是鉴别药材的重要依据，应仔细观察。

5. 质地：指药材的软硬、坚韧、疏松、致密、黏性或粉性等特征。有些药材因加工方法不同，质地也不同。例如，盐附子易吸潮变软，黑顺片则质硬而脆。含淀粉多的药材如经蒸煮加工，则因淀粉糊化，干燥后而质地坚实，如白芍。在经验鉴别中，用于形容药材质地的术语有很多，如松泡(南沙参)、粉性(贝母)、油润(当归)、角质(郁金)、柴性(黄柏)等。

6. 折断面：指药材折断时的现象，如易折断或不易折断，有无粉尘散落及折断时的断面特征。自然折断的断面应注意是平坦还是显纤维性、颗粒性或裂片状，断面有无胶丝等。折断面的观察是很重要的，如茅苍术易折断，断面久置能"起霜"；白术不易折断，维管束的排列断面放置不"起霜"：杜仲折断时有银白色紧密相连的胶丝；黄柏折断面显纤维性；牡丹皮断面平坦，显颗粒性。用刀片将药材切成横切面，以便观察皮部与木部的比例、维管束的排列形状、射线的分布以及异性构造等，如大黄根茎横切面可见星点，何首乌横切面可见云锦花纹，黄芪横切面有"菊花心"，大血藤横切面皮部有6处嵌入木部，鸡血藤横切面有红棕色皮部与黄白色木部相间排列形成的偏心性环纹等。

7. 气味：药材独特的气与味是直接以鼻闻和口尝来鉴别的。含挥发性物质的药材大多有特殊的香气，如肉桂、薄荷、丁香；黄连味苦，党参味甜，五味子味辛、苦等。如药材的味道发生改变，就要考虑其品种和质量问题。需要注意的是，剧毒药不宜口尝；即使毒性较小的生药，尝时也要小心，取量要少。

8. 水试：指利用某些药材在水中的特殊现象来鉴别药材。比如，秦皮水浸液具蓝绿色荧光，车前子用水浸泡后会膨胀，沉香沉于水者为优，熊胆粉末在水面旋转后呈黄线下沉等。

9. 火试：指利用某些药材火烧时会产生特殊的气味、颜色、烟雾、响声等来鉴别药材。比如，麝香灼烧时，香气浓烈，无臭气，灰烬为白色；血竭粉末置滤纸上灼烧时，对光透视显红色，无残留的灰烬；乳香、没药火试会冒浓烟，有香气等。

10. 全草类药材：全草类药材的叶大多干缩或破碎，可温润后摊平观察。若花、果实完整，可依原植物鉴定的方法进行。同一科属药材，可参照科属原植物形态特征的主要鉴别点进行鉴定。

二、生药的显微鉴别

生药的显微鉴别是指利用显微镜来观察生药的组织构造、细胞形状及其内含物或其他特征，鉴别药材的真伪和纯度的一种方法，常用于单凭性状不易识别的生药、性状相似不易区别的多来源生药，以及粉末生药。鉴别时，应选择有代表性的样品，根据需要选择不同的显微制片技术，制备适合的显微标本片，然后进行观察。显微鉴别要根据观察的对象和目的制作不同的显微制片，一般有粉末制片法、表面制片法、解离组织制片法、徒手切片法等。根据切片的部位不同，又分为横切片、径向纵切片、切向纵切片等。下面介绍实验室几种常用的制片方法。

(一)粉末制片法

粉末制片法是一种用于制备粉末状生药及中成药的显微鉴别标本片的方法。此法是鉴别生药最常用的方法之一，简便快速，主要鉴别细胞的形态特征，一般为临时观察用。

常见的粉末制片法有以下两种方法。

1. 蒸馏水(或斯氏液)装片法：专门适用于观察淀粉粒。挑取粉末适量，置载玻片中央，然后滴加蒸馏水或斯氏液 1 或 2 滴。用牙签或解剖针拌匀，以镊子夹一洁净盖玻片，沿液面从左至右轻轻放下，将多余的试液用滤纸条吸去，保持装片洁净，即得。

2. 水合氯醛法(粉末透化法)：挑取适量粉末，置载玻片上，滴加水合氯醛液 1 或 2 滴，置酒精灯上加热，待液体渗入粉末内部，渐成透明状(透化)，试液因加热而渐渐挥干，再滴加水合氯醛液 1 或 2 滴，加热，透化，防止沸腾；然后滴加稀甘油 1 或 2 滴，用解剖针将粉末混匀，用镊子夹一干净盖玻片，沿液面从左至右轻轻放下，液体受压而延展，充满盖玻片下方。将多余的试液用滤纸条吸去，保持装片洁净，即得。切忌用滤纸条在盖玻片上擦拭，补加液体时应在空隙的相对边缘加入，以防气泡产生。对于颜色很深的粉末，可先进行脱色处理。取待检粉末少许，置小烧杯中或载玻片上，加少许 3% 过氧化氢溶液或次氯酸钠溶液，待颜色变浅后，除去液体；或取粉末置小烧杯中，加入适量水合氯醛，在酒精灯上加热，除去液体，滴加稀甘油 1 或 2 滴，即可供观察用。

(二)表面制片法

表面制片法适用于观察叶片、花萼、花瓣、草质等表皮的显微特征，可观察表皮细胞形态、气孔类型、毛茸特征和着生情况等。

1. 材料的预处理：对于干材料，可用冷水浸泡；如需急用，可用温水浸泡，亦可煮沸，以加速软化和恢复原样。若为鲜材料，一般洗净即可。

2. 撕取方法：取材料，用刀片在表面上浅划一刀，再用镊子从切口处取表皮，将表皮外表面向上置于载玻片上，以稀甘油装片，即可观察；或用镊子将细小的叶脉挑起，顺着叶脉而起的表皮，可用刀片划开。

3. 削取方法：用于表皮不易与其以下组织分离的材料，用徒手切片的方法，使刀尽可能与材料表面平行断取表皮，带 1 ~ 2 层表皮下组织亦可。如材料颜色过深，则先用水合氯醛试液透化后，再用稀甘油装片即可，或直接以稀甘油装片。

4. 繁体封藏法：用于扁平面薄又难断取表皮的材料，如花瓣、花粉、孢子等。此法既可用于观察表皮，亦可用于观察叶肉组织等。将材料切成长 2 ~ 5mm 的小方块，一正一反夹于载玻片上，用水合氯醛试液透化后，加稀甘油 1 或 2 滴，用镊子夹一干净盖玻片，沿液面从左至右轻轻放下，将多余的试液用滤纸条吸去，保持装片洁净，即得。花粉、孢子等可用水合氯醛试液直接透化后，制成临时标本片。

(三)徒手切片法

徒手切片法是利用刀片或徒手切片器固定材料直接切片，在显微镜下观察组织构造、细胞特征的制片方法。该法简单易行，快速，能保持植物体原有结构和内含物，并能及时得到观察结果，用途很广，适合于临时观察，是生药鉴定的一项基本技能，必须掌握。此法的缺点是不适合长期保存。

1. 材料的预处理：选择新鲜的材料或已软化的材料的适当部位，置于小烧杯中，可直接加水浸泡，或在酒精灯上加热，沸腾 20～30 分钟；也可以将材料放入玻璃干燥器中，放入含 0.5% 苯酚的水，密封，一般药材在 12～24 小时后均可吸湿软化，以供切片用。将新鲜材料两端削平，切成宽不超过 1cm、长不超过 3cm，或切成长 2～5cm 的小段，并将切面削平。

2. 切片：以左手拇指及示指夹住材料，用中指略抵住药材，右手持刀，刀口向内，自左向右沿平面切片。注意切片要保持平整，以刀口轻轻压住材料，切时要用臂力而不用腕力；亦可视材料不同，将较小的种子、果实类、较细的根类药材两端置于载玻片，以左手拇、示二指轻轻按住，右手持刀片，自上而下切薄片。

3. 选片：用毛笔轻轻将刀片上的切片移入盛有水的培养皿中，选取较薄的切片(常浮在水面上)，置于载玻片上。

4. 透化：在切片上滴加 1 或 2 滴水合氯醛试液，于酒精灯上加热，微沸后离开火焰，冷后再加热；当水合氯醛试液明显减少时，及时补充后再加热，直至切片透明。

5. 封片：滴加 1 或 2 滴稀甘油，用镊子夹一洁净的盖玻片，从左至右沿液面轻轻放下，防止气泡的产生；将多余的液体用吸水纸置于旁边吸去，注意不要去擦拭盖玻片，并保持盖玻片和载玻片的干净，以保证能清晰观察显微特征。

三、中成药的显微鉴别预处理

中成药是根据规定的处方，将药材饮片按规定的方法制成丸、散、膏、片等剂型，供患者内服或外用的药物。对于以药材粉末为主要组成成分的中成药，可用显微鉴定的方法来鉴别药材存在与否。但因为中成药往往由多种药材的粉末配制而成，其中有的药材已经过特殊的加工炮制，其原药材的各种显微特征容易彼此相混，互相干扰，且在制剂过程中往往要添加一定的稀释剂、崩解剂、包衣剂等辅料，所以在进行鉴定操作和显微特征的分析判断方面都和单味药材有所不同。

中成药由于剂型的不同，在进行显微鉴别时，往往需要进行适当的预处理，以利于制成标本片，从而进行微观检查。

1. 去除包衣：片剂和丸剂的表面往往有包衣。此包衣需与内心(片心或丸心)分开检查，一般可用锋利的小刀将包衣刮净，仔细与内心分开；或采用较简便的方法，即将片剂或丸剂切成两瓣，取内心与包心各少许，分别进行检查。

2. 检品的粉碎：对于颗粒状或块片状制剂，往往需要粉碎，小量检品的粉碎可在研钵中进行，以玻璃研钵较好，因为不易黏附有色物质，且较易洗尽。一般宜研成中等细度(不低于60 目)的粉末，以免装片时将盖玻片顶起，但如有坚硬的颗粒，不易研碎，则可用60目筛分出后再研，或单独进行检查。

3. 干扰成分的处理：有些检品经初步检查，发现含有大量水溶性成分(如蜂蜜、浸膏)、脂溶性成分(如油脂或蜡丸中的蜡质)、淀粉或糊化淀粉(如糊丸)，直接制片时，某些显微特征被其稀释或干扰，因此难以察见。此时，可采用下列方法，将这些物质除去，以便于观察成药中的显微特征。

(1)去除水溶性成分：将检品加适量的蒸馏水研匀，移入离心管中，经离心处理后，用长吸管将管底的沉淀物吸出，供制片观察用。

(2)去除脂溶性成分：将检品加适量的乙醇、三氯甲烷、石油醚等共研，移入离心管中，经离心处理后，取下层沉淀，使溶剂挥散后，进行检查；或取粉末少许于小烧杯中，加三氯甲烷少许搅拌浸渍，倾去三氯甲烷，如此重复，即可。

(3)去除淀粉及糊化淀粉：将检品加适量的蒸馏水研匀后，移入试管或小烧杯中，煮沸，冷却，经离心处理后，取下层沉淀，供制片用。

(4)去除无机成分：如成药中含有碳酸盐成分，可加醋酸处理，即可使碳酸盐全部溶解，让成药的显微特征易于检出。

(5)对于颜色很深的粉末，可先进行脱色处理，处理方法见粉末制片法。

需要指出的是，经过上述处理后，某些显微特征可能被溶解而失去。例如，经水处理后，菊糖特征将会失去；经三氯甲烷或乙醚等有机溶剂处理后，脂肪油、挥发油等均将溶解而除去；经热水处理后，作为特征的淀粉粒与糊化淀粉粒不能察见。因此，在进行上述处理时，应留下一部分未经处理的检品，以供这些特征的详细检查。同时，在处理过程中，某些特殊的微细颗粒可能因沉降不完全而难以检出，也需要注意。

四、显微徒手绘图技术

显微徒手绘图技术可直接将从显微镜中观察到的物像以铅笔绘图。此法最简便，不需要特殊仪器，常作为初学者练习绘图用，所绘之图在形状、各部分之间的比例方面容易失真。具体步骤如下：将标本片置于载物台上，将绘图纸放在显微镜右侧，以左眼观察显微镜内物像，选好典型的组织或粉末显微特征，用右眼观察绘图纸，用色较浅的2H铅笔将物像轻轻画在绘图纸上，再仔细观察物像，反复对照修改，直至满意。最后，用较深的HB铅笔勾画一遍即得。图画好后，要画引线，注字，在图的下方注上图名及放大倍数。在同一目镜和物镜配合时，所画的各图最好都采用同样的放大倍数，以便于相互比较。

绘图时，要注意以下几点。

1. 线条要粗细均匀、圆滑、明暗一致。

2. 对球形、圆柱体的立体结构，不可用涂影来表示，需要用圆点表示，而且点要小而圆，由密到稀。

3. 所绘引线用直尺画实线，要求细直、均匀、不交叉，以免误指。

4. 在画图时，应当全面仔细地观察标本，熟悉它们的特征，然后选择适当的部分进行画图。绝不可毫无准备，看到什么就画什么，应当选择最典型的、最有代表性的目的物绘图，以说明药材的特征。

5. 绘图时，要注意整个图板的整齐和清楚，还要注意紧凑。草图绘好后，可将各图剪下来，进行适当的排列，并将多余的部分删去；将各图排列合适后，用胶水粘住，然后根据各图排列的全面情况来安排指示线和注字。对于指示线，要用实线画出，切忌与图中的线条相平行或深入图内1/2以上，各线之间的距离亦应适当。一般指示线均为画在图的右侧的平行线。

实验一　显微镜的使用及水绵切片的观察

一、实验目的

1. 知识目标：掌握显微镜的组成、使用方法和注意事项。
2. 技能目标：能熟练操作光学显微镜观察植物结构及学会显微绘图技术。
3. 素质目标：学习显微镜的发明故事，培养学生的创新精神。

二、实验用品

1. 器材：生物显微镜、擦镜纸、3H铅笔。
2. 标本与试剂：水绵切片。

三、实验内容

(一)观察水绵标本切片

1. 显微镜的取用和放置：使用时，首先从镜箱中取出显微镜，必须一手握持镜臂，一手托住镜座，保持镜身直立，切不可用一只手倾斜提携，以防摔落目镜。显微镜要轻取轻放，放时使镜臂朝向自己，放置在距桌边缘5～10cm处(观察环境要求：桌子平稳，桌面清洁，避免阳光直射)。

2. 开启光源：打开电源开关。

3. 放置水绵标本切片：先将待镜检的玻片标本放置在载物台上，使材料正对通光孔中央。再将玻片标本卡入玻片移动器，然后调节玻片移动器，将材料移至正对通光孔中央的位置。

4. 低倍物镜观察：用显微镜观察标本时，应先用低倍物镜找到物像。因为低倍物镜观察范围大，较易找到物像，且易找到需进行精细观察的部位。具体方法如下。

(1)转动粗准焦螺旋，用眼从侧面观望，使镜筒下降，直到低倍物镜距标本0.5cm左右。

(2)以双眼注视目镜，用手慢慢转动粗准焦螺旋，使镜筒渐渐上升，直到视野内出现清晰物像；之后调节细准焦螺旋，稍加调节焦距，使物像最清晰。

(3)调节玻片移动器，便可找到水绵细胞的视野，如图2－1－1所示。需要注意视野中的物像为倒像，移动玻片时应向相反方向移动。

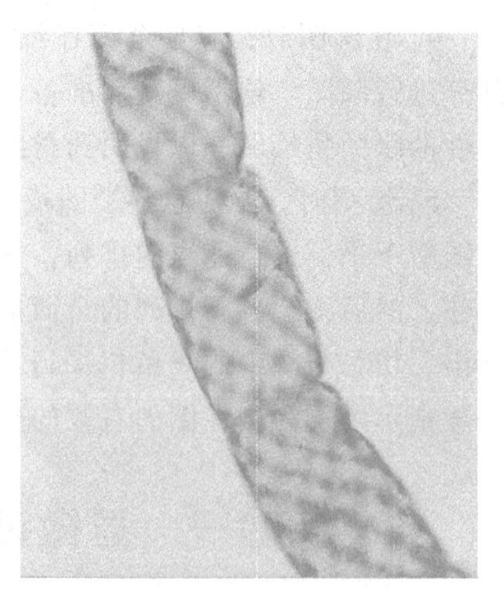

图2－1－1　水绵标本切片图

(二)生物图的画法和注意事项

1. 图的大小要适中，在纸上的位置也要适中，一般稍偏向左上方，以便在右侧和下方留出注字和写图名的地方。

2. 一般用削尖的3H铅笔，根据观察到的物像(不能抄书)轻轻画出轮廓，经修改后，再正式画好，务必使图形真实。

3. 比较暗的地方用点细点的方法表示，越暗的地方细点越多，不能以涂阴影的形式表示暗处。

4. 如需注字，应尽量注在图的右侧，用尺引出水平的指示线，然后注字。

5. 在图的下方写上所绘图像的名称。

四、注意事项

在使用显微镜时，必须按照操作规程，做到严谨认真，切勿操之过急、动作过猛，以防操作失误而损坏构件；更不要用手触摸光学玻璃部分，同时要防止剧烈碰撞而损坏构件。

五、思考题

1. 显微镜使用的操作流程是什么？
2. 水绵属于什么类型的植物？
3. 水绵切片中绿色的部分是什么结构？

实验二　植物细胞构造的观察

一、实验目的

1. 知识目标：掌握植物细胞的结构特点、植物细胞与动物细胞的区别。

2. 技能目标：学会制作植物细胞临时装片的方法，并能够熟练使用显微镜进行观察；学会简单的显微化学测定技术。

3. 素质目标：学习液泡的功能及形成过程，培养学生求真务实、不断探索发现的创新精神和实事求是的工作作风。

二、实验用品

1. 器材：刀片、镊子、滴管、纱布、吸水纸、擦镜纸、载玻片、盖玻片、显微镜。

2. 样品与试剂：洋葱鳞片叶、稀碘液、蒸馏水。

三、实验内容

本次实验需要制作洋葱鳞片叶表皮细胞临时装片并进行观察。

1. 准备：用洁净的纱布把载玻片和盖玻片擦拭干净；把载玻片放在试验台上，用滴管在载玻片的中央滴加 1 滴清水。

2. 制作：用镊子从洋葱鳞片叶内侧撕取一小块透明薄膜——内表皮，把撕下的内表皮浸入载玻片上的水滴中，用镊子将其展平。

3. 染色：在盖玻片的一侧滴一滴碘液，用吸水纸从盖玻片的另一侧吸引，使染液浸润标本的全部。

制作洋葱鳞片叶表皮细胞临时装片的过程可以概括为擦—滴—撕—展—盖—染—吸。

临时装片制作完成后，使用显微镜进行观察，镜下所见如图 2－1－2 所示。

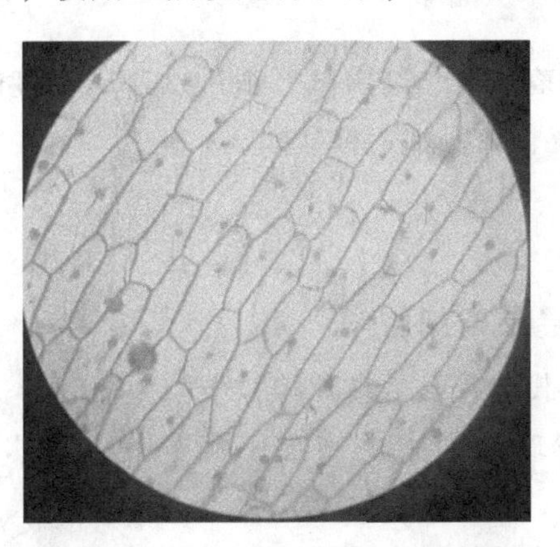

图 2－1－2　洋葱鳞片叶内表皮细胞

四、注意事项

1. 在制作洋葱临时装片时，注意材料要从洋葱鳞片叶的内表皮进行撕取。

2. 盖盖玻片时，应注意用镊子夹取盖玻片，并让盖玻片一边先接触液滴，以减少气泡的产生。

五、绘图及思考题

1. 绘制洋葱鳞片叶内表皮细胞图，并注明细胞各部分名称。
2. 制作显微标本时，怎样才能防止或减少气泡产生？
3. 液泡的分布位置及功能是什么？

实验三　植物细胞内质体结构的观察

一、实验目的

1. 知识目标：掌握植物细胞中叶绿体、有色体、白色体的结构特点及相互的转化关系。

2. 技能目标：学会制作植物细胞质体的临时装片方法，并能够熟练使用显微镜进行观察，掌握显微绘图技术。

3. 素质目标：学习质体之间的相互转化规律，延伸出学生要能够懂得适应环境变化，不断改变及提高自己适应环境的能力。

二、实验用品

1. 器材：显微镜、载玻片、盖玻片、胶头滴管、镊子、刀片、纱布、擦镜纸、吸水纸。

2. 样品与试剂：胡萝卜根、红辣椒、黄瓜、鸢尾根茎的徒手切片、花瓣(红色或蓝色)、蒸馏水、碘液、稀氨水、稀盐酸。

三、实验内容

(一)制作黄瓜表层果肉细胞

1. 用纱布将洗净的载玻片及盖玻片擦拭干净，并用胶头滴管在载玻片的中央滴加1滴清水。

2. 用刀片将洗净的黄瓜外表皮刮掉。

3. 洗净刀片后，再用刀片轻轻刮取少许黄瓜表层果肉，均匀涂抹在载玻片上的水滴中。

4. 用镊子夹取盖玻片，使其一边先接触载玻片水滴的一边，缓缓放下盖玻片。

5. 用吸水纸吸取盖玻片周围的水渍，将制作好的载玻片放于显微镜上进行观察，如图2－1－3所示。

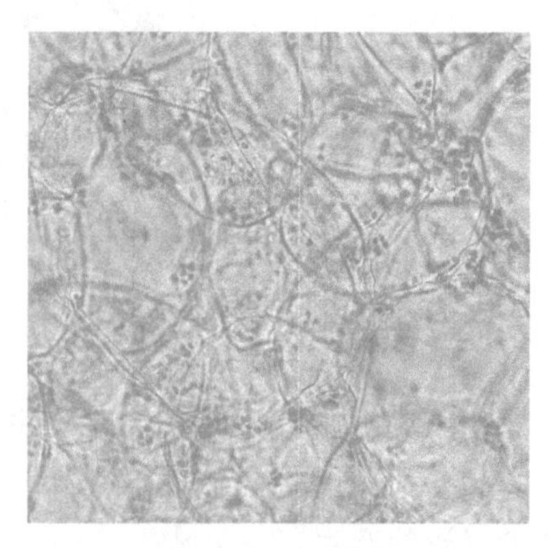

图2－1－3　黄瓜

(表层果肉细胞，可见叶绿体)

(二)有色体的观察

1. 观察胡萝卜根徒手横切片。

(1)用纱布将洗净的载玻片及盖玻片擦拭干净，并用胶头滴管在载玻片的中央滴加1滴清水。

(2)用刀片将洗净的胡萝卜外表皮刮掉。

(3)洗净刀片后，再用刀片横切胡萝卜根，用镊子将切下来的组织放在载玻片上的水滴中。

(4)用镊子夹取盖玻片，使其一边先接触载玻片水滴的一边，缓缓放下盖玻片。

(5)用吸水纸吸取盖玻片周围的水渍，将制作好的载玻片放于显微镜上进行观察，如图2-1-4所示。

图2-1-4　胡萝卜根横切片

2. 观察红辣椒徒手横切片。

(1)用纱布将洗净的载玻片及盖玻片擦拭干净，并用胶头滴管在载玻片的中央滴加1滴清水。

(2)用刀片从红辣椒果肉上刮取少许，均匀涂在载玻片中央的水滴中。

(3)用镊子夹取盖玻片，使其一边先接触载玻片水滴的一边，缓缓放下盖玻片。

(4)用吸水纸吸取盖玻片周围的水渍，将制作好的载玻片放于显微镜上进行观察，如图2-1-5所示。

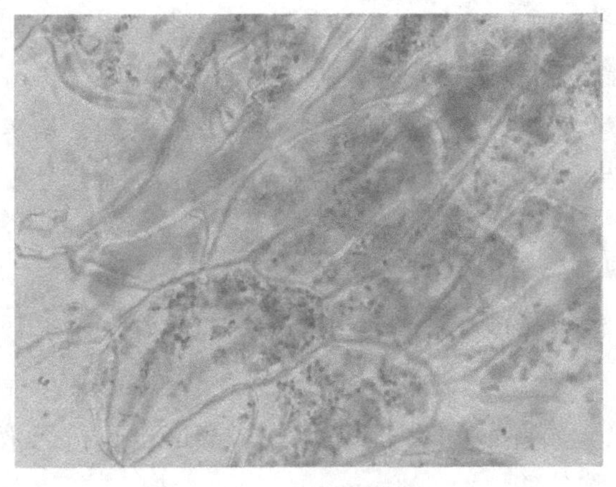

图2-1-5　红辣椒显微图片

(三)白色体的观察

取鸢尾根茎的徒手切片制作临时水装片(与上述方法相同)，在显微镜下观察细胞内的许多无色小颗粒，加碘液不呈蓝色者，即为白色体(白色体通常在细胞核的周围可以找到)。

（四）色素的观察

取红色或蓝色花瓣少许，用水装片观察溶解在细胞液泡中的花青素，观察其与质体的区别。另取红色及蓝色花瓣各一小片，分别置于同一载玻片的两端，分别在红色花瓣上滴加1滴稀氨水，在蓝色花瓣上滴加1滴稀盐酸，观察花瓣颜色的变化。

四、注意事项

制作黄瓜手工切片时，要用刀片对黄瓜果肉进行刮取，取材量要少；盖盖玻片时，应注意尽量避免气泡的产生。

五、思考题

1. 什么样的植物结构中含有有色体结构？

2. 植物中的色素除了储存在有色体结构中，还会储存在植物细胞的什么结构中？主要为哪种物质？

3. 色素为什么会出现颜色的变化？

实验四　植物细胞后含物——淀粉和菊糖的观察

一、实验目的

1. 知识目标：掌握植物细胞中淀粉和菊糖的结构特点及关系。

2. 技能目标：学会制作淀粉和菊糖的临时装片方法，并能够熟练使用显微镜进行观察；掌握显微绘图技术。

3. 素质目标：学习多糖结构，理解显微成像的原理，培养学生科学的工作态度和善于思考以及发现问题、解决问题的能力。

二、实验用品

1. 器材：显微镜、载玻片、盖玻片、滴管、镊子、刀片、纱布、擦镜纸、吸水纸。

2. 药品与试剂：马铃薯块茎、蒲公英根、蒸馏水、稀碘液、稀甘油、无水乙醇、α－萘酚试剂、浓硫酸。

三、实验内容

（一）淀粉粒的观察

1. 取一载玻片，加蒸馏水1滴，用镊子刮取马铃薯的淀粉少许，放在水滴上，将盖玻片一边触及液面，使水沿着盖玻片的边缘注满后，轻轻地放下盖玻片，勿使其产生气泡，此时若水未布满盖玻片，则不必掀起盖玻片，可以将水滴从边缘滴入，以充满为度。

2. 必须将满溢于盖玻片以外的水渍用吸水纸或布条擦去(在加蒸馏水或其他任何试剂时，滴管口都不要触碰玻片及实验材料，此为基本操作，必须注意)。置低倍镜下观察淀粉粒的形态，然后换高倍镜，观察其大小、形态，是否具有复粒、脐点，层纹是否明显，形态、位置如何。

3. 滴加稀碘液1滴，观察其颜色变化。

4. 淀粉粒的形式：淀粉粒在形成时，先从一个点(脐点)开始，向外层层沉积，形成许多同心的层次——层纹，如图2－1－6所示。

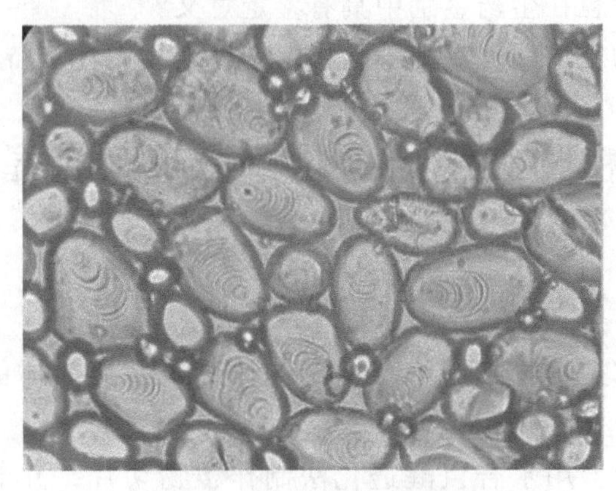

图2－1－6　淀粉粒结构

(二)菊糖的观察

1. 取桔梗或蒲公英根，用无水乙醇浸泡1周后，将其切成小块，在木质部以外的部分做纵向徒手切片，再加乙醇1滴，盖片，迅速在镜下观察。在一些薄壁细胞内，靠近细胞壁的部位分布着一些扇形或圆球形晶体，即为菊糖，如图2－1－7所示。

2. 用上述方法另制作一切片，直接滴加α－萘酚试剂1滴，1～2分钟后，再滴加浓硫酸1滴，放上盖玻片，立即置于显微镜下观察，可见菊糖边溶解边染成紫红色。

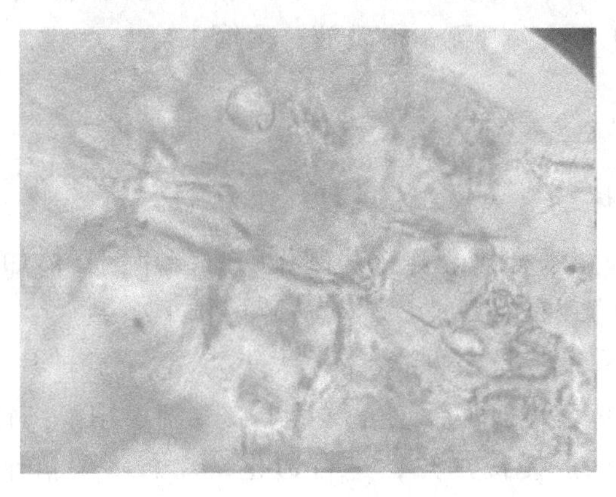

图2－1－7　菊糖结构

四、注意事项

1. 淀粉粒手工制片在进行染色时，应注意将染液从一侧滴加，用吸水纸从另一侧进行吸引，从而使整个切片均匀染色。

2. 制作菊糖手工切片时，应将材料浸泡于无水乙醇中 7 天以上；在制作切片时，应用乙醇作为载体。

五、绘图及思考题

1. 绘制马铃薯块茎中淀粉粒的构造和类型图，并注明各部位名称。

2. 为什么说淀粉粒在生药鉴别中具有鉴定意义？

3. 什么样的植物结构中含有菊糖结构？菊糖结构有什么特点？

实验五　植物细胞后含物——草酸钙晶体的观察

一、实验目的

1. 知识目标：掌握植物细胞中草酸钙晶体和碳酸钙晶体的类型及结构，以及水合氯醛透化制片法的工作原理。

2. 技能目标：学会用水合氯醛透化法制作植物切片，并能够熟练使用显微镜进行观察；掌握显微绘图技术。

3. 素质目标：学习草酸钙结晶结构与形成过程，培养学生善于思考、发现并解决问题的能力。

二、实验用品

1. 器材：显微镜、镊子、刀片、胶头滴管、纱布、药勺、酒精灯、解剖针、载玻片、盖玻片、擦镜纸、吸水纸。

2. 药品与试剂：大黄根状茎粉末、半夏粉末、黄柏或甘草粉末、蓖麻种子、水合氯醛试液、稀甘油、95% 乙醇、稀碘液、蒸馏水。

三、实验内容

(一) 草酸钙晶体的观察

1. 簇晶的观察依照水合氯醛透化法制作临时装片：具体如下。

(1) 擦：用干净的纱布将载玻片与盖玻片擦拭干净。

(2) 取：用药勺取大黄粉末少许(米粒大小)，置于载玻片中央。

(3) 滴：用胶头滴管滴加水合氯醛试液 1 或 2 滴，用解剖针搅拌均匀。

(4) 烧：在酒精灯上慢慢加热，进行透化，注意不要蒸干，可添加新的试剂，并用吸水纸吸去已带色的多余试剂。

(5)盖：将盖玻片一端接触液面，注满后，轻轻地放下盖玻片。

(6)看：擦拭载玻片周围的试剂，置于显微镜下观察，可见多数大型、星状的草酸钙簇晶，如图 2-1-8 所示。

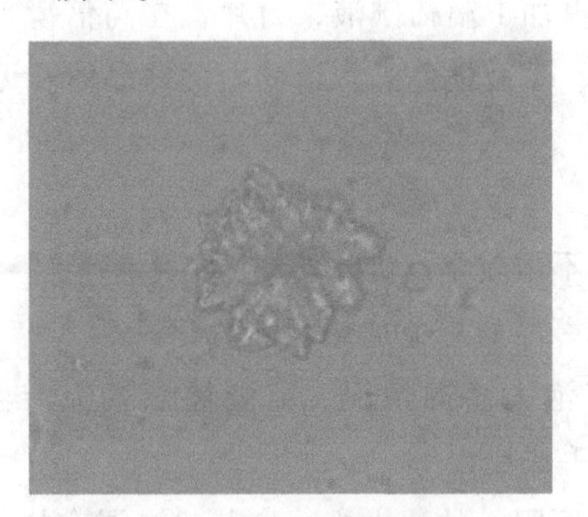

图 2-1-8　大黄草酸钙簇晶

2. 针晶的观察：取半夏粉末少许，置载玻片上，如上法透化后，镜检，可见散在或成束的针状草酸钙晶体，如图 2-1-9 所示。

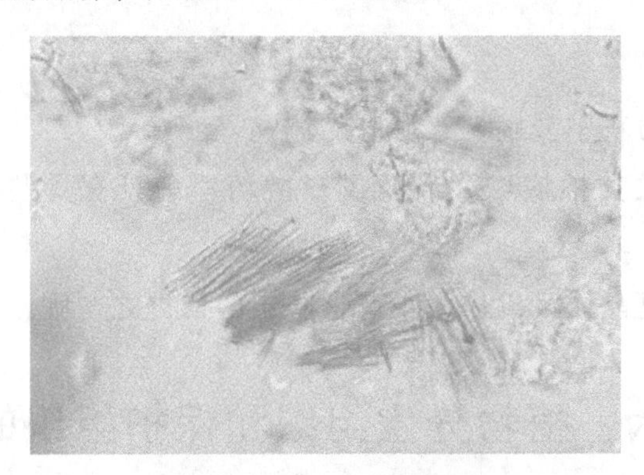

图 2-1-9　半夏针晶结构

3. 方晶的观察：取黄柏或甘草粉末少许，如上法透化后，镜检，可见在细长的成束的纤维周围的薄壁细胞内含有方形或长方形的草酸钙晶体，这种结构称为晶鞘纤维或晶纤维，如图 2-1-10 所示。

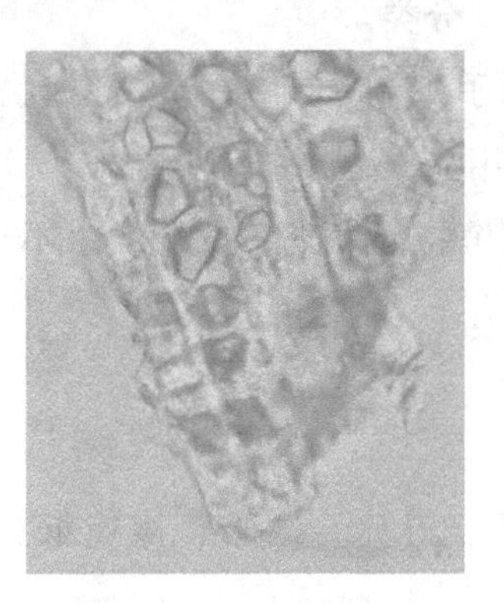

图 2-1-10　方晶结构

（二）糊粉粒的观察

取蓖麻种子的胚乳制作徒手切片，放在盖玻片上，先滴几滴95%乙醇，以便将材料中的脂肪溶解掉，再加1滴稀碘液，封片，在高倍镜下观察，可见到被染成黄色的多边形蛋白质晶体、不被染色的含磷酸盐的球晶体及无定型的基质。

四、注意事项

1. 取粉末要适量，不可过多，亦不可过少。

2. 加热透化要完全，尽量避免加热至沸腾。

3. 尽量避免出现气泡太多的情况，需要注意气泡产生的原因，如搅拌过度、加热沸腾、盖盖玻片的手法错误等。

4. 载玻片不满片的原因：甘油太少，应与粉末混合均匀。

5. 起“白雾”，是因为加热后未冷却，直接加甘油引起的。

6. 出现“干疤”，是因为透化过程中加热至干，而非凝固所造成的。

五、思考题

1. 你所观察的材料中分别含有哪些晶体？

2. 你所观察的关黄柏横切片或防风根横切片中具有哪些类型的特化细胞壁？如何进行鉴别？

3. 为什么草酸钙晶体可以作为中药材鉴定的依据之一呢？试举例说明。

实验六　植物分生组织和保护组织的观察

一、实验目的

1. 知识目标：掌握植物分生组织和保护组织的细胞特点及主要功能，植物保护组织中气孔的结构、功能及分类。

2. 技能目标：熟练使用手工制片的方法进行植物保护组织的观察，并能够对植物气孔进行分类；熟练使用显微绘图技术。

3. 素质目标：学习薄荷植物的发现，发扬学生不怕艰难、勇于前行的精神，并培养学生不断探索创新的能力。

二、实验用品

1. 器材：显微镜、镊子、刀片、纱布、擦镜纸、滴管、载玻片、盖玻片、吸水纸。

2. 药品与试剂：薄荷叶、天竺葵叶、曼陀罗叶、洋葱根尖纵切片、分生组织切片、保护组织切片、甘草标本切片、蒸馏水。

三、实验内容

(一)分生组织的观察

观察洋葱根尖纵切标本切片及植物茎尖分生组织的标本切片，观察分布于植物根尖及茎尖的分生组织细胞，并分析分生组织细胞的特点。

(二)保护组织的观察

1. 观察保护组织标本切片，并分析保护组织细胞的特点以及气孔的结构特点，如图 2－1－11 所示。

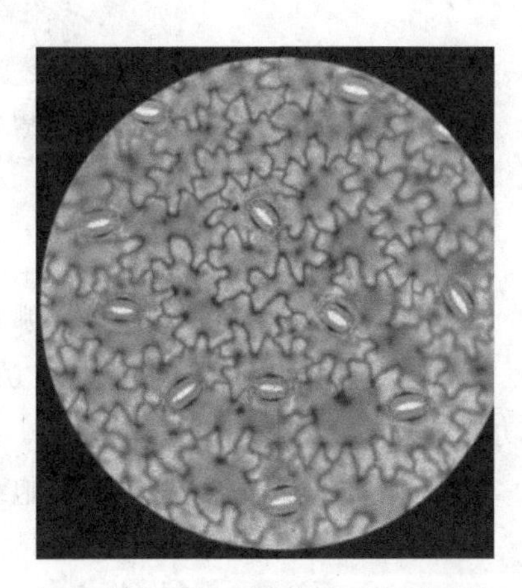

图 2－1－11　保护组织中气孔结构

2. 保护组织表皮及气孔的观察：撕取薄荷叶的下表皮一小块，制成临时水装片，镜检，可见表皮由一层扁平薄壁细胞组成，细胞排列紧密，不含叶绿体；表面观，其侧壁多呈波状，细胞相互嵌合，衔接坚牢。注意表皮能否看到角质层、毛茸和气孔。

3. 保护组织表皮及毛茸的观察。

(1)非腺毛：撕取天竺葵叶的下表皮一小块，制成临时水装片，可见顶端尖狭的非腺毛，注意其由几个细胞组成。

(2)腺毛：撕取薄荷叶的下表皮一小块，制成临时水装片，镜检。注意其腺毛有两种类型，一种为具 1 或 2 个细胞的腺毛和 1 或 2 个细胞的腺柄，另一种为腺鳞，腺头由 6～8 个细胞组成，略呈扁球形，排列在同一平面上，周围有角质层，其与腺头细胞之间贮有挥发油，腺柄极短。

4. 不同类型的气孔观察。

(1)直轴式气孔：撕取薄荷叶的下表皮，制成临时水装片，镜检，可见气孔周围的 2 个副卫细胞，其长轴与保卫细胞和气孔的长轴垂直。

(2)不等式气孔：撕取曼陀罗叶的下表皮，制成临时水装片，镜检，可见气孔周围有 3 个副卫细胞，其中 1 个明显比其他的 2 个细胞小。

(3)不定式气孔：撕取天竺葵叶的下表皮一小块，镜检，可见副卫细胞的数目不定，其形状与一般表皮细胞相似。

5. 保护组织中木栓的观察：取甘草横切片观察，可见其被染为棕红色，由排列紧密的扁平状木栓细胞构成木栓层。注意在其横切片上能否区分出栓内层和木栓形成层，如图 2－1－12 所示。

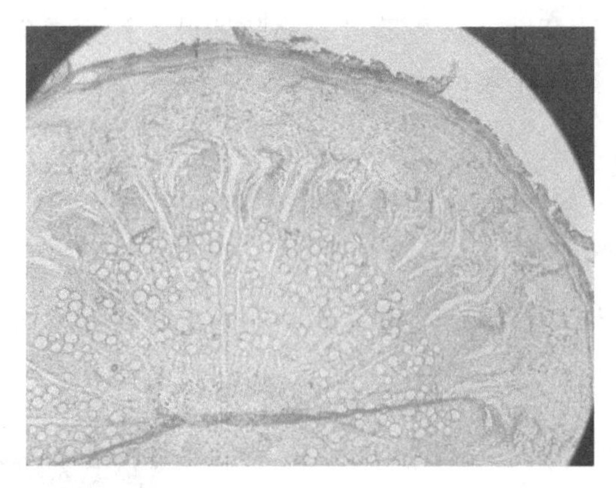

图2-1-12 甘草横切片

五、思考题

1. 你所观察的材料中含有哪几种气孔类型？主要特点是什么？

2. 分生组织细胞的特点有哪些？根尖主要分为哪几个部分？分别执行什么功能？

3. 保护组织表皮和周皮细胞结构的特点和区别分别是什么？

实验七　植物机械组织的观察

一、实验目的

1. 知识目标：掌握植物机械组织的细胞结构、特点、分类及主要功能。

2. 技能目标：能熟练使用手工制片的方法进行植物机械组织的观察，并能够对植物中的石细胞进行分类；熟练使用显微绘图技术。

3. 素质目标：学习梨中石细胞的结构与形成过程及功能，培养学生不断探索、创新的能力。

二、实验用品

1. 器材：显微镜、镊子、刀片、滴管、纱布、擦镜纸、酒精灯、药勺、解剖针、载玻片、盖玻片、吸水纸。

2. 药品与试剂：新鲜薄荷茎、白鲜皮、石榴皮、梨、水合氯醛试液、稀甘油、间苯三酚试液、盐酸、蒸馏水。

三、实验内容

(一)机械组织——厚角组织的观察

取薄荷茎或南瓜茎横切片，或徒手切片，置于显微镜下观察，注意在茎的棱角处的表皮下方有数层细胞，其细胞只在角隅处增厚，增厚部分颜色较暗，并因相邻细胞数目不同而呈三角形或多边形，即厚角组织。

（二）机械组织——厚壁组织的观察

1. 厚壁组织——纤维的观察。

取白鲜皮粉末少许，用水合氯醛透化后，制成临时装片，镜检，可见较多散在的纤维，呈长梭形，两头尖锐，有碎断，边缘光滑，壁极厚，木化，层纹极细密，胞腔呈线形，孔沟多不明显。

2. 厚壁组织——石细胞的观察。

(1)取石榴皮粉末少许，按上述方法制成临时装片，镜检，可见类圆形或类方形的石细胞，壁厚，其胞腔层纹细密，孔沟较明显。

(2)分别取白鲜皮、石榴皮粉末少许，置载玻片上，滴加间苯三酚试液和盐酸，加盖玻片后镜检，注意观察其中的纤维和石细胞变为何种颜色。

3. 梨果肉中石细胞的观察：将梨的果肉切一薄片，用间苯三酚与盐酸处理，置显微镜下观察，注意聚集成团的石细胞团，每团之中有许多石细胞，石细胞被染成红色，而果肉细胞不起变化，这是细胞壁木质化的显著标志；在石细胞的厚壁上，还可以看到沟纹，如图 2－1－13 所示。

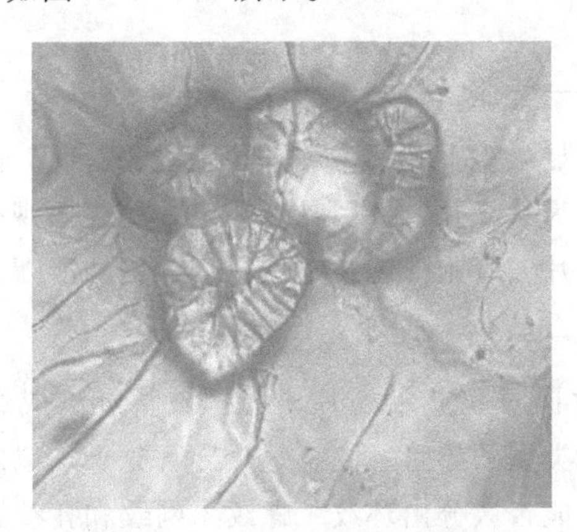

图 2－1－13　梨果肉中的石细胞

四、注意事项

制作手工切片时，应尽量切得薄一点；进行染色时，应严格按照操作步骤进行，以减少气泡的产生；用水合氯醛透化时，应尽量透化完全，以减少对观察物像的影响。

五、绘图及思考题

1. 绘制石榴皮的石细胞图、白鲜皮的纤维图，并注明各部位名称。

2. 厚角组织和厚壁组织在形态和结构上有何异同？

实验八　植物输导组织的观察

一、实验目的

1. 知识目标：掌握植物输导组织的细胞结构、特点、分类及主要功能。

2. 技能目标：能熟练进行植物输导组织的观察，并能够熟练使用显微绘图技术。

3. 素质目标：学习输导组织的主要功能，培养学生不断探索、创新的能力。

二、实验用品

1. 器材：显微镜、擦镜纸、解剖用具。

2. 药品与试剂：松茎横(纵)切片、向日葵茎横(纵)切片、南瓜茎横(纵)切片、葡萄茎的解离组织、稀甘油、蒸馏水。

三、实验内容

(一)输导组织——管胞

取松茎纵切片，在显微镜下观察，可见管胞呈长管状，两端常偏斜，两相邻管胞侧壁上的孔纹相同，为具缘孔纹，因具缘孔塞，故表面观呈 3 个同心圆；再观察松茎的解离组织甘油装片，管胞形态结构比纵切片更加清晰。

(二)输导组织——导管

1. 在低倍镜下观察向日葵茎纵切片，选择被番红染成红色的、具有花纹而成串的管状细胞，即各种类型的导管，注意每个导管分子均以断壁打通后形成的穿孔相互连接、上下贯通，能否区分出环纹、螺纹、网纹和孔纹导管。

2. 取葡萄茎解离组织少许，制成临时甘油装片，注意观察其导管为何种类型。

(三)输导组织——筛管及伴胞

1. 取南瓜茎横切片，先用手持放大镜粗略观察，可见在南瓜茎中央有一个五角星状的大空腔(髓腔)，腔的周围有排列成环的 10 多个维管束，内轮 5 个较大，外轮 5 个较小，正对着南瓜茎横切面上突起的 5 个棱。然后，换低倍镜对维管束详细观察：南瓜茎的维管束为双韧型，即每个维管束的中部为被番红染成红色的木质部，其中有几个明显的大导管，其内、外两侧为侧生分生组织，即维管形成层，它们两端为韧皮部，筛管和伴胞都分布在此处。移动载玻片，在外韧皮部中寻找筛管和伴胞，筛管为多边形薄壁细胞，常被固绿染成蓝绿色，在它旁边常贴身生有一个小型的伴胞，个别筛管正好切在筛板处，可见染色较深的筛板和其上的筛孔。

2. 观察南瓜茎的纵切片，可见筛管是由许多长管状的细胞(即筛管分子)连接而成，两细胞连接的端壁上有筛板及其上的筛孔。在筛管旁边呈梭形的细胞，即为伴胞。

四、思考题

管胞、纤维及导管在形态结构上有何异同?

实验九　植物分泌组织的观察

一、实验目的

1. 知识目标：掌握植物分泌组织的分类、细胞结构特点及主要功能。

2. 技能目标：能熟练使用手工制片的方法进行植物分泌组织的观察，并能够对植物中的分泌组织细胞进行分类；熟练使用显微绘图技术。

3. 素质目标：学习橘皮分泌组织的特点及功能，了解植物的生长过程；不断开拓思路、探索创新，发现植物更多的应用。

二、实验用品

1. 器材：显微镜、载玻片、盖玻片、滴管、镊子、刀片、纱布、擦镜纸、吸水纸。

2. 药品与试剂：姜、陈皮、小茴香果实、蒸馏水。

三、实验内容

(一)分泌细胞的观察——油细胞

取鲜姜切一薄片，制成临时水装片，镜检，可见在薄壁细胞之间夹杂有许多类圆形的油细胞，胞腔内含有淡黄绿色挥发油滴，如图 2 - 1 - 14 所示。

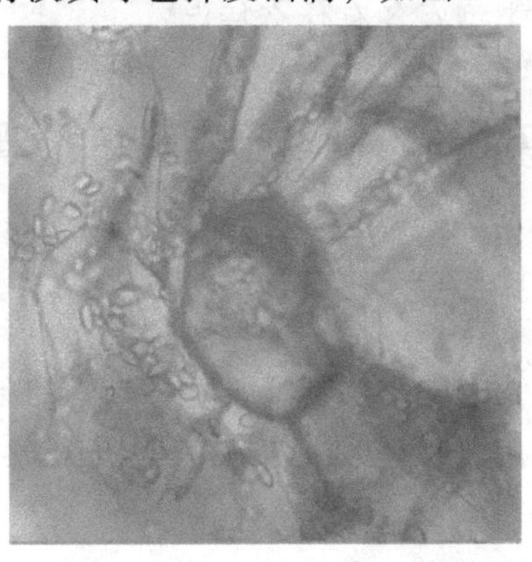

图 2 - 1 - 14　生姜油细胞

(二)分泌腔的观察

观察陈皮(橘的成熟果皮),可见外表有圆形或凹入的小点,即分泌腔,因其内贮挥发油而称为油室;再观察陈皮的横切片,可见在果皮近中部有大型腔穴,即油室,在腔穴周围可见到有部分破裂的分泌细胞,如图2-1-15所示。

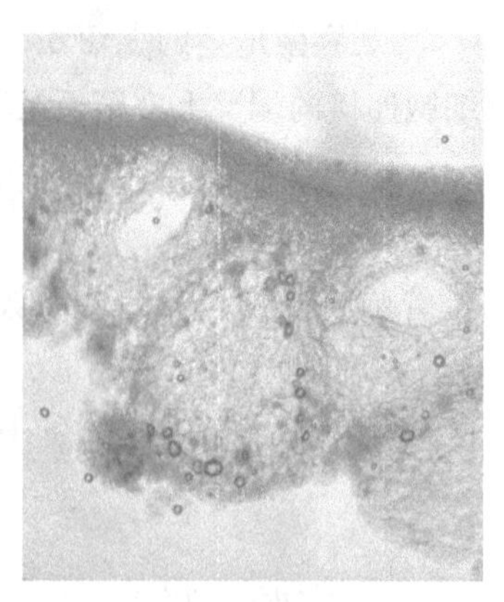

图2-1-15 橘皮中的分泌腔

(三)分泌道的观察

观察小茴香果实横切片,可见果实由2个分果组成,分果横切面略呈五边形,具5棱,每两棱间有1个小圆腔,即油管。每棱脊内有1个维管束,在两分果接合面有2个油管,如图2-1-16所示。

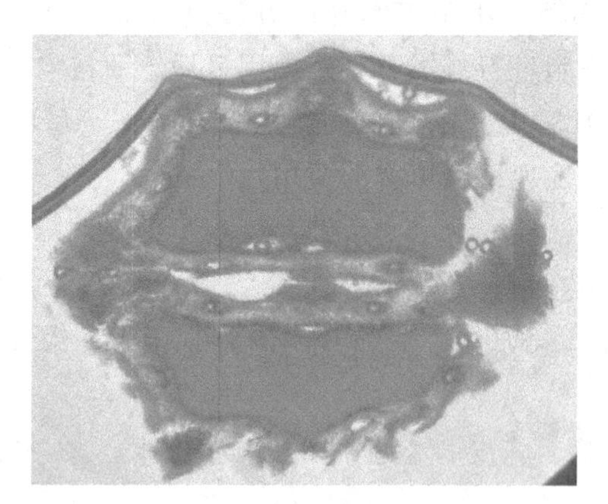

图2-1-16 小茴香果实的分泌道

四、思考题

1. 什么叫溶生式分泌腔和裂生式分泌腔?
2. 分泌组织都有哪些类型?各有什么特点?

实验十 植物维管束的观察

一、实验目的

1. 知识目标:掌握维管束的结构特征,熟悉导管的各种类型及结构。

2. 技能目标:熟练使用显微镜对标本切片进行观察,熟练掌握使用显微绘图技术。

3. 素质目标:理解维管束形态和生理功能之间的关系,了解植物的生长过程,不断开拓思路、探索创新,发现植物更多的应用。

二、实验用品

1. 器材：显微镜、擦镜纸。

2. 药品与试剂：玉米茎横切片、南瓜茎横切片、贯众根茎横切片、毛茛根横切片、石菖蒲根茎横切片、蒸馏水。

三、实验内容

维管束的观察方法：首先找出韧皮部的特征——筛管及伴胞，木质部的特征——导管，注意二者的排列方式；然后观察木质部和韧皮部之间是否具有扁长方形的细胞、排列紧密的维管形成层，指出这种维管束属于哪种类型。用上述方法进行下列切片的观察，绘制不同类型维管束的显微图片，并进行标注。

1. 玉米茎横切片：有限外韧式维管束。
2. 南瓜茎横切片：双韧式维管束。
3. 贯众根茎横切片：周韧式维管束。
4. 石菖蒲根茎横切片：周木式维管束。
5. 毛茛根横切片：辐射式维管束。

四、思考题

维管束都有哪些类型？分别具有什么特点？

实验十一　植物器官——根的观察

一、实验目的

1. 知识目标：掌握双子叶植物根和单子叶植物根的初生构造及异同点，双子叶植物根的次生构造及根的异常构造。

2. 技能目标：熟练使用显微镜对标本切片进行观察，熟练掌握使用显微绘图技术。

3. 素质目标：理解植物的根结构与功能的关系，学习植物根的精神——在任何环境下都能执着地生长发芽。

二、实验用品

1. 器材：显微镜、擦镜纸。

2. 药品与试剂：双子叶植物幼根横切片、细辛根横切片、百部根横切片、鸢尾根横切片、石菖蒲根横切片、芍药根横切片、何首乌根横切片、怀牛膝根横切片、人参根横切片、黄芩老根横切片。

三、实验内容

(一)双子叶植物根的初生构造

取双子叶植物幼根横切片，在低倍镜下区分出表皮、皮层和维管柱三大部分，然后转换为高倍镜，由外向内仔细观察。

1. 表皮：为最外一层薄壁细胞，排列整齐紧密，没有细胞间隙，注意是否有角质层和根毛。

2. 皮层：在表皮以内，占根的大部分，分为3层。①外皮层：紧靠表皮内方，排列较紧密，略呈切向延长的1或2层细胞。②中皮层：介于外皮层和内皮层之间，由排列疏松的多层薄壁细胞组成。③内皮层：皮层的最内一层，细胞排列紧密，可见到被染成红色的凯氏点以及对着木质部束的通道细胞。

3. 维管柱：为内皮层以内的所有组织，细胞较小而密集，由3个部分组成。①中柱鞘：由紧贴内皮层里的1或2层薄壁细胞组成，排列整齐而紧密；侧根、木栓形成层和维管形成层的一部分均发生于中柱鞘。②初生木质部：呈4束，即四原型。其导管被染成红色，每束导管口径大小不一，靠近中柱鞘的导管口径小，称为远生木质部；近根中心的导管口径大，称为后生木质部，这是根的初生构造特征之一。③初生韧皮部：位于两初生木质部之间，与初生木质部相间排列，呈辐射状，构成辐射维管束，这也是根的初生构造特征之一。初生韧皮部被染成绿色，细胞为多角形。

同样观察细辛根横切片，注意区分表皮、皮层和维管柱。其初生木质部统称三原型。

(二)单子叶植物根的初生构造

由外向内观察百部根的横切片。

1. 根被：由3或4列细胞组成，细胞壁具条纹状木栓化纹理。

2. 皮层：宽广，由薄壁细胞组成。内皮层明显，马蹄型加厚。

3. 维管柱：位于中央，占根的小部分，包括中柱鞘、初生木质部、初生韧皮部和髓。①中柱鞘：紧贴内皮层，由1或2列小型薄壁细胞组成。②初生木质部束和初生韧皮部束：各有19～27个，相间排列成辐射维管束。韧皮部束内侧有单个或两三个成束的非木化纤维；木质部导管呈多角形，偶有单个或两三个并列的单管分布于髓部外缘，呈二轮列状。③髓：位于维管柱中心，散有单个或两三个成束的细小纤维。

以同样方法观察鸢尾根横切片和石菖蒲根横切片，并比较三者有何区别。

(三)双子叶植物根的次生构造

取芍药根的横切片，在显微镜下由外向内观察，区分周皮、次生维管组织区域；仔细观察周皮结构中木栓层、木栓形成层、栓内层等结构，并描述其组织特点；仔细观察次生维管组织中次生韧皮部、次生木质部、形成层等结构，并描述其组织特点。

1. 周皮：为最外方的数层细胞，由木栓层、木栓形成层和栓内层组成。

(1)木栓层：由数列排列整齐、扁长方形的木栓细胞组成，是没有细胞核的死细胞，常呈浅棕色。

(2)木栓形成层：由中柱鞘细胞恢复分生能力而产生，在切片中不易分辨。

(3)栓内层：狭窄，为2或3列呈切向延长的大型薄壁细胞，属于基本组织。初生韧皮部已被挤坏，分辨不清。

2. 次生维管组织：为形成层活动产生的组织。

(1)初生韧皮部：为周皮以内被染成绿色的部分，甚宽，包括筛管、伴胞和韧皮薄壁细胞，其中夹杂有少量略呈红色的韧皮纤维。需要注意的是，在横切面上，韧皮薄壁细胞与筛管形态相似，常不易区分。韧皮射线呈放射状的倒三角形，由许多韧皮薄壁细胞在径向上排列形成。

(2)形成层：在次生韧皮部内方，由数列排列紧密、整齐的扁长方形薄壁细胞组成。形成层只有一列细胞，但由于它向内、向外分裂迅速，刚产生不久的衍生细胞尚未分化成熟，因此在横切面上看到的是多列细胞组成的“形成层区”。

(3)次生木质部：在形成层以内，包括导管、管胞、薄壁细胞和木纤维。在横切面上，导管最容易辨认，它们是一些被染成红色的、口径大小不一的类圆形或多边形的死细胞，呈放射状排列。木纤维由1或2列薄壁细胞组成，在木质部中叶呈放射状排列，并与韧皮射线相连接，组成维管射线，起横向运输作用。次生木质部的内方，根的中心部位，为初生木质部。其导管口径细小，呈类圆形。

以同样的方法观察人参根的横切片，其构造与芍药相似。其特点是次生韧皮部有树脂道，木质部导管多呈单列、径向稀疏排列，栓内层、木薄壁细胞和木射线中有草酸钙簇晶。

(四)根的异常构造

1. 观察何首乌根：取何首乌根横切片，将其置于显微镜下观察，在其呈淡黄棕色或淡红棕色的横断面上，可见皮部有4～11个类圆形的异型维管束环列，形成“云锦花纹”。然后从外向内区分出周皮、薄壁细胞组织、排成一圈大小不等的圆环异型维管束和中央正常维管束。形成层呈环状，异型维管束多为复合型。少数为单个维管束，均为外韧式。根的中央为大型正常维管束，亦为外韧型，中心部分为初生木质部。

2. 观察怀牛膝根：取怀牛膝根横切片，将其置于显微镜下观察，可见其横断面平坦，角质样，呈淡黄色；木质黄白色，其外有众多小点，排成2～4轮，即异型维管束。然后，观察其最外部的木栓层，由4～8列扁平的木栓化细胞组成，木栓层以内为数层薄壁细胞。维管组织占根的大部分，分布有多数异型维管束，断续排成2～4轮，最外轮的异型维管束较小，异常形成层几乎连续成环；内轮的异型维管束较大，均为外韧型。根中央为正常维管束，初生木质部常为二原型。

3. 观察黄芩老根横切片，在中央木质部中有木栓化细胞环。

四、思考题

1. 植物的根为什么会发生变态？这种变态有何意义？

2. 双子叶植物和单子叶植物根的初生构造有什么异同点？

实验十二　植物器官——叶的观察

一、实验目的

1. 知识目标：掌握双子叶植物叶片、单子叶植物叶片、禾本科植物叶片、裸子植物叶片的构造及异同点。

2. 技能目标：熟练掌握徒手切片的制作方法，并能够熟练使用显微镜对目标物像进行观察。

3. 素质目标：理解植物叶片的生理功能，学习植物叶子不怕自我牺牲的精神。

二、实验用品

1. 器材：显微镜、载玻片、盖玻片、滴管、镊子、刀片、纱布、擦镜纸、吸水纸。

2. 试剂：于校园中采摘的各种植物的叶子、稀甘油、蒸馏水。

三、实验内容

(一)观察双子叶植物叶片结构

1. 表皮：不含叶绿体，有保卫细胞、气孔器，常有角质层。

2. 叶肉：富含叶绿体。

(1)栅栏组织：长柱形细胞垂直、紧密排列。

(2)海绵组织：细胞形状不规则，排列松散。

3. 叶脉(维管束)：木质部近轴面，韧皮部远轴面；主脉(中脉)—侧脉，结构简化。

(二)观察禾本科植物叶片结构

1. 表皮：保卫细胞呈哑铃形，两侧有略大的副卫细胞；上表皮还有泡状的运动细胞。

2. 叶肉：无栅栏组织和海绵组织分化。

3. 叶脉(维管束)：C_4 植物维管束鞘与相邻叶肉细胞形成“花环状”结构。

（三）观察裸子植物叶片结构

1. 表皮：厚壁细胞，强烈木质化。
2. 下皮层：厚壁细胞。
3. 叶肉：细胞壁内折，富含叶绿体，有树脂道。
4. 内皮层：排列整齐，有类似凯氏带的加厚壁。
5. 叶脉（维管束）：单一主脉含1或2个维管束。

四、绘图及思考题

1. 绘制你所观察到的某一植物叶片横切面细胞图，注明上表皮、保卫细胞、栅栏组织、海绵组织、木质部、韧皮部、维管束鞘、下表皮等。

2. 在不同生境条件下，植物叶片适应环境的结构特征有何异同？

实验十三 植物器官——花的观察

一、实验目的

1. 知识目标：掌握植物花的构造及功能。

2. 技能目标：熟练掌握徒手切片的制作方法，并能够熟练使用体视显微镜对目标物像进行观察。

3. 素质目标：理解植物花的生理功能，学习植物花的各种高尚品格。

二、实验用品

1. 器材：显微镜、体视显微镜、解剖针、刀片、载玻片、盖玻片、滴管、镊子、纱布、吸水纸、擦镜纸。

2. 药品与试剂：新鲜的百合花、百合花药材（幼期、成熟期）横切片、百合胚珠纵切片、蒸馏水。

三、实验内容

（一）观察花的类型、花冠的形态、花序的类型

对百合花进行观察，确定百合花的类型、花冠的形态、花序的类型。

1. 确定花的类型。①完全花和不完全花；②两被花、单被花和无被花；③两性花、单性花和无性花；④辐射对称、两侧对称、不对称；⑤花被的卷叠方式：镊合状、旋转状、覆瓦状；⑥花萼的类型：离萼、合萼、副萼、宿存萼、早落萼；⑦花瓣的类型：离瓣花、合瓣花。

2. 确定花冠的形态，如十字形、蝶形、管状、钟状、漏斗状、舌状、高脚碟

状、唇形。

3. 确定花序的类型。①无限花序：总状花序、复总状花序、穗状花序、柔荑花序、复穗状花序、伞房花序、伞形花序、复伞形花序、伞房花序、头状花序、隐头花序；②有限花序：单歧聚伞花序、二歧聚伞花序、多歧聚伞花序、轮伞花序。

(二)观察雌、雄蕊形态及子房位置

对百合花的雄蕊和雌蕊进行观察，确定百合花雄蕊的类型、雌蕊的类型、子房的着生位置，如图 2－1－17 所示。

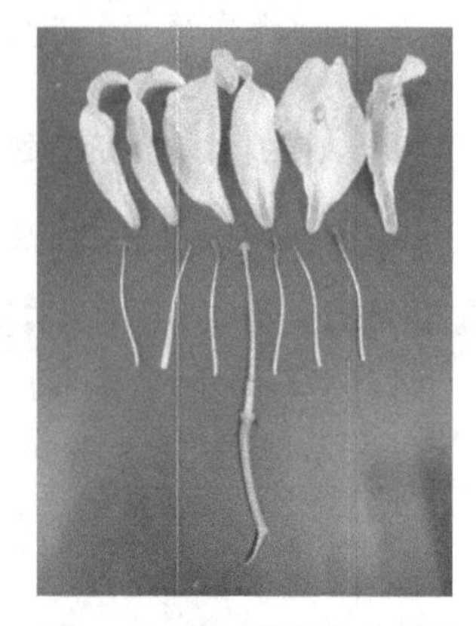

图 2－1－17　百合花的花蕊

1. 雄蕊的类型：单体雄蕊、二体雄蕊、二强雄蕊、多体雄蕊、聚药雄蕊。

2. 雌蕊的类型：单雌蕊、离生单雌蕊、复雌蕊。

3. 子房的着生位置：上位子房下位花、上位子房周位花、半下位子房周位花、下位子房上位花。

(三)观察花药材的结构和花粉粒的形成及结构

观察百合花药材(幼期、成熟期)横切片、百合胚珠纵切片，了解百合花药材的结构及胚囊的发育情况。

取百合花的雄蕊群和雌蕊群制作徒手横切片，置于显微镜下观察，进一步学习百合花雄蕊群和雌蕊群的结构特点，如图 2－1－18 所示。

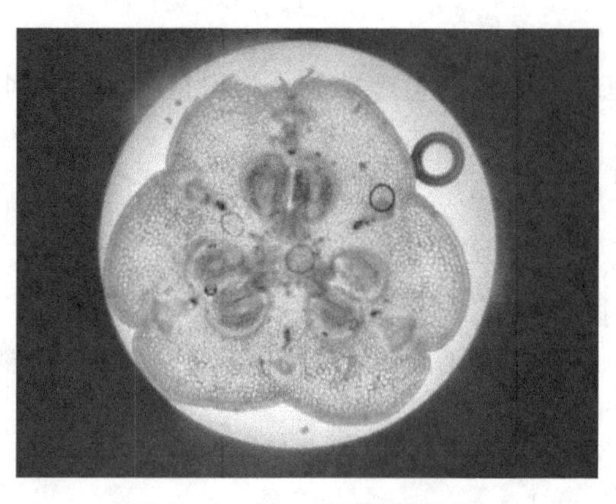

图 2－1－18　子房显微结构

四、绘图题

1. 绘制百合花药材横切面简图及 1/4 详图，并标注相关结构。

2. 绘制所观察到的花纵切示意图。

3. 绘制百合胚珠纵切面示意图，并标注相关结构。

实验十四　植物器官——果实和种子的观察

一、实验目的

1. 知识目标：掌握植物果实和种子的构造及功能。

2. 技能目标：熟练掌握徒手切片的制作方法，并能够熟练使用体视显微镜对目标物像进行观察。

3. 素质目标：理解植物果实和种子的生理功能，学习植物果实和种子的各种高尚品格。想要取得胜利的果实，就需要种下种子，并精心照顾这粒种子。

二、实验用品

1. 器材：显微镜、体视显微镜、刀片、载玻片、盖玻片、滴管、镊子、吸水纸、纱布、解剖针、解剖刀、培养皿、小木板。

2. 药品与试剂：宁夏枸杞横切片、杏仁横切片、菜豆种子、玉米种子、蒸馏水、稀碘液。

三、实验内容

(一)果实的内部结构观察

取宁夏枸杞横切片，在显微镜下观察：外果皮为一列扁平细胞，壁较薄，外被角质化，外缘呈细齿状突起；中果皮为10余列薄壁细胞，外侧1或2列较小，中部细胞较大，有的细胞含草酸钙砂晶，维管束呈双韧型，散列；内果皮为1列椭圆形细胞，切向延长；种皮最外为1列石细胞，类长方形，侧壁及内壁呈“U”字形增厚。其下为3或4列被挤压的薄壁细胞，最内层为扁平长方形薄壁细胞，微木化；胚乳及胚根、子叶薄壁细胞含有脂肪油和颗粒状物。

(二)种子的内部结构观察

取杏仁横切片观察：种皮外表皮为1列薄壁细胞组成，散生长圆形、卵形的橙黄色石细胞，上半部突出于表面，下半部埋在薄壁组织中；种皮内表皮为1列薄壁细胞，含黄色物质；外胚乳为数列颓废的薄壁组织；内胚乳为1列长方形细胞，内含糊粉粒及脂肪油滴；子叶细胞为多列多角形薄壁细胞，含糊粉粒，较大的糊粉粒中有一细小草酸钙簇晶，并含脂肪油滴。

(三)观察菜豆种子的结构

用镊子取一粒浸软的菜豆种子，放在培养皿中，观察其外形，并用解剖针指出种脐；用力捏一捏浸泡和未浸泡的菜豆种子，注意感觉上的差别；剥去种皮，分开两片子叶，用放大镜观察，用解剖针指出各部分，并说出各部分的名称。

(四)观察玉米种子

1. 取一粒浸软的玉米种子，放在小木板上，观察其外部结构和颜色。玉米种子外面也有厚皮，但这一层实际上是由 2 层组成的，外面一层是果皮，里面一层是种皮。因玉米种子成熟后，果皮和种皮紧贴在一起，不易分开，看上去只有 1 层，故玉米的籽粒实际上是果实，只是习惯上称之为种子。

2. 用刀片沿玉米种子中央纵向切开。

3. 对照图片，用放大镜观察其内部结构。

4. 向种子的纵切面上涂抹碘液，观察现象(讨论产生该现象的原因)。

四、思考题

1. 一般的果实是怎样发育形成的?

2. 果实分类的依据是什么?

3. 怎样区分有胚乳种子和无胚乳种子?

4. 通过实验，怎样理解胚是一个幼小的植物体?

实验十五　菌类药材的鉴别

一、实验目的

1. 知识目标：掌握菌类药材的基本特征。

2. 技能目标：掌握菌类药材的分析鉴别技术。

3. 素质目标：对冬虫夏草真伪进行鉴别，树立正确的价值观，培养学生求真务实的科学精神；结合药物滥用，激发学生关注医学热点问题，建立终身学习的理念。

二、实验用品

1. 器材：紫外线灯、硅胶 G 薄层板、紫外灯箱、烧杯、显微镜、镊子、滴管、纱布、刀片、药勺、酒精灯、解剖针、载玻片、盖玻片、吸水纸、擦镜纸。

2. 药品与试剂：冬虫夏草、灵芝、茯苓、猪苓的药材、组织切片和粉末，以及六君子丸、六味地黄胶囊、甲醇、无水乙醇、水合氯醛试液、石油醚、甲酸乙酯、甲酸、乙醚、石油醚、碘化钾试液、稀甘油、蒸馏水。

三、实验内容

(一)冬虫夏草的鉴别

1. 性状鉴别：以生药性状鉴别方法仔细观察药材。

冬虫夏草由虫体和子座相连而成。虫体似蚕，长3～5cm，直径0.3～0.8cm，表面深黄色至黄棕色，有环纹20～30条，近头部的环纹较细，头部为红棕色，足8对，中部4对较明显；质脆，易折断，断面呈淡黄白色。子座呈细长圆柱形，长4～8cm，直径约0.3cm，表面为深棕色至棕褐色，有细纵纹，质柔软，断面类白色。全草气微腥，味微苦。

2. 显微鉴别：用显微镜观察冬虫夏草子座头部横切片永久制片。子囊壳近表面生，基部陷于子座内，呈椭圆形或卵圆形，直径140～245μm，内有多数子囊。子囊细长，顶部壁厚，中央有一狭线状孔口；子囊内有子囊孢子2～4个；孢子呈线形，有多个横隔。

(二)灵芝的鉴别

1. 性状鉴别：以生药性状鉴别方法仔细观察药材。

菌盖呈半圆形或肾形，皮壳坚硬，红褐色，有光泽，具环纹；菌盖下表面呈浅黄棕色；菌柄侧生。紫芝全体呈紫黑色，具明显同心环沟。

2. 显微鉴别：按粉末制片法制作粉末片，置显微镜下进行观察。

本品粉末呈浅棕色、棕褐色至紫褐色；菌丝散在或黏结成团，无色或淡棕色，细长，稍弯曲，有分枝，直径2.5～6.5μm；孢子呈褐色，卵形，顶端平截，外壁无色，内壁有疣状突起，长8～12μm，宽5～8μm。

3. 理化鉴别：取本品粉末2g，置烧杯中，加乙醇30mL，加热回流30分钟，过滤，将滤液蒸干，残渣加甲醇2mL，使溶解，作为供试品溶液。另取灵芝对照品药材2g，以同法制得对照药材溶液。按照薄层色谱法试验，吸取上述两种溶液各4μL，分别点于同一硅胶G薄层板上，以石油醚(60～90℃)－甲酸乙酯－甲酸(15∶5∶1)的上层溶液为展开剂，展开，取出，晾干，置紫外线灯(365nm)下检视。供试品色谱中，在与对照药材色谱相应的位置上显相同颜色的荧光斑点。

(三)茯苓的鉴别

1. 性状鉴别：以生药性状鉴别方法仔细观察药材。

茯苓商品有个茯苓、茯苓皮和茯苓块。个茯苓类球形或不规则形，外皮棕褐色，粗糙，体重，断面颗粒性，外层淡棕色，内部白色。有的中间有松根，称为“茯神”。其削下的外皮称为茯苓皮。去皮后切成的块片，称为茯苓片或茯苓块，呈白色，嚼之黏牙。

2. 显微鉴别：按粉末制片法制作粉末片，置显微镜下进行观察。

本品粉末呈灰白色；不规则颗粒状团块和分枝状团块无色，遇水合氯醛溶液会逐渐溶化；菌丝无色或淡棕色，细长，稍弯曲，有分枝，直径3～8μm(少数可达16μm)。

3. 理化鉴别：取本品粉末少量，加碘化钾试液1滴，显深红色。

(四)猪苓的鉴别

1. 性状鉴别：以生药性状鉴别方法仔细观察药材。

猪苓呈不规则块状，表面棕褐色，皱缩或有瘤状突起；断面细腻，白色，体轻，质硬，能浮于水；气微，味淡。

2. 显微鉴别：按粉末制片法制作粉末片，置显微镜下进行观察。

猪苓由菌丝紧密交织而成；外层厚27～54μm，菌丝棕色，不易分离；内部菌丝无色，弯曲，直径2～10μm，有的可见横隔，有分枝或呈结节状膨大；菌丝间有众多草酸钙方晶，大多呈正方八面体形、规则的双锥八面体形或不规则多面体，直径3～60μm（有的可长达68μm），有10余个结晶集合。

（五）六君子丸的显微鉴别

1. 处方：党参200g，麸炒白术200g，茯苓200g，姜半夏200g，陈皮100g，炙甘草100g。

2. 鉴别：取本品1粒切开，用解剖针在中心处取少许粉末，加水合氯醛试液，制作临时装片，置显微镜下观察，可见不规则分枝状团块，无色，遇水合氯醛试液逐渐溶化，菌丝无色或淡棕色，直径3～8μm（茯苓）。

（六）六味地黄胶囊的显微鉴别

1. 处方：熟地黄1408g，酒萸肉704g，牡丹皮528g，山药704g，茯苓528g，泽泻528g。

2. 显微鉴别：取本品1粒，拆去胶囊壳，取出粉末少许，加水合氯醛试液制作临时装片，置显微镜下观察，可看到不规则分枝状团块，无色，遇水合氯醛试液逐渐溶化，菌丝无色或淡棕色，直径4～6μm（茯苓）。

3. 理化鉴别：取本品内容物3g，加乙醚30mL，超声处理30分钟，过滤，将滤液蒸干，残渣加无水乙醇1mL，使溶解，作为供试品溶液。另取茯苓对照药材4g，以同法制成对照药材溶液。按照薄层色谱法试验，吸取上述供试品溶液20μL、对照药材溶液10μL，分别点于同一硅胶G薄层板上，以乙醚－石油醚（60～90℃）（1∶1）为展开剂，展开，晾干，置紫外线灯（365nm）下检视。供试品色谱中，在与对照药材色谱相应的位置上显相同颜色的荧光斑点。

四、注意事项

1. 观察植物显微切片标本时，应严格按照显微特征观察的顺序进行观察，直到将整个玻片的视野全部观察完毕。

2. 制作手工切片时，应尽量切得薄一点；进行染色时，应严格按照操作步骤进行，以减少气泡的产生。

3. 用水合氯醛透化时，应尽量透化完全，以减少对观察物像的影响。

五、绘图及思考题

1. 绘制冬虫夏草简图和粉末图。

2. 冬虫夏草和灵芝的性状特征各有哪些?

3. 灵芝孢子有哪些结构特点?

实验十六 蕨类、裸子类药材的鉴别

一、实验目的

1. 知识目标:掌握蕨类、裸子类植物药材的基本特征。

2. 技能目标:掌握蕨类、裸子类药材的分析鉴别技术。

3. 素质目标:了解“活化石——银杏叶”的故事,增强文化自信,加强科学研究、创新引领,为全民健康服务。

二、实验用品

1. 器材:烧杯、试管、显微镜、镊子、刀片、滴管、纱布、药勺、酒精灯、解剖针、载玻片、盖玻片、吸水纸、擦镜纸。

2. 药品与试剂:绵马贯众、麻黄的药材、组织切片和粉末,以及通宣理肺丸、消炎止咳片、水合氯醛试液、稀甘油、蒸馏水、无水乙醇、1%香草醛乙醇溶液、浓盐酸、碘化铋钾试液、碘化汞钾试液。

三、实验内容

(一)绵马贯众的鉴别

1. 性状鉴别:以生药性状鉴别方法仔细观察药材。

绵马贯众呈长倒卵形,略弯曲,上端钝圆或截形,下端较尖;表面为黄棕色至黑褐色,密被排列整齐的叶柄残基及鳞片,并有弯曲的须根;叶柄残基呈扁圆形,长3~5cm,直径0.5~1.0cm,表面有纵棱线,质硬而脆;断面略平坦,棕色,有黄白色维管束5~13个;气特异,味初淡而微涩,后渐苦、辛。

2. 显微鉴别:观察绵马贯众叶柄基部横切片。

表皮为1列外壁增厚的小形细胞,常脱落;下皮为10列多角形厚壁细胞,棕色至褐色;基本组织细胞排列疏松,细胞间隙中有单细胞的间隙腺毛,头部呈球形或梨形,内含棕色分泌物;分体中柱,周韧型维管束5~13个,环列,每个维管束周围有1列扁小的内皮层细胞,凯氏点明显,其外有1或2列中柱鞘薄壁细胞;薄壁细胞中含棕色物与淀粉粒。

3. 理化鉴别:取组织横切片,滴加1%香草醛的乙醇溶液及浓盐酸,镜检,细胞间隙腺毛呈红色(检查酚类化合物)。

取粉末1g,置烧杯中,加乙醇20mL,振摇,过滤,取滤液滴加于滤纸上,加香草醛试液1滴,显红色(检查间苯三酚类化合物)。

(二)麻黄的鉴别

1. 性状鉴别：以生药性状鉴别方法仔细观察药材。

(1)草麻黄：呈细长圆柱形，少分枝，直径1～2mm，有的带少量棕色，木质茎；表面呈淡绿色至黄绿色，有细纵棱；节明显，节间长2～6mm；节上有膜质鳞片，长3～4mm，裂片2(稀3)，钝三角形，先端渐尖，反曲，基部联合成筒状，红棕色，体轻，质脆，易折断，断面略呈纤维性，周边黄绿色，髓部暗红棕色，近圆形；气微香，味涩、微苦。

(2)中麻黄：多分枝，直径1.5～3mm，有粗糙感；节间长2～6cm；膜质鳞片叶长2～3mm，裂片3(稀2)，先端锐尖，断面髓部呈三角状圆形。

(3)木贼麻黄：较多分枝，直径1.5～3cm，无粗糙感；节间长1.5～3cm；膜质鳞叶长1～2mm，裂片2(稀3)，上部为短三角形，灰白色，先端多不反曲，基部呈棕红色至棕黑色。

2. 显微鉴别：观察麻黄草质茎横切片。

草麻黄：①表皮细胞外被厚的角质层，两棱脊线间有下陷气孔；②下皮纤维束位于脊线处，壁厚，非木化；③皮层较宽，纤维成束散在，中柱鞘纤维束呈新月形，维管束8～10个；④形成层环类圆形，木质部呈类三角状；⑤髓部薄壁细胞含棕色块状物，偶有环髓纤维，表皮细胞外壁、皮层薄壁细胞及纤维均有多数微小草酸钙砂晶或方晶。

3. 粉末鉴别：按粉末制片法制片，透化要完全，封片时从左至右沿液面轻放盖玻片，以保持玻片干净、整洁。

草麻黄：粉末呈淡棕色。①表皮细胞类长方形，外壁布满草酸钙砂晶，有厚的角质层；②气孔特异，长圆形，保卫细胞侧面观似电话筒状，背面观似哑铃状；③皮层纤维细长，壁厚，有的木化，壁上布满砂晶，形成嵌晶纤维；④螺纹、具缘纹孔导管，导管分子端壁斜面相接，接触面具多数穿孔，形成特殊的麻黄式穿孔板；⑤可见红棕色色素及少量的石细胞。

4. 理化鉴别：粉末经微量升华后，镜检，升华物为针状或颗粒状结晶。

取麻黄酸性水浸液，分别置2支试管中各1mL，一管加1滴，产生黄色沉淀；另一管加碘化汞钾试液1滴，不产生沉淀(检查生物碱)。

(三)通宣理肺丸的鉴别

1. 处方：紫苏叶144g，前胡96g，桔梗96g，苦杏仁72g，麻黄96g，甘草72g，陈皮96g，半夏(制)72g，茯苓96g，枳壳(炒)96g，黄芩96g。

2. 显微鉴别：取本品1粒切开，用解剖针在中心处取少许粉末，制作粉末临时水装片，置显微镜下观察，可见不规则分枝状团块，无色，遇水合氯醛试液溶化，菌丝无色或淡棕色，直径4～6μm(茯苓)；气孔特异，保卫细胞侧面观似哑铃状(麻黄)。

(四)消炎止咳片的鉴别

1. 处方：胡颓子叶 167g，桔梗 125g，太子参 167g，百部 83g，罂粟壳 10g，麻黄 21g，黄荆子 104g，南沙参 31g，穿心莲 104g。

2. 显微鉴别：取本品 1 片，用研钵将药品研磨成粉末，制作粉末水合氯醛透化临时装片。置显微镜下观察，纤维表面有多数微小草酸钙砂晶或方晶，形成嵌晶纤维(麻黄)。

四、思考题

1. 蕨类植物和裸子植物有什么区别？
2. 草麻黄、木贼麻黄与中麻黄的性状和显微有什么异同点？

实验十七 何首乌、川乌、白芍药材的鉴别

一、实验目的

1. 知识目标：掌握何首乌、川乌、白芍植物药材的基本特征。
2. 技能目标：掌握何首乌、川乌、白芍药材的分析鉴别技术。
3. 素质目标：引导学生关注含毒性成分中药的合理使用问题以及中药材成分与药理作用的关系，培养学生医者仁心、生命至上的伦理精神以及传承精华、守正创新的职业精神。

二、实验用品

1. 器材：烧杯、试管、显微镜、镊子、刀片、滴管、纱布、药勺、酒精灯、解剖针、载玻片、盖玻片、吸水纸、擦镜纸。

2. 药品与试剂：何首乌、川乌、白芍的药材、组织切片和粉末，以及补肾养血丸、首乌丸、水合氯醛试液、稀甘油、蒸馏水、氢氧化钠试液、浓盐酸、乙醚、氨试液、无水乙醇、亚铁氰化钾、甲酸、香草醛、1mol/L 硫酸溶液、稀硫酸、三氯化铁试液。

三、实验内容

(一)何首乌的鉴别

1. 性状鉴别：以生药性状鉴别方法仔细观察药材。

何首乌块根呈团状或不规则纺锤形，表面为红褐色或红棕色，凹凸不平，有不规则浅沟或皱纹，并有皮孔样突起；质坚实而重，横断面为淡红棕色，粉性；皮部常有 4～11 个类圆形异形维管束环列，习称“云锦花纹”；味微苦、甘、涩。

2. 显微鉴别：取何首乌块根横切片，于显微镜下仔细观察其组织结构特征。

何首乌块根横切面的木栓层为数列细胞，充满红棕色物质；在木栓层的内侧和韧皮部的外侧组织中有异常维管束，有单个的维管束和复合维管束，均为外韧型；中央维管束形成层呈环状，导管较少，有管胞及少数木纤维，中心为初生木质部；薄壁细胞含有草酸钙簇晶及淀粉粒。

3. 粉末鉴别：按粉末制片法制作水合氯醛透化临时装片，于显微镜下观察。

何首乌粉末为棕色，草酸钙簇晶较多，与较大的类方形结晶合生；淀粉粒众多，多为单粒，脐点呈星状、点状或三叉状；木纤维细长，有斜纹孔或相交成“人”字形；导管主要为具缘纹孔，具缘纹孔细密。

4. 理化鉴别：取粉末约0.1g，置烧杯中，加氢氧化钠试液10mL，煮沸3分钟，放冷后过滤；取滤液，加盐酸，使其呈酸性，再加等量乙醚，振摇，醚层显黄色；分取醚层4mL，加氨试液2mL，振摇，氨液层显红色(检查蒽醌衍生物)。

取粉末适量，进行微量升华，镜检，得黄色柱状或针簇状结晶，遇碱液显红色(检查蒽醌衍生物)。

(二)川乌的鉴别

1. 性状鉴别：以生药性状鉴别方法仔细观察药材。

川乌呈圆锥形，中部多向一侧膨大，顶端有残存的茎基，表面呈棕褐色，皱缩不平，有瘤状侧根及除去子根后的痕迹；质坚实，不易折断；断面为灰白色，粉质，可见多角形的环纹(形成层)；气微，味辛辣而麻舌，有大毒。

2. 显微鉴别：取川乌根横切片，于显微镜下仔细观察其组织结构特征。

川乌根的横切面为次生构造不发达根的类型。后生皮层为黄色木栓化细胞；皮层细胞中偶有石细胞，类长方形，胞腔较大，内皮层明显；韧皮部宽广，散有筛管群；形成层常呈多角形环；木质部导管位于形成层内侧，多单列，或略呈“V”字形排列；髓部宽阔；薄壁细胞充满淀粉粒；皮层有时可见根迹维管束。

3. 理化鉴别：取川乌粉末，加亚铁氰化钾颗粒少许，再加甲酸1滴，产生绿色(检查生物碱类成分)。

取川乌的乙醇浸出液，加香草醛和1mol/L硫酸溶液少许，在沸水浴上加热20分钟，显红紫色(检查酚类成分)。

(三)白芍的鉴别

1. 性状鉴别：以生药性状鉴别方法仔细观察药材。

白芍生药呈圆柱形，表面为浅红棕色或类白色，光滑，有细根痕或残留棕褐色外皮；质坚实，不易折断；断面类白色或微红色，角质样，形成层环明显，木部有放射状纹理；气微，味微苦而酸。

2. 显微鉴别：取白芍根横切片，于显微镜下仔细观察其组织结构特征。

木栓层偶有残存，有6~10余层木栓细胞；皮层窄，韧皮部筛管群于近形成层处较明显，形成层环呈微波状；木质部宽广，约占根半径的3/4；导管于近形成层处成群或被木纤维间隔而径向散在，木射线较宽，中央初生木质部不明显；薄层细胞中含糊化淀粉粒团块，有的含草酸钙簇晶。

3. 粉末鉴别：按粉末制片法制作白芍粉末临时装片，于显微镜下观察。

白芍粉末呈黄白色，淀粉粒多已糊化，有的轮廓隐约可见；含糊化淀粉粒的薄壁细胞无色，呈类圆形、类长方形或圆多角形；草酸钙簇晶直径11～35μm，存在于薄壁细胞中，排列成行，有的1个细胞中含2个或数个簇晶；纤维管胞呈长梭形，边缘稍不平整，直径约44μm，有的胞腔内充塞微粒状草酸钙结晶；具缘纹孔导管和网纹导管直径20～65μm，薄壁细胞壁略呈连珠状增厚，纹孔隐约可见。

4. 理化鉴别：取白芍粉末2g，置烧杯中，加稀硫酸10mL，加热蒸馏；取馏液2mL，以乙醚2mL萃取，分取醚层，置试管中，水浴蒸除乙醚；继续缓缓加热，试管壁上有结晶性的升华物（检查苯甲酸成分）。

本品横切面加三氯化铁试液显蓝色，以形成层及木薄壁细胞部分较显著（检查鞣质成分）。

（四）补肾养血丸的鉴别

1. 处方：何首乌80g，当归20g，黑豆40g，牛膝（盐制）20g，茯苓20g，菟丝子20g，盐补骨脂10g，枸杞子20g。

2. 显微鉴别：取本品1粒切开，用解剖针在中心处取少许粉末，制作粉末临时水装片；置显微镜下观察，可见不规则分枝状团块无色，遇水合氯醛试液溶化，菌丝无色或淡棕色，直径4～6μm（茯苓）；草酸钙簇晶直径约80μm（何首乌）。

（五）首乌丸的鉴别

1. 处方：制何首乌360g，熟地黄20g，酒牛膝40g，桑椹182g，酒女贞子40g，墨旱莲235g。

2. 显微鉴别：取本品1粒切开，用解剖针在中心处取少许粉末，制作粉末临时水装片；置显微镜下观察，草酸钙簇晶直径约80μm（何首乌）。

四、绘图及思考题

1. 何首乌的主要性状特征、显微特征及化学成分是什么？
2. 绘制何首乌的根茎横切简图和粉末显微特征图。

实验十八　板蓝根、当归、黄芪药材的鉴别

一、实验目的

1. 知识目标：掌握板蓝根、当归、黄芪植物药材的基本特征。

2. 技能目标：掌握板蓝根、当归、黄芪药材的分析鉴别技术。

3. 素质目标：对当归、黄芪进行真伪鉴别，培养学生守信戒欺的科学精神；同时，以板蓝根的起源发展故事培养学生博及医源、精勤不倦，推动中医药与现代科学技术的有机结合。

二、实验用品

1. 器材：烧杯、显微镜、镊子、刀片、滴管、纱布、药勺、酒精灯、解剖针、载玻片、盖玻片、吸水纸、擦镜纸。

2. 药品与试剂：板蓝根、黄芪、当归的药材、组织切片和粉末，以及参芪十一味颗粒、四物益母汤、水合氯醛试液、稀甘油、蒸馏水、0.2%茚三酮、5%α-萘酚乙醇、浓硫酸、甲醇、冰醋酸、醋酸酐-浓硫酸试剂(19:1)。

三、实验内容

(一)板蓝根的鉴别

1. 性状鉴别：以生药性状鉴别方法仔细观察药材。

板蓝根生药呈圆柱形，表面灰黄色或淡棕黄色，有明显的横长皮孔样突起，并有支根痕；根头稍膨大，顶端有盘状凹陷的茎基痕，四周有呈轮状排列的叶柄残基和密集的疣状突起；质坚实，断面皮部呈黄白色，形成层环为深棕色；木部为黄色，粉性；气微，味微甜、后味苦涩。

2. 显微鉴别：取板蓝根横切片，于显微镜下仔细观察其组织结构特征。

板蓝根生药横切面木栓层为数列细胞，栓内层狭；韧皮部宽广，射线明显；形成层成环；木质部导管黄色，类圆形，直径约80μm，有木纤维束；薄壁细胞含淀粉粒。

3. 粉末鉴别：按粉末制片法制作板蓝根粉末临时装片，于显微镜下观察。

粉末呈浅棕黄色；网纹导管网眼较细短，也有螺纹和具缘纹孔导管，直径15~35μm，成束或单个散在；木栓细胞表面观呈多角形、类圆形和类长方形，淡黄色，微木化；薄壁细胞多褶皱，有的稍长，直径10~35μm，壁薄；木纤维成束或单个散在，直径14~20μm，微木化，纹孔及孔沟明显；淀粉粒多为单粒，呈圆球形、椭圆形及不规则形，直径2~17μm，脐点呈裂缝状，复粒不明显。

(二)黄芪的鉴别

1. 性状鉴别：以生药性状鉴别方法仔细观察药材。

黄芪生药呈圆柱形，上粗下细，长10~90cm，直径1~3cm；表面呈淡棕黄色或深褐色；质硬略韧，断面纤维状，皮部为黄白色；木部为淡黄色，有菊花心，显放射状纹理及裂隙；气微，味微甜，嚼之微有豆腥味。

2. 显微鉴别：取黄芪根横切片，于显微镜下仔细观察其组织结构特征。

木栓层有细胞数列，栓内层为厚角细胞，切向延长；韧皮部有纤维束，与筛管群交替排列；近栓内层处有时可见石细胞及管状木栓组织；韧皮射线外侧弯曲，有裂隙；形成层成环；木质部导管单个或两三个相聚，有木纤维束，木射线明显；薄壁细胞内含淀粉粒。

3. 粉末鉴别：按粉末制片法制作黄芪粉末临时装片，于显微镜下观察。

粉末呈淡黄色；纤维细长，壁厚，初生壁常与次生壁分离，两端常断裂，呈须状，或较平截；具缘纹孔导管无色或橙黄色，排列紧密；石细胞较少，呈长方形、类圆形或不规则状，壁甚厚，少数较薄；木栓细胞为多角形，棕色；淀粉粒多为单粒，偶见2~3分粒组成的复粒。

4. 理化鉴别：取本品粉末3g，置烧杯中，加水30mL，浸渍过夜，过滤；取滤液，加0.2%茚三酮溶液2滴，在沸水中加热5分钟，冷后呈紫红色(检查氨基酸、多肽)。

取上述水溶液1mL，于60℃水浴中加热10分钟，加5% α－萘酚乙醇溶液5滴，摇匀，沿管壁缓缓加入浓硫酸0.5mL，在试液与硫酸交界处出现紫红色环(检查糖、多糖)。

取本品粉末2g，置烧杯中，加甲醇10mL，放置过夜，过滤；取滤液1mL，在水浴上蒸干，用少量冰醋酸溶解残渣。加醋酸酐－浓硫酸试剂(19∶1)0.5mL，颜色变化表现为黄色—红色—青色—污绿色(检查甾醇)。

(三)当归的鉴别

1. 性状鉴别：以生药性状鉴别方法仔细观察药材。

当归根头及主根粗短，略呈圆柱形；表面为黄棕色，有纵皱纹及横长皮孔；质柔韧，断面棕色环明显，可见散在棕色小点；有特异香气，味甘、辛、微苦。

2. 显微鉴别：取当归根横切片，于显微镜下仔细观察其组织结构特征。

当归根横切面的木栓层由4~7列细胞组成；皮层窄，为数列切向延长的细胞；韧皮部较宽广，散在多数类圆形油室，直径25~160μm，周围有分泌细胞6~9个，近形成层处油室较小；形成层呈环状；木质部射线宽至10多列细胞，导管单个或两三个相聚。

3. 粉末鉴别：按粉末制片法制作当归粉末临时装片，于显微镜下观察。

粉末呈淡黄棕色；韧皮薄壁细胞呈纺锤形，壁略厚，表面有极微细的斜向交错纹理，有时可见菲薄的横隔；梯纹和网纹导管多见，直径约80μm；有油室碎片，有油管；淀粉粒多为单粒，木栓细胞呈多角形。

(四)参芪十一味颗粒的鉴别

1. 处方：人参(去芦)90g，黄芪268g，当归356g，天麻178g，熟地黄365g，泽泻266g，决明子365g，鹿角88g，菟丝子266g，细辛10g，枸杞子266g。

2. 显微鉴别：取本品，研细，制作药材粉末临时装片，置显微镜下观察，纤维成束或散离，壁厚，表面有纵裂纹，两端断裂成帚状或较平截(黄芪)；薄壁细胞呈纺锤形，壁略厚，有极微细的斜向交错纹理(当归)。

(五)四物益母丸的鉴别

1. 处方：熟地黄400g，当归(酒炒)400g，川芎100g，白芍(麸炒)100g，益母草800g。

2. 显微鉴别：取本品1粒切开，用解剖针在中心处取少许粉末，制作粉末临时水装片；置显微镜下观察，草酸钙簇晶直径18～32μm，存在于薄壁细胞中，常排列成行，或一个细胞中含有数个簇晶(白芍)；薄壁细胞呈纺锤形，壁略厚，有极微细的斜向交错纹理(当归)；薄壁组织呈灰棕色或黑棕色，细胞多皱缩，内含棕色核状物(熟地黄)；螺纹导管直径8～23μm，加厚壁互相连接，似网状螺纹导管(川芎)。

四、思考题

1. 板蓝根、当归、黄芪的性状特征是什么？

2. 当归有哪些典型的显微结构特征？

3. 当归、黄芪有哪些药用功效？

实验十九　地黄、柴胡、黄芩、川芎药材的鉴别

一、实验目的

1. 知识目标：掌握地黄、柴胡、黄芩、川芎植物药材的基本特征。

2. 技能目标：掌握地黄、柴胡、黄芩、川芎药材的分析鉴别技术。

3. 素质目标：对地黄、柴胡、川芎进行鉴别，培养学生求真务实的科学精神；让学生建立道地药材的概念，建立质量评价观念，培养去粗取精的精神。

二、实验用品

1. 器材：显微镜、镊子、刀片、滴管、纱布、药勺、酒精灯、解剖针、载玻片、盖玻片、吸水纸、擦镜纸。

2. 药品与试剂：地黄、柴胡、黄芩、川芎的药材、组织切片和粉末，以及六味地黄丸、蒸馏水、水合氯醛试液、稀甘油。

三、实验内容

(一)地黄的鉴别

1. 性状鉴别：以生药性状鉴别方法仔细观察药材。

(1)鲜生地黄：呈纺锤形或圆条状，长8～24cm，直径2～9cm；表面呈浅红黄

色，具弯曲皱纹、横长皮孔及不规则瘢痕；肉质，断面呈淡黄白色，可见橘红色油点，中部有放射状纹理；气微，味微甜。

(2)生地黄：多呈不规则的团块或长圆形，中间膨大，两头稍细，长6～12cm，直径36cm；有的细小，呈长条状，稍扁而扭曲。表面呈灰黑色或棕灰色，极皱缩，具不规则的横曲纹；质重，较软，断面呈灰黑色、棕黑色或乌黑色，微有光泽，具黏性；味微甜。

(3)熟地黄：表面及内部呈乌黑色，有光泽，黏性大，质柔软。余同生地黄。

2. 显微鉴别：取地黄根横切片，于显微镜下仔细观察其组织结构特征。

地黄根横切面的木栓层为数列细胞；皮层薄壁细胞排列疏松，散有多数分泌细胞，含橘黄色油滴，偶有石细胞；韧皮部分泌细胞较少；形成层成环；木质部射线较宽，导管稀疏，呈放射状排列；薄壁组织中有草酸钙簇晶和砂晶。

3. 粉末鉴别：按粉末制片法制作地黄粉末临时装片，于显微镜下观察。

木栓细胞多为棕黑色；薄壁细胞中常含有棕色类圆形核状物，有时可见草酸钙方晶；分泌细胞含橙黄色油或橙黄色颗粒状物；有网纹及具缘纹孔导管。

(二)柴胡的鉴别

1. 性状鉴别：以生药性状鉴别方法仔细观察药材。

(1)北柴胡：根头膨大，呈圆柱形或圆锥形，常有分枝，根头部多带有残留茎痕及枯的纤维状叶残基，表面呈淡棕色或黑褐色，近根头部有横皱纹，渐至下部有不规则纵皱纹，并有细小支根瘢痕和皮孔样突起；质坚韧，不易折断，断面呈片状纤维性；皮部呈淡棕色；木部呈淡黄白色；气微芳香，味微苦。

(2)南柴胡：根较细，多不分枝，顶端有多数纤维状的叶柄残基，表面呈黄棕色或红棕色，有深皱纹，近根头部具横向疣状突起；质稍软，易折断，断面木部呈黄白色、裂片状；具败油气，味淡。

2. 显微鉴别：取柴胡根横切片，于显微镜下观察。

(1)北柴胡：木栓层为7～8列木栓细胞；皮层散有油室及裂隙；韧皮部散有油室；形成层成环；木质部导管切向排列，在其中间部位有木纤维排列，呈断续的环状，纤维呈多角形，壁厚，木化。

(2)南柴胡：木栓层为6～10列木栓细胞；皮层油室较多且大；木质部导管多径向排列，木纤维少而散列。

3. 粉末鉴别：按粉末制片法制作柴胡粉末临时装片，于显微镜下观察。

粉末呈灰棕色；纤维呈长梭形，初生壁破裂呈短须状，孔沟隐约可见；油管碎片含黄棕色条状分泌物，周围薄壁细胞大多皱缩；网纹、螺纹导管直径7～43μm；还有木栓细胞、茎髓薄壁细胞(即茎叶表皮细胞)。

(三)黄芩的鉴别

1. 性状鉴别：以生药性状鉴别方法，仔细观察药材。

根呈圆锥形，扭曲；表面为棕黄色或深黄色，顶端有茎痕或残留的茎基，上部有扭曲的纵皱纹或不规则的网纹，下部有顺纹和细皱纹；质硬而脆，易折断，断面呈黄色，中间呈红棕色；老根中间呈暗棕色或棕黑色枯朽状，已成空洞者称为枯芩，新根称为子芩或条芩；气弱，味苦。

2. 显微鉴别：取黄芩根横切片，于显微镜下仔细观察其组织结构特征。

木栓细胞扁平，其中有石细胞散在；皮层与韧皮部界限不明显，有多数石细胞与韧皮纤维，单个或成群散在，石细胞多分布于外缘，韧皮纤维多分布于内侧；形成层成环；在老根中央，木质部有栓化细胞环形成，栓化细胞环有单环或有数个同心环；薄壁细胞中含有淀粉粒。

3. 粉末鉴别：按粉末制片法制作黄芩粉末临时装片，于显微镜下观察。

粉末呈黄色；韧皮纤维甚多，呈梭形，长60～250μm，直径9～35μm，壁甚厚，孔沟明显；木纤维较细长，两端尖，壁不甚厚；石细胞较多，呈类圆形、长圆形、类方形或不规则形，长60～160μm，壁厚，孔沟有时分叉；网纹导管多见，具缘纹孔及环纹导管较少；木栓细胞呈棕黄色，多角形；淀粉粒多为单粒，类球形。

（四）川芎的鉴别

1. 性状鉴别：以生药性状鉴别方法仔细观察药材。

川芎生药呈不规则结节状拳形团块，表面为深黄棕色，粗糙皱缩，有较细密而略隆起的环状轮节，并有多数瘤状突起的茎痕，顶端呈凹洼状，下侧及轮节上有众多点状隆起的根痕；质坚实，饮片边缘不整齐，习称“蝴蝶片”；切面类黄色，有错综纹理，并随处可见黄色油点；香气浓郁、特异，味苦、辛，微回甜，稍有麻舌感。

2. 显微鉴别：取川芎根横切片，于显微镜下仔细观察其组织结构特征。

川芎根横切面的木栓层为10余列扁平木栓细胞；皮层狭窄，散有根迹维管束，有类圆形油室，直径可达200μm；韧皮部较宽厚，形成层环呈波状；木质部导管呈多角形或类圆形，大多单列或排成“V”字形，有木纤维束；髓部较大，薄壁组织中散有多数油室；薄壁细胞中富含淀粉粒。

3. 粉末鉴别：按粉末制片法制作川芎粉末临时装片，置于显微镜下观察。

粉末呈黄棕色；油室大多破碎，偶见含有众多油滴；木纤维呈长梭形，长112～370μm，纹孔及孔沟较细密，胞腔较宽；簇状结晶直径约20μm；导管末为螺纹、网纹，亦有梯纹及具缘纹孔，直径8～10μm；木栓细胞呈深黄色，为多角形或长方形；淀粉粒众多，有单粒及复粒少数，由2～4分粒组成。

（五）六味地黄丸的鉴别

1. 处方：熟地黄160g，酒萸肉80g，牡丹皮60g，山药80g，茯苓60g，泽泻60g。

2. 鉴别：取本品1粒切开，用解剖针在中心处取少许粉末，制作粉末临时水装片；置显微镜下观察，可见淀粉粒呈三角状、卵形或矩圆形，直径24～40μm，脐点呈短缝状或"人"字状（山药）；不规则分枝状团块无色，遇水合氯醛试液溶化；菌丝无色，直径4～6μm（茯苓）；薄壁组织呈灰棕色至黑棕色，细胞多皱缩，内含棕色核状物（熟地黄）。

四、思考题

1. 六味地黄丸中所用的地黄是哪一种地黄？它有什么样的功效？
2. 黄芩的性状、显微性状各有什么特点？
3. 川芎有什么药用功效及典型的性状特征？

实验二十　大黄药材的鉴别

一、实验目的

1. 知识目标：掌握大黄植物药材的基本特征。
2. 技能目标：掌握大黄药材的分析鉴别技术。
3. 素质目标：通过大黄的真伪鉴别，培养学生认真细致的科学精神；结合药物滥用，提高学生的责任意识。

二、实验用品

1. 器材：紫外线灯、烧杯、显微镜、镊子、刀片、滴管、纱布、酒精灯、解剖针、载玻片、盖玻片、吸水纸、擦镜纸。

2. 药品与试剂：大黄的药材、组织切片和粉末，以及三黄片、水合氯醛试液、稀甘油、蒸馏水、氢氧化钠试液、氨水、10%硫酸、三氯甲烷、氢氧化钠试液、稀乙醇。

三、实验内容

（一）大黄的鉴别

1. 性状鉴别：以生药性状鉴别方法仔细观察药材。

大黄生药呈类圆柱形、圆锥形或不规则块状，表面为黄棕色和红棕色，可见斜方形网状纹理（由黄棕色射线与类白色薄壁组织交织而成）；质坚实，断面呈颗粒性，根茎髓部有多数星点（异型维管束）；味苦，微涩。

2. 显微鉴别：取大黄根茎横切片，于显微镜下仔细观察其组织结构特征。

大黄根茎横切面的木栓层及皮层大多已除去，偶有残留；韧皮部射线有3或4列细胞，内含棕色物，韧皮部中有黏液腔；形成层环明显；木质部导管疏松，非木质化；髓部宽广，有异型维管束，其形成层呈环状，外侧为木质部，内侧为韧皮部，射线呈星状射出，韧皮部中有黏液腔，内部为红棕色物质；薄壁细胞含淀粉粒及大型草酸钙簇晶。

3. 粉末鉴别：按粉末制片方法制成粉末片，于显微镜下观察大黄粉末。

掌叶大黄粉末呈淡黄棕色，草酸钙簇晶大而多，直径 21～125μm，棱角大多短钝；淀粉粒为单粒，呈圆球形或长圆形，复粒由 2～5 分粒组成；导管多为网纹，并有具缘纹孔及细小螺纹导管，直径 11～140μm，非木化。

4. 理化鉴别：取大黄粉末适量，在微量升华装置上进行升华，镜检，可见黄色针晶或羽状结晶，结晶遇氢氧化钠试液和氨水会溶解并显红色(羟基蒽醌类反应)。

取本品粉末 0.2g，置烧杯中，加入 10% 硫酸 10mL，回流 15 分钟，放冷，用分液漏斗分取三氯甲烷层，加氢氧化钠试液 5mL，振摇，碱液层显红色(羟基蒽醌类反应)。

取粉末的稀乙醇浸出液，滴于滤纸上，再滴加稀乙醇，扩散后呈黄色至淡棕色环，置紫外线灯下观察，呈棕色至棕红色荧光(蒽醌衍生物)，不得显持久的亮蓝紫色荧光(土大黄苷等化合物显亮蓝紫色荧光)。

(二)三黄片的显微鉴别

1. 处方：大黄 300g，盐酸小檗碱 5g(黄连提取物)，黄芩浸膏 21g(黄芩提取物)。

2. 鉴别：取三黄片 1 片，去除包衣，研细；取粉末少许，置载玻片上，参照上述方法，加水合氯醛试液加热透化，置显微镜下观察，镜检可见草酸钙簇晶大，直径 60～140μm(大黄)；确定鉴别方法为中药显微化学鉴别法，鉴别的主要物质为草酸钙晶体中的草酸钙簇晶结构。

3. 实验结果：可完成三黄片中生药大黄的验证性实验。

四、绘图及思考题

1. 绘制大黄根茎横切面简图及粉末显微特征图。

2. 大黄生药的主要性状特征有哪些?

3. 在本次实验中，理化鉴别的结果是什么?

实验二十一　甘草、人参、三七药材的鉴别

一、实验目的

1. 知识目标：掌握甘草、人参、三七植物药材的基本特征。

2. 技能目标：掌握甘草、人参、三七药材的分析鉴别技术。

3. 素质目标：通过对人参与三七的真伪鉴别，培养学生求真务实的科学精神；结合不合理用药以及甘草的不良反应，培养学生挖掘事物的本质、去粗取精，推动

中医药科研创新发展。

二、实验用品

1. 器材：紫外线灯、烧杯、试管、白瓷板、显微镜、镊子、刀片、滴管、纱布、酒精灯、解剖针、载玻片、盖玻片、吸水纸、擦镜纸。

2. 药品与试剂：甘草、人参、三七的药材、组织切片和粉末，以及参芪十一味颗粒、加味逍遥丸、水合氯醛试液、稀甘油、蒸馏水、80%硫酸、甲醇、醋酸酐、硫酸、硼酸饱和丙酮溶液、10%枸橼酸溶液。

三、实验内容

（一）甘草的鉴别

1. 性状鉴别：以生药性状鉴别方法仔细观察药材。

（1）乌拉尔甘草：呈长圆柱形，表面为红棕色、暗棕色，有明显的皱纹、沟纹及横长的皮孔样突起，外皮松紧不等，两端切面中央稍下陷；质坚实而重，断面为纤维性，黄白色，有粉性，具明显的形成层环纹及放射状纹理，有裂隙；气微，味甜。

（2）胀果甘草：根及根茎外皮粗糙，多为灰棕色或灰褐色；断面呈淡黄色或黄色，纤维性，粉性少；味甜或带苦。

（3）光果甘草：表面呈灰棕色；断面为纤维性，裂隙较少；质较坚实；气微，味甜。

2. 显微鉴别：于显微镜下观察乌拉尔甘草根横切面。

木栓层为数列红棕色细胞（粉甘草外皮已除去）；韧皮部及木质部中均有纤维束，其周围薄壁细胞中常含草酸钙方晶，形成晶鞘纤维；束间形成层不明显；导管常为单个或两三个成群；射线明显，韧皮部射线常弯曲，有裂隙。

3. 粉末鉴别：按粉末制片法制作甘草粉末临时装片，置于显微镜下观察。

乌拉尔甘草粉末呈淡棕黄色；纤维成束，直径8～14μm，壁厚，晶鞘纤维易察见，草酸钙方晶约30μm；具缘纹孔导管较大，直径可达160μm，稀有网纹导管；淀粉粒多为单粒，呈卵圆形或椭圆形，长3～20μm，脐点呈点状；木栓细胞为多角形，红棕色；棕色块状物众多，形状不一，多为块状。

4. 理化鉴别：取本品粉末少许，置于白瓷板上，加80%硫酸溶液数滴，均显黄色，渐变为橙黄色（甘草皂苷反应）。

（二）人参的鉴别

1. 性状鉴别：以生药性状鉴别方法仔细观察药材。

（1）野山参：主根粗短，多具2个分枝，有的呈“人”字形，上端有细密而深陷的环纹，习称“铁线纹”；芦头（根茎）细长，几乎与主根等长，密具茎痕，习称“雁脖芦”；其下有 1 ~ 3 个下垂生长的不定根（节）；支根有许多细长的须根，可见疣状突起，习称“珍珠须”。

（2）园参：规格主要有生晒参、红参、糖参。

生晒参：主根呈圆柱形，长 3 ~ 15cm，直径 1 ~ 2cm，主根表面为淡黄白色或淡灰黄色，有明显纵皱纹，上部或全体有疏浅断续的横纹，下部有侧根两三条及少数细侧根，有少数横长的皮孔样突起；根茎较短细，上有茎痕数个，呈凹窝状，交互排列，有时具细长横伸的不定根。全须生晒参着生多数须状细根，有的具细小不明显的疣状突起。主根质较硬，折断面平坦，呈淡黄白色，形成层环为棕黄色，皮部有黄棕色点状树脂道及多数放射状裂隙；须根质脆；气特异，微香；味微苦、甘。

红参：全体为棕红色，半透明，有时上部带土黄色，有纵沟、皱纹及细根痕，下部有两三条扭曲的侧根；质硬脆，断面平坦，角质样，中心色较浅；棕黄色主根为圆柱形，或被加工成长方形。

糖参：类白色，表面可见点状针刺痕，并附有糖的结晶；味微甘。此规格市场上少见。

2. 显微鉴别：于显微镜下观察人参根横切片。

人参根的木栓层为数列细胞，内侧有数列栓内层细胞；皮层、韧皮部中有树脂道散布，内含黄色分泌物，近形成层处有较多树脂道环列，初生韧皮部常有裂隙，韧皮射线宽 3 ~ 5 列细胞，形成层成环；木质部导管多呈单列，径向稀疏排列，木射线宽广，中央可见初生木质部导管；栓内层、木薄壁细胞及木射线中含有草酸钙簇晶。

3. 粉末鉴别：按粉末制片法制作人参粉末临时装片，置于显微镜下观察。

粉末呈淡黄色（生晒参）或红棕色（红参）；树脂道碎片呈管状，内含黄色滴状或块状分泌物；草酸钙簇晶直径 20 ~ 68μm，棱角锐尖；淀粉粒众多，单粒呈类球形，复粒由 2 ~ 6 个分粒组成（红参中淀粉粒已糊化）；导管多网纹或梯纹，稀有螺纹，直径 17 ~ 50μm；木栓细胞类方形或多角形，壁薄，微带棕色。

（三）三七的鉴别

1. 性状鉴别：以生药性状鉴别方法仔细观察药材。

三七呈圆锥形或不规则的块状，顶端有茎痕，表面有瘤状突起或支根痕；表面呈灰黄色或灰棕色，可见横向皮孔；质坚实，体重；断面呈灰绿色或黄绿色，角质状，有棕色树脂道斑点；气微，味苦而后回甘。

2. 显微鉴别：取三七根横切片，于显微镜下仔细观察其组织结构特征。

三七根横切面的木栓层为数列细胞；栓内层不明显；韧皮部有树脂道散在；形成层成环；木质部导管 1 或 2 列，径向排列；射线宽广；薄壁细胞含淀粉粒。

3. 粉末鉴别：按粉末制片法制作三七粉末临时装片，置于显微镜下观察。

粉末呈灰黄色；淀粉粒众多，单粒呈类圆形、多角形或不规则形，直径330μm，脐点呈点状或裂缝状；复粒由2～10分粒组成。导管以网纹多见，直径16～40μm；树脂道碎片内含棕黄色滴状或块状分泌物；木栓细胞呈长方形或多角形，壁薄，棕色；草酸钙簇晶稀少，直径50～80μm，棱角较钝。

4. 理化鉴别：取本品粗粉2g，置烧杯中，加甲醇15mL，在50～60℃水浴中温浸30分钟(或冷浸振摇1小时)，过滤；取滤液适量，置试管中，塞紧，用力振摇1分钟，产生持久性泡沫(检查皂苷类成分)。

取本品粉末2g，置烧杯中，加甲醇15mL，温浸30分钟(或冷浸振摇1小时)，过滤；取滤液1mL，蒸干，加醋酸酐1mL与硫酸1或2滴，显黄色，渐渐变为红色、紫色、青色、污绿色(检查甾类成分)。

另取滤液数滴，点于滤纸上，挥干后，置紫外线灯(365nm)下观察，显淡蓝色荧光；滴加硼酸饱和丙酮溶液与10%枸橼酸溶液各1滴，置紫外线灯下观察，有强烈的黄绿色荧光(检查黄酮类成分)。

(四)参芪十一味颗粒的鉴别

1. 处方：人参(去芦)90g，黄芪268g，当归356g，天麻178g，熟地黄365g，泽泻266g，决明子365g，鹿角88g，菟丝子266g，细辛10g，枸杞子266g。

2. 显微鉴别：取本品，研细，按粉末制片法制作水合氯醛透化装片；置显微镜下观察，草酸钙簇晶直径20～68μm，棱角锐尖(人参)；纤维成束或散离，壁厚，表面有纵裂纹，两端断裂成帚状或较平截(黄芪)；薄壁细胞呈纺锤形，壁略厚，有极微细的斜向交错纹理(当归)。

(五)加味逍遥丸的鉴别

1. 处方：柴胡300g，当归300g，白芍300g，白术(麸炒)300g，茯苓300g，甘草240g，牡丹皮450g，栀子(姜炙)450g，薄荷60g。

2. 鉴别：取本品1粒切开，用解剖针在中心处采取少许粉末，制作粉末临时水装片，置显微镜下观察，不规则分枝状团块无色，遇水合氯醛试液溶化；菌丝无色或淡棕色，直径4～6μm(茯苓)。草酸钙簇晶直径18～32μm，存在于薄壁细胞中，常排列成行，或一个细胞中含有数个簇晶(白芍)。纤维束周围薄壁细胞含草酸钙方晶，形成晶纤维(甘草)。种皮石细胞呈黄色或淡棕色，多破碎，完整者常呈多角形、长方形或不规则形，壁厚，有大的圆形纹孔，胞腔为棕红色(栀子)。

四、思考题

1. 人参的主要性状特征有哪些？

2. 人参和三七在显微性状上的异同点有哪些？

实验二十二　黄连、丹参药材的鉴别

一、实验目的

1. 知识目标：掌握黄连、丹参植物药材的基本特征。

2. 技能目标：掌握黄连、丹参药材的分析鉴别技术。

3. 素质目标：对黄连和丹参进行鉴别，培养学生认真细致的科学精神；结合中药药理学相关知识，弘扬岐黄文化，提高学生的专业技能。

二、实验用品

1. 器材：显微镜、烧杯、镊子、刀片、滴管、纱布、酒精灯、解剖针、载玻片、盖玻片、吸水纸、擦镜纸。

2. 药品与试剂：黄连、丹参的药材、组织切片和粉末，以及栀子金花丸、水合氯醛试液、稀甘油、蒸馏水、甲醇、稀盐酸、含氯石灰、含5%没食子酸的乙醇溶液、硫酸。

三、实验内容

(一)黄连的鉴别

1. 性状鉴别：以生药性状鉴别方法仔细观察药材。

黄连的商品分为味连、雅连和云连。

(1)味连：多分枝，聚集成簇，形如鸡爪，习称“鸡爪连”；表面呈黄棕色，有不规则结节状隆起及须根或须根痕，部分节间平滑，均称“过桥”；上部残留棕色鳞片和叶柄残基；质坚硬，折断面不整齐；皮部呈暗棕色和橙红色；木部呈金黄色，有放射状纹理；中央髓部呈红棕色，有时中空。

(2)雅连：多为单枝，略呈圆柱形，过桥较长，顶端有少许残茎。

(3)云连：多为单枝，较细小，表面呈棕黄色，有过桥；折断面较平坦，呈黄棕色。

2. 显微鉴别：取味连根茎横切片，于显微镜下仔细观察其组织结构特征。

味连根茎横切面的木栓层为数列细胞；皮层较宽，有石细胞散在、单个或成群，呈黄色；中柱鞘纤维束木化，或伴有石细胞；维管束为外韧型，断续环列，束间形成层不明显；木质部细胞均木化；射线宽窄不一；髓部均为薄壁细胞，无石细胞(雅连与味连相似，但髓部有多数石细胞群；云连的皮层、中柱鞘及髓部均无石细胞)。

3. 粉末鉴别：按粉末制片法制作味连粉末临时装片，置于显微镜下观察。

味连的粉末呈棕黄色；石细胞为类方形、类圆形、类长方形或近多角形，黄色，壁厚，壁孔明显；中柱鞘纤维呈黄色，纺锤形或梭形，长136～185μm，直径27～37μm，壁厚；木纤维众多，呈鲜黄色，壁具裂隙状纹孔；木薄壁细胞类长方形或不规则形，壁稍厚，有纹孔；鳞叶表皮细胞为绿黄色或黄棕色，略呈长方形，壁微波状弯曲，或呈连珠状增厚；导管主要为纹孔导管。

4. 理化鉴别：取黄连细粉约1g，置烧杯中，加甲醇10mL，置水浴上加热至沸腾；放冷，过滤；取滤液5滴，加稀盐酸1mL与含氯石灰少许，即显樱红色；另取上清液1mL，加含5%没食子酸乙醇溶液2～3滴，蒸干，趁热加硫酸数滴，即显深绿色（检查小檗碱成分）。

取黄连粉末或薄切片，加稀盐酸或30%硫酸1滴，放置片刻，镜检，有黄色针状或簇状结晶析出（检查硝酸小檗碱成分）。

黄连根茎折断面在紫外线灯下观察呈金黄色荧光，木质部尤为显著。

（二）丹参的鉴别

1. 性状鉴别：以生药性状鉴别方法仔细观察药材。

丹参的根茎粗短，顶端有时残留茎基根数条，呈长圆柱形，有的分枝并具须状细根，长10～20cm，直径3～10mm；表面呈棕红色或暗棕红色，具纵皱纹；老根外皮疏松，多显紫棕色，常呈鳞片状剥落；质硬而脆，断面疏松，有裂隙，或略平整而致密，皮部为棕红色，木部为灰黄色或紫褐色，可见呈放射状排列的黄白色导管束；气微，味微苦涩。

2. 显微鉴别：取丹参根横切片，于显微镜下仔细观察其组织结构特征。

丹参的木栓层为4～6列细胞，有时可见落皮层组织存在；皮层宽广；韧皮部较狭，呈半月形；形成层成环，束间形成层不甚明显；木质部为8～10束，呈放射状，导管在形成层处较多，切向排列，渐至中央导管呈单列；木质部纤维束存在于中央的初生木质部。

3. 粉末鉴别：按粉末制片法制作丹参粉末临时装片，置于显微镜下观察。

丹参粉末呈红棕色；石细胞单个散在，呈类圆形、类方形、类梭形或不规则形，长至257μm，直径20～65μm，壁厚5～16μm，有的胞腔内含棕色物；网纹与具缘纹孔导管直径10～50μm，网纹导管分子呈长梭形，末端长尖或斜尖，壁不均匀增厚，网孔狭细，穿孔多位于侧壁；韧皮纤维呈梭形，长60～170μm，直径7～27μm，壁厚3～12μm，孔沟明显，有的可见层纹与纹孔；木纤维多成束，长梭形，末端长尖，直径18～25μm，壁厚2～4μm，纹孔斜缝状，孔沟较稀疏；木栓细胞为黄棕色，表面观类方形或多角形，壁稍厚，弯曲或平直，含红棕色色素（以水合氯醛透化，色素则溶解）。

（三）栀子金花丸的鉴别

1. 处方：栀子116g，黄连4.8g，黄芩192g，黄柏60g，大黄116g，金银花40g，知母40g，天花粉60g。

2. 鉴别：取本品1粒切开，用解剖针在中心处取少许粉末，制作粉末临时水装片；置于显微镜下观察，韧皮纤维呈淡黄色，梭形，壁厚，孔沟细（黄芩）；纤维束呈鲜黄色，壁稍厚，纹孔明显（黄连）；纤维束呈鲜黄色，周围细胞含草酸钙方晶，形成晶纤维，含晶细胞的壁木化增厚（黄柏）；草酸钙针晶成束或散在，长26～110μm（知母）；草酸钙簇晶大，直径60～140μm（大黄）；种皮石细胞呈黄色或淡棕色，多破碎，完整者呈长多角形、长方形或不规则形，壁厚，有大的圆形纹孔，胞腔为棕红色（栀子）；花粉粒类球形，直径约76μm，外壁具刺状雕纹，具3个萌发孔（金银花）；具缘纹孔导管大，多破碎，有的具缘纹孔呈六角形或斜方形，排列紧密（天花粉）。

四、思考题

1. 三种黄连的性状、显微、粉末特征有哪些异同点？
2. 丹参主要的性状特征及功效有哪些？

实验二十三　淫羊藿、薄荷药材的鉴别

一、实验目的

1. 知识目标：掌握淫羊藿、薄荷植物药材的基本特征。
2. 技能目标：掌握淫羊藿、薄荷药材的分析鉴别技术。
3. 素质目标：了解淫羊藿药材的鉴别，培养学生去伪存真的科学精神以及仁和精诚的专业自信。

二、实验用品

1. 器材：显微镜、镊子、刀片、滴管、纱布、药勺、酒精灯、解剖针、载玻片、盖玻片、吸水纸、擦镜纸。
2. 药品与试剂：淫羊藿、薄荷的药材、组织切片和粉末，以及水合氯醛试液、稀甘油、蒸馏水。

三、实验内容

（一）淫羊藿的鉴别

1. 性状鉴别：以生药性状鉴别方法仔细观察药材。

（1）心叶淫羊藿：茎细长，呈圆柱形，有纵条纹，呈黄绿色，基部为棕黄色，具光泽；茎生叶对生，先端微尖，边缘具黄色刺毛状锯齿，中央小叶基部呈心形，上表面为黄绿色，下表面为灰绿色，有稀疏毛茸，叶脉基部较长；叶片近革质；味微苦。

(2)朝鲜淫羊藿：小叶较大，长4～10cm，宽3.5～7cm，先端长尖，基部呈深心形，两小叶基部明显不对称，下表面疏生棕黄色柔毛，中脉上部较密；叶片为薄革质。

(3)箭叶淫羊藿：小叶长卵形，先端渐尖，两侧小叶基部明显偏斜，外侧呈箭形，下面有粗短白色伏毛；叶片革质。

(4)柔毛淫羊藿：叶下表面及叶柄密被绒毛状柔毛。

(5)巫山淫羊藿：为二回三出复叶，小叶片呈披针形至狭披针形，长9～23cm，宽1.8～4.5cm，先端渐尖或长渐尖，边缘具刺齿，侧生小叶基部的裂片偏斜，内边裂片小，圆形边裂片大，三角形，渐尖；下表面被绵毛或秃净；叶片近革质；气微，味微苦。

2. 显微鉴别：取淫羊藿叶纵切片，于显微镜下仔细观察其组织结构特征。

心叶淫羊藿叶片表面的上、下表皮细胞垂周壁呈深波状弯曲，下表皮有气孔和非腺毛，气孔不定式；非腺毛基部数个细胞短，向上渐长，上端有时呈钩状或波状弯曲，先端圆，细胞内含棕色物质；草酸钙柱晶多存在于主脉的异型细胞中；叶片基部薄壁细胞中含簇晶，直径13～38μm，也可见方晶及砂晶。

3. 粉末鉴别：按粉末制片法制作淫羊藿粉末切片，置于显微镜下观察。

心叶淫羊藿粉末呈灰绿色或棕绿色。上、下表皮细胞垂周壁呈深波状弯曲，气孔非腺毛仅存在于下表皮；气孔呈长圆形，有副卫细胞3～5个；非腺毛由36个细胞组成(主脉基部偶见多达14个细胞)，长可达1000μm，直径15～20μm，基部有2～4个细胞，平直或弯曲，细胞内多含黄棕色物质；草酸钙柱晶或方晶多存在于异型细胞中；可见草酸钙簇晶；木纤维长达450μm，壁厚，木化；可见环纹、螺纹、具缘纹孔导管。

(二)薄荷的鉴别

1. 性状鉴别：以生药性状鉴别方法仔细观察药材。

薄荷茎呈方柱形，有的对生分枝，表面为黄棕色或带紫色，有明显的节，节间长2～5cm，棱角处有柔毛；质脆，断面呈白色，中空；叶卷曲皱缩，呈长圆形或卵形，稀被茸毛，有凹点状腺鳞，茎上部腋生轮伞花序，花冠多数存在，呈淡紫色；叶揉搓时有特异清凉香气，味辛，性凉。

2. 显微鉴别：取薄荷叶、薄荷茎横切片，置于显微镜下观察其组织结构特征。

(1)薄荷叶的横切面：上表皮细胞呈长方形，下表皮细胞细小扁平，被角质层，有气孔；上、下表皮凹陷处有腺鳞；栅栏组织通常为1列细胞，海绵组织为4或5列细胞；主脉上、下表皮内方有厚角组织及薄壁组织；主脉维管呈外韧型，木质部导管常24个排列成行，韧皮部细胞细小；表皮细胞、叶肉细胞、薄壁细胞及导管中有时含有橙皮苷结晶。

(2)薄荷茎的横切面：切面呈四方形，表皮细胞为1列，外被角质层，有时具茸毛；四角有明显的棱脊，向内有十数列厚角细胞；内皮层为1列，凯氏点清晰可见；维管于四角处较发达，于相邻两角间具数个小维管束；韧皮部狭窄；木质部于四角处较发达，由导管、木质部薄壁细胞及木纤维等组成，髓部明显，有的薄壁细胞含有针簇状橙皮苷结晶。

(3)薄荷叶表面观：表皮细胞垂周壁弯曲，上、下表皮有直轴式气孔；腺鳞头部呈扁球形，直径至 90μm，其与角质层之间贮有浅黄色挥发油；柄短，单细胞；头部与柄部均为单细胞的小腺毛，腺头直径为 20～25μm；非腺毛由 1～5 个细胞组成，长 100～820μm，细胞略弯曲，具壁疣。

3. 粉末鉴别：按粉末制片法制作薄荷粉末切片，置于显微镜下观察。

薄荷粉末呈淡黄绿色；腺鳞由头、柄部组成；头部顶面观呈球形，侧面观呈扁球形；直径 60～100μm，由 6～8 个分泌细胞组成，内含淡黄色分泌物；柄极短，单细胞，基部四周表皮有细胞 10 余个，呈辐射状排列；小腺毛头部呈椭圆形，单细胞，直径 15～26μm，内含淡黄色分泌物；柄多为单细胞；非腺毛完整者由 1～8 个细胞组成，常弯曲，壁厚 2～7μm，外壁有细密疣状突起；叶片上表皮细胞表面观为不规则形；垂周壁略弯曲；下表皮细胞垂周壁呈波状弯曲，细胞中常含淡黄色橙皮苷结晶；气孔为直轴式。

四、思考题

1. 淫羊藿的异型细胞有何特点？
2. 薄荷的主要性状特征和显微特征有哪些？

实验二十四　五味子、苦杏仁、马钱子、山楂药材的鉴别

一、实验目的

1. 知识目标：掌握五味子、苦杏仁、马钱子、山楂植物药材的基本特征。
2. 技能目标：掌握五味子、苦杏仁、马钱子、山楂药材的分析鉴别技术。
3. 素质目标：通过对五味子、苦杏仁、马钱子、山楂药材的鉴别，培养学生细致入微、抽丝剥茧、精勤不倦的职业信念；结合合理用药，提高学生安全用药知识，培养学生崇尚生命至上的人文精神。

二、实验用品

1. 器材：显微镜、烧杯、镊子、刀片、滴管、纱布、药勺、酒精灯、解剖针、载玻片、盖玻片、吸水纸、擦镜纸。
2. 药品与试剂：五味子、苦杏仁、山楂、马钱子的药材、组织切片和粉末，以及水合氯醛试液、稀甘油、蒸馏水、95%乙醇、活性炭、高锰酸钾试液、硫酸汞试液。

三、实验内容

(一)五味子的鉴别

1. 性状鉴别：以生药性状鉴别方法仔细观察药材。

五味子可分为北五味子和南五味子。

(1)北五味子：呈不规则的圆球形和扁球形；外皮为紫红色和暗红色，皱缩，显油性，有的表面呈黑红色或出现“白霜”；果肉柔软；内含种子1或2粒，呈肾形，表面为棕黄色，有光泽，种皮硬而脆，较易破碎，种仁呈钩状，黄白色，半透明，富有油性；果肉气弱，味酸，种子破碎后有香气，味辛、微苦。

(2)南五味子：较小，呈不规则形；表面为暗红色或棕褐色，果皮肉质较薄，无光泽，内含种子1或2粒；种子较北五味子稍小，表面为黄棕色，呈颗粒状。

2. 显微鉴别：取北五味子果实横切片，置于显微镜下观察其组织结构特征。

北五味子果实横切面的外果皮壁稍厚，外被角质层，间有油细胞；中果皮有十余层薄壁细胞，细胞切向延长，内含淀粉粒，散有小型外韧维管束十余个；内果皮细胞小；种皮最外层为1列径向延长的石细胞，呈栅栏状，壁厚，密具细小孔沟；其下为3或4层石细胞，类圆形，孔沟较大而疏，形状不规则，壁较薄；石细胞下层为数层薄壁细胞，种脊部位有维管束；油细胞层由1层长方形油细胞组成，含棕黄色挥发油；再下为3~5层小型细胞；种皮内层细胞壁稍厚；胚乳细胞含脂肪油滴及糊粉粒。

3. 粉末鉴别：按粉末制片法制作北五味子粉末切片，置于显微镜下观察。

北五味子的粉末呈暗紫色；种皮外层石细胞呈多角形或长角形，直径18~32μm，壁厚，纹孔极细密；种皮内层石细胞呈多角形、类圆形或不规则形，纹孔较大而密；果皮外表皮细胞类多角形，垂周壁略呈连珠状增厚，角质线纹明显，油细胞类圆形，内含挥发油滴，散在于表皮中；内胚乳细胞内含糊粉粒、脂肪油等。

4. 理化鉴别：取粗粉1g，置烧杯中，加水10mL，浸渍10分钟，过滤；将滤液浓缩至2~3mL，加5倍量95%乙醇，振摇5分钟，过滤；以滤液回收乙醇，加水稀释至10mL，加活性炭少许，振摇后过滤，得无色或浅粉红色澄明溶液。

取上述溶液1mL，加高锰酸钾试液1滴，紫色立即褪色，溶液变为浅橙黄色，放置1小时后，溶液渐渐变为无色(还原性物质反应)。

取上述溶液2mL，加氢氧化钠试剂中和后，加硫酸汞试液1滴，加热至沸，加高锰酸钾试液1滴，紫色即消失，并出现白色沉淀(枸橼酸盐反应)。

(二)苦杏仁的鉴别

1. 性状鉴别：以生药性状鉴别方法仔细观察药材。

苦杏仁种子呈扁心形；表面为黄棕色至红棕色，珠孔位于尖端；近尖端边缘有短线形脐，一端钝圆，较肥厚，有椭圆形合点，种脐与合点间有线形种脊，自合点散出数条深棕色脉纹；种皮与胚乳薄，子叶2枚，肥厚，富油质；味苦，气微。

2. 显微鉴别：取苦杏仁种子横切片，置于显微镜下观察其组织结构特征。

苦杏仁种子横切面的表皮细胞为1层，间有近圆形橙黄色石细胞；表皮下为多层薄壁细胞，有小型维管束；外胚乳为1层颓废细胞；内胚乳细胞含糊粉粒及脂肪油，子叶薄壁细胞含糊粉粒及脂肪油。

3. 粉末鉴别：按粉末制片法制作苦杏仁粉末切片，置于显微镜下观察。

苦杏仁粉末呈黄白色；种皮石细胞单个散在或数个成群，呈淡黄色或黄棕色，侧面观大多呈贝壳形、卵圆形或类圆形，底部较宽，达18～60μm，壁厚3～5μm，层纹无或少见，孔沟甚密，上部壁厚5～10μm，层纹明显，孔沟少；种皮外表皮薄壁细胞为黄棕色或棕色，多皱缩，细胞界限不清，常与石细胞相连；子叶细胞含糊粉粒及油滴；较大的糊粉粒中有细小草酸钙簇晶，直径2～6μm；内胚乳细胞呈多角形，内含油滴。

（三）马钱子的鉴别

1. 性状鉴别：以生药性状鉴别方法仔细观察药材。

马钱子呈扁圆形的纽扣状，一面稍凹，另一面凸起，外表面有灰绿色、灰棕色的茸毛，从中间向周围呈辐射状排列；边缘稍隆起，较厚，有突起的珠孔，底面中心有突起的圆形种脐；质坚硬，沿边缘切开，有淡黄白色胚乳，呈角质状；子叶呈心形，有叶脉5条；气微，味极苦，有剧毒。

2. 显微鉴别：取马钱子种子横切片，置于显微镜下观察其组织结构特征。

马钱子种子横切面的种皮表皮细胞分化成单细胞毛，向一方斜伸长500～1100μm，宽25μm以上，基部膨大，似石细胞，壁极厚，强烈木化，有纵长扭曲的纹孔，有肋状木化增厚条纹，胞腔断面观呈类圆形；种皮内层为颓废的棕色薄壁细胞，边界不清；内胚乳细胞壁厚约25μm，隐约可见胞间连丝，以稀碘液处理后较明显；胞内含脂肪油滴及糊粉粒。

（四）山楂的鉴别

1. 性状鉴别：以生药性状鉴别方法仔细观察药材。

山楂果实呈类球形；表面为深红色，有光泽，有细小白色斑点，顶端有凹窝，边缘有宿萼，基部有细果柄或柄痕；有果核5枚，呈弓形；果肉为深黄色至淡棕色，中部横切片为淡黄色果核5粒，但多脱落；气清香，味酸，微甜。

2. 显微鉴别：取山楂果实横切片，置于显微镜下观察其组织结构特征。

山楂外果皮有细胞1列，呈长方形，切向延长，内含棕色色素；中果皮均为薄壁组织，外侧（外果皮下）为10余列扁长方形薄壁细胞；内向细胞渐大，有多数石细胞散在；石细胞呈类圆形，少数呈不规则状，直径60～100μm，壁厚薄不一，壁孔及孔沟明显；草酸钙簇晶散在，草酸钙直径12～20μm。

3. 粉末鉴别：按粉末制片法制作山楂粉末切片，置于显微镜下观察。

山楂粉末呈暗红棕色至棕色；石细胞单个散在或成群，无色或淡黄色，呈类多角形、长圆形、类三角形或不规则形，直径19～125μm，壁厚达20～50μm，孔沟及层纹明显，有的胞腔内含深棕色物；果皮表皮细胞表面观呈类圆形或类多角形，壁稍厚，胞腔内常含红棕色或黄棕色物；果肉薄壁细胞内含草酸钙方晶或簇晶，方晶直径10～50μm，草酸钙簇晶直径20～50μm，棱角较钝；纤维直径10～40μm，胞腔多狭窄；果皮表皮细胞内含黄棕色至红棕色物，角质层厚。

四、绘图及思考题

1. 绘制苦杏仁粉末显微特征图。
2. 苦杏仁的性状特征有哪些？
3. 苦杏仁的止咳有效成分是什么？试阐明该成分的水解过程。

实验二十五　金银花、红花药材的鉴别

一、实验目的

1. 知识目标：掌握金银花、红花植物药材的基本特征。
2. 技能目标：掌握金银花、红花药材的分析鉴别技术。
3. 素质目标：通过对红花与西红花进行区别，培养学生认真细致的科学精神；结合药物滥用，激发学生关注医学热点问题，建立终身学习的理念。

二、实验用品

1. 器材：显微镜、镊子、刀片、滴管、纱布、药勺、酒精灯、解剖针、载玻片、盖玻片、吸水纸、擦镜纸。

2. 药品与试剂：金银花、红花的药材和粉末，以及水合氯醛试液、稀甘油、蒸馏水。

三、实验内容

（一）金银花的鉴别

1. 性状鉴别：以生药性状鉴别方法仔细观察药材。

忍冬藤呈小棒状，上粗下细，略弯曲，长2～3cm，上部直径约3mm，下部直径约1.5mm；表面呈黄白色或绿白色，久贮色渐深，密被短柔毛。花萼呈绿色，先端5裂，裂片有少量毛；开放者花冠呈筒状，先端二唇形；雄蕊5个，附于筒壁，呈黄色；雌蕊1个；气清香，味淡、微苦。

2. 粉末鉴别：按粉末制片法制作金银花粉末切片，置于显微镜下观察。

金银花粉末呈浅黄色。其腺毛有两种，一种头部呈倒圆锥形，顶部略平坦，由

10～30个细胞排成2～4层，腺柄为2～6个细胞；另一种头部呈倒三角形，较小，由4～20个细胞组成，腺柄为2～4个细胞。非腺毛为单细胞，有两种，一种长而弯曲，壁薄，有微细疣状突起；另一种较短，壁稍厚，具壁疣，有的具单螺纹或双螺纹。花粉粒众多，为黄色，球形，外壁具细刺状突起，萌发孔3个；柱头顶端表皮细胞呈绒毛状，薄壁细胞中含细小草酸钙簇晶。

（二）红花的鉴别

1. 性状鉴别：以生药性状鉴别方法，仔细观察药材。

不带子房的管状花长1～2cm，表面为红黄色或红色；花冠筒细长，先端5裂，裂片狭条形，长8mm；雄蕊5个，花药聚合成筒状，黄白色；柱头呈长圆柱形，露出于花药筒外，顶端微分叉；质轻，柔软；气微香，味微苦。

2. 粉末鉴别：按粉末制片方法制作红花粉末切片，置于显微镜下观察。

红花粉末呈橙黄色；分泌细胞呈长管状，含黄色至红棕色分泌物；花粉粒类圆形、椭圆形或橄榄形，直径约至60μm，具3个明显突起的萌发孔，外壁有齿状突起；柱头及花柱上部表皮细胞分化成圆锥形单细胞毛，先端尖或稍尖；花冠裂片顶端表皮细胞外壁突起，呈短柔毛状；薄壁细胞中有草酸钙方晶。

四、思考题

1. 金银花的粉末特征有哪些？
2. 红花和西红花有哪些区别？

实验二十六　厚朴、肉桂、黄柏药材的鉴别

一、实验目的

1. 知识目标：掌握厚朴、肉桂、黄柏植物药材的基本特征。
2. 技能目标：掌握厚朴、肉桂、黄柏药材的分析鉴别技术。
3. 素质目标：通过对厚朴、黄柏的真伪鉴别，培养学生认真细致的科学精神；结合药物滥用，提高学生的责任意识和职业道德规范。

二、实验用品

1. 器材：显微镜、烧杯、试管、镊子、刀片、滴管、纱布、药勺、酒精灯、解剖针、载玻片、盖玻片、吸水纸、擦镜纸。

2. 药品与试剂：厚朴、黄柏、肉桂的药材、组织切片和粉末，以及水合氯醛试液、稀甘油、蒸馏水、三氯甲烷、10%盐酸苯肼液、乙醚、冰醋酸、浓硫酸、氯气饱和水溶液（临时配制）。

三、实验内容

(一)厚朴的鉴别

1. 性状鉴别：以生药性状鉴别方法仔细观察药材。

(1)干皮：呈卷筒状或双卷筒状，习称“筒朴”。近根部干皮一端展开，如喇叭口，习称“靴筒朴”。外表面呈灰棕色或灰褐色，栓皮有时呈鳞片状，易剥落，有明显的椭圆形皮孔和纵皱纹；表面较平坦，显黄棕色；内表面较平滑，呈紫棕色或深紫褐色，具细密纵纹，划之显油痕；皮坚硬，不易折断，断面外部为灰棕色，颗粒性；内部为紫褐色或棕色，富油性，有时可见多数发亮的细小结晶(厚朴酚结晶)；气香，味苦、辛。

(2)根皮(根朴)：呈单筒状或不规则块片，有的弯曲似“鸡肠”，习称“鸡肠朴”。表面呈灰棕色，有横纹及纵皱纹，劈破处呈纤维状；质硬，易折断；嚼之残渣较多。余同干皮。

(3)枝皮(枝朴)：皮薄，呈单筒状，表面为灰棕色，具皱纹；质脆，易折断，断面纤维性；嚼后残渣亦较多。

2. 显微鉴别：取厚朴干皮横切片，置于显微镜下观察其组织结构特征。

厚朴干皮横切面的木栓层有细胞数列，有时可见落皮层；皮层较宽厚，散有多数石细胞群，石细胞多呈分枝状，纤维少见；靠内层有多数切向延长的椭圆形油细胞散在，壁稍厚；韧皮部占极大部分，射线宽 1～3 列细胞，向外渐变宽，油细胞颇多；薄壁细胞中含有细小草酸钙方晶，并含淀粉粒，淀粉粒多已糊化。

3. 粉末鉴别：按粉末制片法制作厚朴粉末切片，置于显微镜下观察。

粉末呈棕黄色；石细胞众多，呈椭圆形、类方形、卵圆形，或呈不规则分枝状，直径 10～65μm，有时可见层纹，木化；纤维直径 15～32μm，壁甚厚，平直，孔沟不明显，木化；油细胞呈圆形或椭圆形，直径 50～85μm，含黄棕色油状物，细胞壁木质化；木栓细胞呈多角形，壁薄，微弯曲；筛管分子复筛域较大，筛孔明显。

4. 理化鉴别：取厚朴粗粉 3g，加三氯甲烷 30mL，回流 30 分钟，过滤；取滤液，在紫外线灯下检查，顶面观呈紫色，侧面观上层为黄绿色、下层为棕色。

(二)肉桂的鉴别

1. 性状鉴别：以生药性状鉴别方法仔细观察药材。

肉桂呈浅槽状、卷筒状或板片状，厚 2～8mm；外表面为灰棕色，有不规则的细皱纹及横向突起的皮孔，有的可见灰白色的地衣斑；内表面为红棕色，较平滑，有细纵纹，用指甲刻划，可见油痕；质硬而脆，易折断，断面不平坦，外侧呈棕色而显颗粒性，内侧为红棕色而油润，中间有 1 条黄棕色的线纹；有浓烈的特殊香气，味甘、辛。

2. 显微鉴别：取肉桂干皮横切片，置于显微镜下观察其组织结构特征。

肉桂横切面的木栓细胞有数列，最内一层细胞外壁增厚，木化；皮层宽厚，散有石细胞、油细胞及黏液细胞；中柱鞘部位有石细胞群，排列成近连续的环层，外侧有纤维束存在，石细胞的外壁较薄；韧皮部较宽，射线细胞宽 1 或 2 列，细胞内常散在多数细小针晶；厚壁纤维常单个稀疏散在，或两三个成群；油细胞随处可见，黏液细胞亦较多；薄壁细胞含淀粉粒。

3. 粉末鉴别：按粉末制片方法制作肉桂粉末切片，置于显微镜下观察。

肉桂粉末呈红棕色；纤维多单个散在，少数为两三个并列，呈长梭形、平直或波状弯曲，壁极厚，孔沟不明显；石细胞呈类圆形、类方形或多角形，直径 32～88μm，细胞壁三面增厚，一面菲薄；油细胞呈类圆形或长圆形，含淡黄色油滴；草酸钙针晶较细小，成束或零星散在射线细胞中；木栓细胞呈多角形，含红棕色物质，细胞壁木化；淀粉粒极多，呈圆球形或多角形。

4. 理化鉴别：取粉末少许，置试管中，加三氯甲烷振摇后，吸取三氯甲烷 2 滴于载玻片上，待干，再滴加 10% 盐酸苯肼液 1 滴，加盖玻片镜检，可见桂皮醛苯腙的杆状结晶。

（三）黄柏的鉴别

1. 性状鉴别：以生药性状鉴别方法仔细观察药材。

黄柏又称川黄柏，药材呈板片状和浅槽状，长宽不等，厚 3～6mm；外表面为黄棕色或黄褐色，较平坦，偶有残存的灰褐色粗皮；内表面呈暗黄色或黄棕色，具细密的纵纹；体轻，质硬，断面为深黄色，裂片状分层，呈纤维性；气微，味苦；有黏液性，可使唾液染成黄色。

2. 显微鉴别：取黄柏横切片，置于显微镜下观察其组织结构特征。

木栓层由多列长方形细胞组成，内含棕色物质；栓内层细胞中含草酸钙方晶；皮层比较狭窄，散有纤维群及石细胞群，石细胞大多呈分枝状，壁极厚，层纹明显；韧皮部占树皮的极大部分，外侧有少数石细胞，纤维束切向排列，呈断续的层带，纤维素周围薄壁细胞中常含草酸钙方晶；射线宽 2～4 列细胞，常弯曲而细长；薄壁细胞中含有细小的淀粉粒，黏液细胞随处可见。

3. 理化鉴别：取本品粉末约 1g，加乙醚 10mL，振摇后过滤；将滤液挥干，残渣加冰醋酸，使溶解，再加浓硫酸 1 滴，放置，溶液呈紫棕色(检查黄柏酮成分)。

取粉末 1g，置烧杯中，加乙醇 10mL，振摇数分钟，过滤；向滤液中加硫酸 1mL，沿管壁滴加氯气饱和水溶液(临时配制)1mL，在两液交界处显红色环(检查小檗碱成分)。

取本品粉末，加入少量水中搅拌，液体因黏液之故而呈胶状。

四、思考题

1. 厚朴因取皮的部位不同，商品规格有哪几种？

2. 肉桂与桂皮有何区别？如何评价肉桂的品质？

3. 芸香科药材含有哪些生理活性成分？

实验二十七　半夏、天麻药材的鉴别

一、实验目的

1. 知识目标：掌握半夏、天麻植物药材的基本特征。

2. 技能目标：掌握半夏、天麻药材的分析鉴别技术。

3. 素质目标：通过对半夏的真伪鉴别，培养学生认真细致的科学精神，并使其思考如何提高中药材质量、提升民族文化自信、提高药材的利用与开发。

二、实验用品

1. 器材：显微镜、锥形瓶、烧杯、10mL 量瓶、镊子、刀片、滴管、纱布、药勺、酒精灯、解剖针、载玻片、盖玻片、吸水纸、擦镜纸。

2. 药品与试剂：半夏、天麻的药材、组织切片和粉末，以及水合氯醛试液、稀甘油、蒸馏水、50% 乙醇、0.2% 茚三酮试剂、甲醇、碘液、无水乙醇。

三、实验内容

(一) 半夏的鉴别

1. 性状鉴别：以生药性状鉴别方法仔细观察药材。

半夏的茎稍偏斜，类球形；表面呈乳白色或淡黄色，中间有凹窝，周围密布麻点状须根痕；下端钝圆，较光滑；质坚实，断面呈白色、粉性；气微，味辛，嚼之发黏、麻舌。

2. 粉末鉴别：按粉末制片法制成半夏粉末切片，置于显微镜下观察。

半夏粉末呈类白色；淀粉粒极多，多为单粒，呈类圆形、半圆形或圆多角形，直径 2 ~ 20μm，脐点呈裂缝状、“人”字形或星状；复粒由 2 ~ 6 分粒组成；草酸钙针晶多，散在或成束存在于椭圆形黏液细胞中，针晶长 20 ~ 110μm；螺纹导管直径 10 ~ 24μm，少数为环纹导管。

3. 理化鉴别：取本品粉末 1g，置锥形瓶中，以 50% 乙醇 20mL 温浸 0.5 小时，过滤；将滤液浓缩至 2mL，进行以下试验。①取滤液 1 ~ 1.5mL，加 0.2% 茚三酮试剂，煮沸数分钟，溶液显蓝紫色；②取滤液点样于圆形滤纸上，以甲醇展开，喷 0.2% 茚三酮试剂，80℃烘干数分钟，显蓝紫色斑点(检查氨基酸成分)。

(二) 天麻的鉴别

1. 性状鉴别：以生药性状鉴别方法仔细观察药材。

天麻呈长椭圆形，扁缩而稍弯曲；表面为黄白色，略透明，顶端有残留的茎基（春麻）或顶芽（冬麻），习称“鹦哥嘴”和“红小辫”，末端有圆脐形瘢痕（习称“肚脐眼”），表面有多轮横纹；质坚实，不易折断；断面平坦，呈角质样；气微，味甘、微辛。

2. 显微鉴别：取天麻横切片，置于显微镜下观察其组织结构特征。

表皮有时残存，下劈为2或3层切向延长的栓化细胞；皮层细胞有十数层，较老块茎皮层与下皮相接处有2或3层椭圆形木质化厚壁细胞，纹孔明显；中柱大，维管束散列，呈周韧型，木质部有数个导管；髓部细胞为类圆形，具纹孔；薄壁细胞含草酸钙针晶束，并含长圆形或类圆形多糖团块或颗粒。

3. 粉末鉴别：按粉末制片法制作天麻粉末切片，置于显微镜下观察。

天麻粉末呈淡黄色，飞腺毛碎片多见；淀粉粒多糊化为团块状；未糊化的淀粉多为单粒，卵圆形，长25～40μm，宽15～24μm，具明显的层纹；脐点位于狭窄的一端；螺纹、梯纹导管常见，木化；可见木化的纤维。

4. 理化鉴别：取本品粉末1g，置烧杯中，加水10mL；浸渍4小时，随时振摇，过滤；在滤液中加碘液2～4滴，显紫红色至酒红色（检查天麻多糖成分）。

取本品粉末0.2g，加乙醇10mL，加热回流1小时，过滤；取滤液1mL，置10mL量瓶中，加乙醇稀释至刻度，摇匀，以分光光度法测定，在270nm附近有最大吸收或出现一肩峰；另取滤液1mL，置25mL量瓶中，加乙醇稀释至刻度，摇匀，在219～224nm波长范围内有最大吸收峰。

四、思考题

1. 如何从性状和显微方面鉴别天麻的真伪与优劣？
2. 天南星与半夏的性状有何不同？
3. 在学习徒手制片时，应注意什么？

实验二十八　未知生药混合粉末的鉴别（设计性实验）

一、实验目的

1. 知识目标：熟悉对未知混合粉末鉴定的原理。
2. 技能目标：掌握未知生药混合粉末的鉴定方法。
3. 素质目标：通过对未知药材粉末的鉴别，培养学生求知若渴的科学精神，提高学生的专业技能和职业素养。

二、实验用品

1. 器材：显微镜、酒精灯、临时装片用具、紫外线灯、升华装置。

2. 药品与试剂：选择3种中药粉末，并两两混合，分别编号，供学生随机抽号使用；另备蒸馏水、水合氯醛试液、稀甘油、5%氢氧化钠、10%硫酸溶液、三氯甲烷溶液、碱液、盐酸、乙醚、氨液、乙醇、含三氯化锑的三氯甲烷饱和溶液。

三、实验内容

(一)粉末性状观察

观察未知生药粉末的颜色、气味、质地、水试等特征，根据观察结果，进行初步判断所抽号的粉末由何种药材组成。

(二)显微鉴别

1. 制片：按粉末显微制片法进行制片。

2. 显微观察：在显微镜下仔细观察，寻找各药材的专属特征，并将所观察到的显微特征进行绘图。根据观察结果进行综合分析，得出初步结论，并对观察到的显微特征进行描述、记录。若把握不准，需要继续鉴定，可以进一步进行理化鉴定。

(三)理化鉴别

根据显微鉴定所得出的初步结论及存在的疑问，结合所学的知识，进行相关的理化实验，如微量升华实验、显色反应、沉淀反应、荧光反应等，进一步确认药材的真实成分。

(四)结论

综合以上显微鉴定与理化鉴定结果，最后得出准确的结论，确定未知粉末的正确药材名称，并填写鉴定报告。

(五)作业

1. 写出你所抽号样本的实验设计方案。

2. 写出实验每一步完成的内容以及结果。

3. 进行综合分析判断，得出结论，写出未知生药的名称。

四、注意事项

1. 观察植物显微切片标本时，应严格按照显微特征观察的顺序进行观察，直到将整个玻片的视野全部观察完毕。

2. 制作手工切片时，应尽量切得薄一点；进行染色时，应严格按照操作步骤进行，以减少气泡的产生。

3. 用水合氯醛透化时，应尽量透化完全，以减少对观察物像的影响。

4. 此实验可作为实验考核使用，供试品可以随机抽样，组成不同组合、编号，学生抽取不同编号进行实验。

5. 在进行显微特征观察时，需要观察至少3张粉末透化片，以保证显微特征能全部观察到，不会遗漏，否则会影响鉴定结果。

6. 为了保证鉴定结果及观察特征无误，一定要有合格的粉末制片。如果观察制片颜色较深时，可以用水合氯醛试液在酒精灯上反复进行加热，以溶解色素物质，防止干扰。

五、思考题

1. 对未知生药混合粉末鉴别时应注意什么？

2. 如何才能迅速判断出未知生药混合粉末的药材名称？

（牛　睿　梁　雪　孙纪元）

第二篇　药物合成实验

实验一　药物氧化变质实验

一、实验目的

1. 知识目标：熟悉影响药物氧化变质的主要因素，掌握药物结构与氧化反应的关系及防止药物氧化变质的方法。

2. 技能目标：学会鉴定药物氧化变质的方法和技术，并学会防止药物氧化变质的措施。

3. 素质目标：观察药物氧化变质现象，认识外界因素对药物氧化变质影响的危害性，进而树立药品质量第一的观念和药品安全意识。

二、实验原理

有机药物具有还原性。药物或其水溶液露置于日光、受热、遇空气中的氧能被氧化而变质。其氧化速率、药物颜色随放置时间延长而加快、加深。氧化剂、微量重金属离子的存在可加速、催化氧化反应的进行。加入少量抗氧剂、金属络合剂，可消除氧化反应的发生或减慢反应速率。

肾上腺素类药物因结构中含有邻苯二酚的结构，故极易被氧化，氧化产物是肾上腺素(粉红色—红色—棕色)，变成棕色是由于进一步形成了多聚体。

氯丙嗪结构中的吩噻嗪环可被氧化成亚砜及砜类化合物。

对乙酰氨基酚在空气中较稳定，因结构中含有酰胺键，暴露在潮湿的条件下，会水解成对氨基酚，对氨基酚可进一步氧化，生成醌亚胺类化合物，颜色逐渐变成粉红色至棕色，最后变成黑色。

水杨酸分子中有酚羟基，被氧化成醌型有色物质，颜色呈淡黄色、红棕色甚至深棕色。

维生素 C 分子中的连烯二醇结构具有很强的还原性，可被空气中的氧或三氯化铁、碘、硝酸银等试液氧化成去氢维生素 C。

三、实验用品

1. 器材：电子天平、水浴锅、锥形瓶、烧杯、移液管、酸式滴定管、试管、胶头滴管、药匙。

2. 药品与试剂：1% 肾上腺素、1% 氯丙嗪、1% 对乙酰氨基酚、水杨酸钠、维生素 C、3% 过氧化氢试液、碳酸氢钠、0.05mol/L 乙二胺四乙酸二钠（EDTA -

2Na)溶液、稀 $CuSO_4$ 试液、稀醋酸、$Na_2S_2O_3$ 试液、淀粉指示液、0.1mol/L NaOH 溶液、0.1mol/L 碘液等。

四、实验内容

(一)3 种有机药物的氧化变质实验

1. 供试液的制备:①1% 的肾上腺素水溶液;②1% 的氯丙嗪水溶液;③1% 的对乙酰氨基酚水溶液。

2. 操作:分别取上述供试液 5mL 于试管中,各加 3% 过氧化氢试液 10~12 滴;将 3 支试管置于同一沸水浴中加热,观察并记录 0 分钟、5 分钟、20 分钟、60 分钟的颜色变化,将结果填入表 2-2-1 中。

表 2-2-1 3 种有机药物的氧化变质实验结果记录表

药物名称	反应时间及颜色变化情况			
	0 分钟	5 分钟	20 分钟	60 分钟
肾上腺素				
氯丙嗪				
对乙酰氨基酚				

(二)水杨酸钠氧化变质实验

取水杨酸钠 1.0g,加蒸馏水 10mL,使其溶解,将其分为 3 管。第一管中加 10 滴蒸馏水;第二管中加 $NaHCO_3$ 0.3g 及蒸馏水 10 滴;第三管中加 $NaHCO_3$ 0.3g、乙二胺四乙酸二钠试液(0.05mol/L)5 滴及 $Na_2S_2O_3$ 试液 5 滴。将 3 支试管同置于水浴上煮沸 20 分钟后,取出,比较 3 支试管的颜色变化,将结果填入表 2-2-2 中,并对本实验的结果做出结论。

表 2-2-2 水杨酸钠氧化变质实验结果记录表

试管号	试剂和反应条件	颜色变化
1		
2		
3		

注意事项:

1. 将抗氧剂改用亚硫酸氢钠亦可。

2. 为使 3 支试管体积相同,便于比色,故于第一管及第二管中各加 10 滴蒸馏水。

3. 将 3 支试管同置于水浴上加热 20 分钟,如颜色变化不显著,可延长加热时间。

(三)维生素 C 氧化变质实验

取维生素 C 1g，置烧杯中，加 100mL 蒸馏水，使其成为溶液，加 $NaHCO_3$ 0.4g，使之溶解，混匀(pH 值为 4.5～7.0)，用 10mL 移液管分别吸取 4 份至 4 个小锥形瓶中，第一瓶留作对照；在第二瓶中加 NaOH 溶液(0.1mol/L)2mL(pH 值在 8.9 以上)；在第三瓶中加稀 $CuSO_4$ 试液 1 滴；在第四瓶中加乙二胺四乙酸二钠溶液(0.05mol/L)5 滴、稀 $CuSO_4$ 试液 1 滴；将第二、三、四瓶置于水浴中煮沸 20 分钟后取出，放冷；将第二瓶用稀醋酸调至 pH 值为 4.5～7.0。在 4 瓶中分别加入稀醋酸 2mL、淀粉指示液 1mL，分别用碘液(0.1mol/L)滴定至浅蓝色，将每瓶消耗碘液的体积填入表 2－2－3 中，并对本实验的结果做出结论。

表 2－2－3　维生素 C 氧化变质实验结果记录表

瓶号	试剂和反应条件	消耗碘液(0.1mol/L)	%
1			
2			
3			
4			

注意事项：

1. 维生素 C 和 $NaHCO_3$ 可用天平称取，但溶解后分取于小锥形瓶中时，应精密量取，要求每瓶维生素 C 溶液的体积相同。

2. 稀 $CuSO_4$ 试液系取 1mL $CuSO_4$ 试液加 10mL 蒸馏水稀释制得。

五、思考题

1. 指出本实验中的氧化剂、抗氧剂、金属离子络合剂各是什么？
2. 本实验的药品氧化变质的结构类型是什么？
3. 简述影响药物氧化变质的外部因素及防止方法。

实验二　盐酸普鲁卡因的水解变质实验

一、实验目的

1. 知识目标：熟悉具有水解性药物的结构类型，掌握影响药物水解变质的主要因素及防止方法，加深对结构－外因－水解相互关系的认识。

2. 技能目标：学会用薄层层析法鉴别药物的方法和技术，并学会防止药物水解变质的措施。

3. 素质目标：观察药物水解变质现象，认识外界因素对药物水解变质影响的危害性，进而树立药品质量第一的观念和药品安全意识。

二、实验原理

盐酸普鲁卡因溶液不稳定，易被水解，在一定温度下，随 pH 升高，水解速度加快。其水解的反应方程式见图 2－2－1。

$$H_2N-C_6H_4-COOCH_2CH_2N(C_2H_5)_2 \xrightarrow{\text{水解}} H_2N-C_6H_4-COOH + HOCH_2CH_2N(C_2H_5)_2$$

图 2－2－1　盐酸普鲁卡因水解反应方程式

三、实验用品

1. 器材：电子天平、洁净玻璃板（5cm×20cm）、恒温干燥箱、恒温水浴锅、圆底烧瓶、量瓶、量筒、烧杯、研钵、点样毛细管、直尺、喷雾器、层析槽、球形冷凝管。

2. 药品与试剂：盐酸普鲁卡因、硅胶 G、0.5% 羧甲基纤维素钠（CMC－Na）溶液、对氨基苯甲酸、50% 乙醇、0.1mol/L 氢氧化钠溶液、0.1mol/L 盐酸、30% 盐酸、苯、冰乙酸、丙酮、对二甲氨基苯甲醛试液、甲醇。

四、实验内容

（一）薄层层析板的制备（湿法）

取层析用硅胶 G 粉 5g，加 0.5% 羧甲基纤维素钠溶液 15mL，于研钵中研磨成糊状，涂铺在平滑、洁净的玻璃板（5cm×20cm）上，阴干，形成稳定的层析板，然后于 105℃ 加热活化 30 分钟，取出，放入密闭容器内备用。

（二）供试液的准备

1. 标准对氨基苯甲酸溶液的制备：精确称取纯品对氨基苯甲酸 10mg，置 100mL 量瓶中，加入少量 50% 乙醇溶解后，再加 50% 乙醇至刻度，摇匀；取 1mL，置小烧杯中，作为点样液 A。

2. 试液（盐酸普鲁卡因溶液）的制备：精确称取盐酸普鲁卡因 100mg，置 50mL 量瓶中，加蒸馏水溶解，并稀释至刻度，摇匀，作为点样液 D。取盐酸普鲁卡因溶液 5mL，置 25mL 圆底烧瓶中，用 0.1mol/L 盐酸调至 pH 值为 2～3，置沸水浴中加热回流 25 分钟，倾入 25mL 烧杯中，作为点样液 B。洗净圆底烧瓶，加入盐酸普鲁卡因溶液 5mL，用 0.1mol/L 氢氧化钠调至 pH 值为 9～10，置沸水浴中加热回流 25 分钟，倾入 25mL 烧杯中，作为点样液 C。

（三）点样

在制好的层析板下端距边缘2.5cm处分别用毛细管取点样液A、B、C、D进行点样，两点间相距1cm，点样点与靠边一侧相距约1cm，依次点在起始线上。

（四）展开

用苯－冰乙酸－丙酮－甲醇（14∶1∶1∶4）混合液作为展开剂，取一定量（量的多少可视层析板的大小而定）置于密闭的层析槽中，饱和半小时后，将已点样的层析板放入，用倾斜上行法展开，于展开剂上升与点样的位置相距一定距离处（一般为5～10cm）取出层析板，风干。

（五）显色

以对二甲氨基苯甲醛试液（对二甲氨基苯甲醛1g，溶于30%盐酸25mL及甲醇75mL混合液中）为喷雾器喷射显色剂，喷雾显色，于展开后的层析板上使其显色。

（六）计算

根据点样液原点到展开剂上行的前沿距离与点样原点到上行色点中心距离相比，求出比移值（R_f），并与标准液A比移值比较，做出结果的判断。

五、注意事项

1. 层析玻璃板一定要平光和清洁，否则涂铺吸附剂后表面不平，会影响展开速度，又容易脱落。

2. 涂铺层析板时，可将吸附剂倾于玻璃板中间，左右、前后摇荡，使其布满玻璃板，再用玻璃棒轻敲玻璃板边缘，使其分布均匀后，放在水平台面上阴干备用。

六、思考题

1. 哪些结构类型的药物在一定条件下容易发生水解变质反应？
2. 简述影响药物水解变质的外部因素及防止方法（措施）。

实验三　阿司匹林的合成

一、实验目的

1. 知识目标：掌握酯化反应的原理及操作技术，以及重结晶的原理、实验技术和操作；观察阿司匹林的合成，进一步掌握药物中杂质的来源。

2. 技能目标：学会药物的精制、杂质检查、结构鉴定等方法和技能，并学会药物合成实验装置的安装和使用。

3. 素质目标：了解不同科学家对阿司匹林合成药效改进所做出的贡献，为学生树立崇高的科学榜样，培养学生良好的社会责任感。

二、实验原理

阿司匹林的化学名为2－乙酰氧基苯甲酸，化学结构式见图2－2－2。

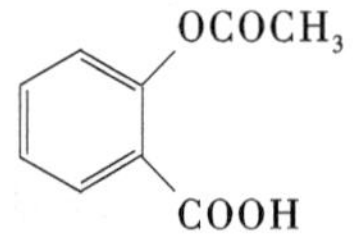

$OCOCH_3$ / COOH

图2－2－2 阿司匹林的化学结构式

阿司匹林为白色针状或板状结晶，熔点为135～140℃，易溶于乙醇，可溶于氯仿、乙醚，微溶于水。

其合成路线见图2－2－3。

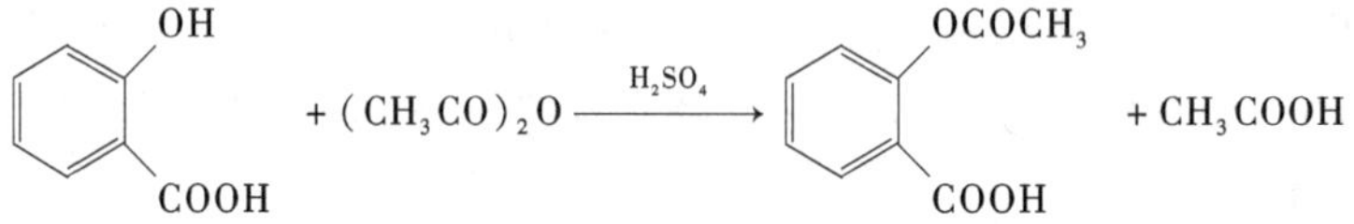

$$\text{(OH, COOH)} + (CH_3CO)_2O \xrightarrow{H_2SO_4} \text{(OCOCH}_3\text{, COOH)} + CH_3COOH$$

图2－2－3 阿司匹林的合成路线图

三、实验用品

1. 器材：水浴锅、三颈瓶、球形冷凝器、机械搅拌器、抽滤装置(抽滤瓶、布氏漏斗、循环水式真空泵)、圆底烧瓶、量筒、比色管、1mL移液管、玻璃棒、烘箱、熔点测定仪、pH试纸、电子天平、药匙、胶头滴管、烧杯、锥形瓶。

2. 药品与试剂：水杨酸、醋酐、浓硫酸、碳酸氢钠、乙醇、稀硫酸铁铵溶液、冰醋酸、三氯化铁、浓盐酸、乙酸乙酯、水杨酸、1mol/L盐酸、硫酸铁铵指示液。

四、实验内容

(一)酯化

在装有搅拌棒及球形冷凝器的100mL三颈瓶中，依次加入水杨酸10g、醋酐25mL、浓硫酸5滴；搅拌水浴加热，缓慢使浴温升至75～85℃，维持在此温度区间内反应10分钟；停止搅拌，将反应液倾入500mL烧杯中，冷却至充分形成结晶后，向反应液中缓慢倾入250mL冷水，继续搅拌，直至阿司匹林全部析出；抽滤，用少量冰水洗涤，压干，抽滤得粗品。

(二)精制

将所得粗品置于150mL烧杯中，分批缓慢加入饱和碳酸氢钠水溶液125mL，一直搅拌到无气泡放出，滤除不溶物，并用少量水洗涤。另取150mL烧杯1只，加入浓盐酸17.5mL、水50mL，将滤液缓慢多次倒入烧杯中，边倒边搅拌，至pH值为2左右时，阿司匹林自溶液中析出。将烧杯放于冰水浴中冷却，抽滤，以冰水洗涤，压干，得阿司匹林粗品。

将所得的阿司匹林放入 25mL 锥形瓶中，加入 10mL 左右热的乙酸乙酯，在蒸汽浴上缓慢的加热至全部溶解，冰浴冷却，阿司匹林固体析出，抽滤得精品。

(三)水杨酸限量检查

取阿司匹林 0.1g，加 1mL 乙醇，溶解后，加冷水适量，制成 50mL 溶液；立即加入 1mL 新配制的稀硫酸铁铵溶液，摇匀；30 秒内显色，与对照液比较，不得更深(0.1%)。

1. 对照液的制备：精密称取水杨酸 0.1g，加少量水溶解后，加入 1mL 冰醋酸，摇匀；加冷水适量，制成 1000mL 溶液，摇匀；精密吸取 1mL 溶液，加入 1mL 乙醇、48mL 水及 1mL 新配制的稀硫酸铁铵溶液，摇匀。

2. 稀硫酸铁铵溶液的制备：取盐酸(1mol/L)1mL、硫酸铁铵指示液 2mL，加冷水适量，制成 1000mL 溶液，摇匀。

(四)阿司匹林的鉴别

1. 取阿司匹林 0.1g，加水 10mL，煮沸，放冷，加三氯化铁试液 1 滴，即显紫堇色(蓝紫色)。

2. 利用熔点测定仪测定所得产物的熔点，与文献值对照。

3. 红外光吸收图谱与对照的图谱一致。

五、注意事项

1. 第一步酯化反应所用的三颈瓶、冷凝管、量筒都必须先做干燥处理。

2. 精制时，加乙酸乙酯后若没有固体析出，可挥发掉一部分再冷却，重复操作。

六、思考题

1. 向反应液中加入少量浓硫酸的目的是什么？是否可以不加？为什么？

2. 本反应可能发生哪些副反应？会产生哪些副产物？

3. 实验中可采用什么方法检测杂质水杨酸的量？

实验四　对乙酰氨基酚的合成

一、实验目的

1. 知识目标：掌握对乙酰氨基酚的合成方法及理化性质、选择性乙酰化反应的原理。

2. 技能目标：学会选择性乙酰化反应的基本操作、易被氧化产品的重结晶精制操作技能。

3. 素质目标：比较对乙酰氨基酚的不同合成路线的优缺点，明确选择药物合成方法的基本规律，并以此培养学生的辩证思维和实事求是的科学态度。

二、实验原理

对乙酰氨基酚的化学名是 *N*－(4－羟基苯基)－乙酰胺，又称扑热息痛。它是一种白色或类似白色的结晶性粉末，熔点为 168～170℃，没有臭味，但味道微苦，容易溶解于热水和乙醇，也可以溶解于丙酮，微溶于冷水。其饱和水溶液显弱酸性，pH 值通常为 6 左右，用酸或碱都可以催化其发生水解反应。

对乙酰氨基酚的合成路线见图 2－2－4。

$$HO-C_6H_4-NH_2 \xrightarrow{(CH_3CO)_2O} HO-C_6H_4-NHCOCH_3 + CH_3COOH$$

图 2－2－4　对乙酰氨基酚的合成路线图

三、实验用品

1. 器材：水浴锅、锥形瓶、抽滤装置、玻璃棒、恒温干燥箱、电子天平、药匙、胶头滴管、烧杯、量筒、电热套。

2. 药品与试剂：对氨基苯酚、醋酐、亚硫酸氢钠溶液、活性炭。

四、实验内容

(一) 对乙酰氨基酚的制备

在干燥的 100mL 锥形瓶中，投入对氨基苯酚 10.6g，再加入水 30mL、醋酐 12mL，轻轻振摇，使之成均匀相；放置在 80℃ 水浴中维持反应 30 分钟，放冷，析出结晶，过滤；将滤饼以 10mL 冷水洗涤 2 次，抽干，干燥，得白色结晶性对乙酰氨基酚粗品。

(二) 精制

加对乙酰氨基酚粗品于 100mL 锥形瓶中，每 1g 需水 5mL，加热，使之溶解；稍冷后，加入活性炭 1g，煮沸 5 分钟，在吸滤瓶中先加入亚硫酸氢钠 0.5g，趁热过滤；将滤液放冷，析出结晶，过滤；将滤饼以 0.5% 亚硫酸氢钠溶液 5mL 分 2 次洗涤，干燥，得对乙酰氨基酚纯品。

五、注意事项

1. 原料对氨基苯酚应是白色或淡黄色颗粒状结晶，熔点为 183～184℃。

2. 水加醋酐可以达到选择性乙酰化氨基的目的。若以醋酸为酰化剂，则反应时间长、副产物多、产品质量差。

3. 亚硫酸氢钠作为抗氧剂，浓度不宜过高，否则会影响产品质量。

六、思考题

1. 比较醋酐和醋酸作为酰化剂的差异。
2. 亚硫酸氢钠在合成反应中的作用有哪些？
3. 对乙酰氨基酚中的特殊杂质是如何产生的？

实验五　磺胺醋酰钠的合成

一、实验目的

1. 知识目标：掌握磺胺醋酰钠的合成方法、乙酰化反应的原理及成盐反应的方法，熟悉磺胺类药物的一般理化性质及应用。

2. 技能目标：学会乙酰化反应及成盐反应的操作技能，通过控制药物合成过程中pH、温度等条件以及利用生成物与副产物不同的性质来分离副产物。

3. 素质目标：通过从正、反两方面重点介绍磺胺醋酰钠合成过程中交替加料的目的和方法、错误操作的不良后果，培养学生掌握严谨科学的实验方法以及理性地对待科学实验的成功与失败的态度。

二、实验原理

磺胺的 N^1 和 N^4 均可被乙酰化。当 N^1 呈单钠盐离子型时，反应活性增强，可主要乙酰化于 N^1 上，故可用氢氧化钠和醋酐交替加料，控制pH值为12～14，保持 N^1 为钠盐来制取磺胺醋酰钠。

磺胺醋酰钠的合成路线见图2－2－5。

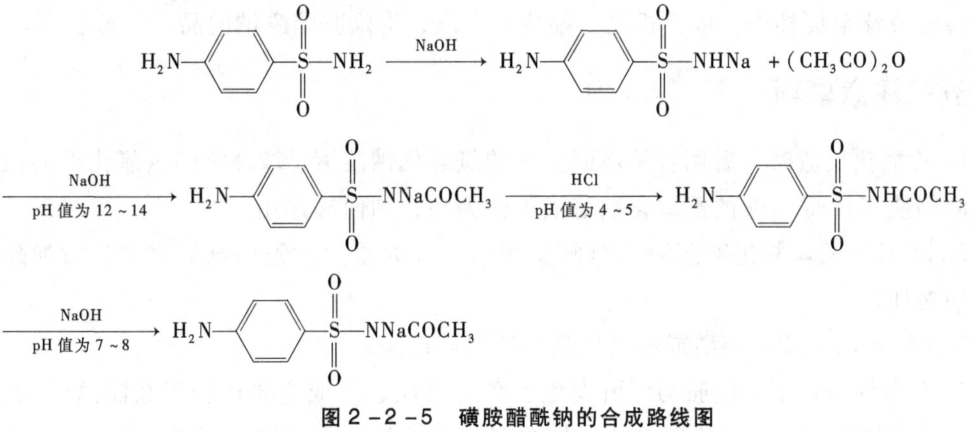

$$H_2N-C_6H_4-SO_2-NH_2 \xrightarrow{NaOH} H_2N-C_6H_4-SO_2-NHNa + (CH_3CO)_2O$$

$$\xrightarrow[\text{pH 值为 } 12\sim14]{NaOH} H_2N-C_6H_4-SO_2-NNaCOCH_3 \xrightarrow[\text{pH 值为 } 4\sim5]{HCl} H_2N-C_6H_4-SO_2-NHCOCH_3$$

$$\xrightarrow[\text{pH 值为 } 7\sim8]{NaOH} H_2N-C_6H_4-SO_2-NNaCOCH_3$$

图2－2－5　磺胺醋酰钠的合成路线图

三、实验用品

1. 器材：恒温水浴锅、机械搅拌器、球形冷凝管、圆底烧瓶、烧杯、锥形瓶、玻璃棒、抽滤装置、布氏漏斗、量筒、电热套、活性炭、精密 pH 试纸、熔点测定仪、恒温干燥箱、胶头滴管、电子天平、药匙。

2. 药品与试剂：磺胺、盐酸、氢氧化钠溶液（浓度分别为 22.5%、40%、77%）、醋酐。

四、实验内容

（一）磺胺醋酰的制备

在附有搅拌装置、球形冷凝管的 250mL 三颈瓶中，加入磺胺 13.0g 以及 22.5% 的氧氧化钠溶液 16mL；搅拌，水浴，逐渐升温至 50～55℃，待物料溶解后，加入醋酐 4mL，5 分钟后，加入 77% 的氢氧化钠溶液 2.5mL，剩余的 8mL 醋酐与 8mL 77% 氢氧化钠溶液以每次各 2mL 交替加入，始终维持反应液 pH 值在 12.0～14.0 为宜。加料期间，使反应液温度保持在 50～55℃。加料毕，继续搅拌，反应 30 分钟。反应完毕，将反应液倾入 250mL 烧杯中，加水 5mL 稀释，以浓盐酸调节 pH 值至 7.0。然后，用冰浴冷却 20 分钟，析出未反应原料磺胺，进行抽滤；将滤饼弃去，滤液以浓盐酸调节 pH 值为 4.0～5.0，有固体析出，抽滤，压干。将滤饼以 3 倍量 10% 的盐酸溶解，放置 30 分钟；抽滤，将不溶物弃之。在滤液中加少量的活性炭，于室温脱色 10 分钟，抽滤；将滤液再以 40% 的氢氧化钠溶液调节 pH 值至 5.0，析出磺胶醋酰粗品，抽滤；将滤饼以 10 倍量的水加热，使产品溶解，趁热抽滤；将滤液放冷，慢慢析出结晶；抽滤，干燥，得磺胺醋酰精品（熔点为 179～182℃）。

（二）磺胺醋酰钠的制备

将所得的磺胺醋酰精品移入 100mL 烧杯中，以少量水浸润后，于电热套上加热至 90℃，用滴管滴加 20% 氢氧化钠至 pH 值为 7.0～8.0，使其恰好溶解，趁热抽滤；将滤液移至烧杯中，放冷析晶，抽滤，干燥，得磺胺醋酰钠纯品，计算收率。

五、注意事项

1. 乙酰化反应时，需用各种不同浓度的氢氧化钠溶液。22.5% 的氢氧化钠溶液作为溶剂使用，而 77% 的氢氧化钠溶液则作为缩合剂而起作用。

2. 以 77% 的氢氧化钠溶液与醋酐交替加料甚为重要，先加氢氧化钠，后加醋酐，切勿加反。

3. 调 pH 时，应控制酸或碱的用量，切勿调过头。

4. 在碱性条件下，磺胺与醋酐发生乙酰化反应，生成主要产物磺胺醋酰钠盐、副产物磺胺钠盐和双乙酰磺胶钠盐。根据三者酸性的强弱差别，可通过调 pH 值而达到分离、提纯的目的，最后得到产品。

5. 趁热过滤时，吸滤瓶、布氏漏斗应事先预热。若较难析出结晶，可将盛滤液的烧杯置于电炉上微加热，挥发掉部分水，再放冷，以便析出结晶。

6. 将磺胺醋酰制成钠盐时，应严格控制 20% NaOH 溶液的用量，按计算量滴加。假设上步得到磺胺醋酰 12.5g，则其化学反应计量关系见图 2-2-6。

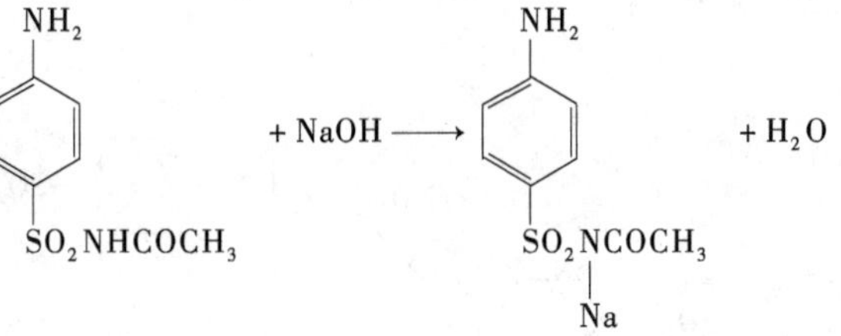

NH_2 NH_2

$+ NaOH \longrightarrow$ $+ H_2O$

$SO_2NHCOCH_3$ SO_2NCOCH_3

Na

214　　40

12.5　　x

$214 : 40 = 12.5 : x$　　$x = 2.3g$

图 2-2-6　磺胺醋酰钠与氢氧化钠反应方程式

由计算可知，需 2.3g NaOH，即滴加 20% NaOH 11.5mL 便可。因磺胺醋酰钠水溶性大，由磺胺醋酰制备其钠盐时，若 20% NaOH 的量多于计算量，则损失很大。必要时，可加少量丙酮，以使磺胺醋酰钠析出。

六、思考题

1. 在产品的纯化过程中，本实验应用了磺胺的哪些理化性质？

2. 在酰化液处理的过程中，pH 值为 7 时析出的固体是什么？pH 值为 5 时析出的固体是什么？10% 盐酸中的不溶物是什么？

3. 为什么反应碱性过强时的结果为磺胺较多、磺胺醋酰次之、双乙酰物较少，而反应碱性过弱时的结果为双乙酰物较多、磺胺醋酰次之、磺胺较少？

实验六　磺胺嘧啶锌与磺胺嘧啶银的合成

一、实验目的

1. 知识目标：熟悉磺胺类药物的物理性质和化学性质，以及拼合反应原理在进行药物结构修饰过程中的应用现状。

2. 技能目标：学会磺胺嘧啶锌与磺胺嘧啶银的制备工艺。

3. 素质目标：了解磺胺类药物成功研制的伟大历史意义，激发学生的专业认同和使命感，引导学生求真务实、开拓进取的科学精神，培养其孝老爱亲的家国情怀。

二、实验原理

磺酸嘧啶是带苯环与嘧啶环的有机物，在水中的溶解度较小，因此很难较好地与 Zn^{2+} 或 Ag^{+} 发生反应，但将其制成铵盐后，可以有效地增加其在水中的溶解度，从而增加制备的效率。

磺胺嘧啶银(SD－Ag)与磺胺嘧啶锌(SD－Zn)的合成路线见图2－2－7。

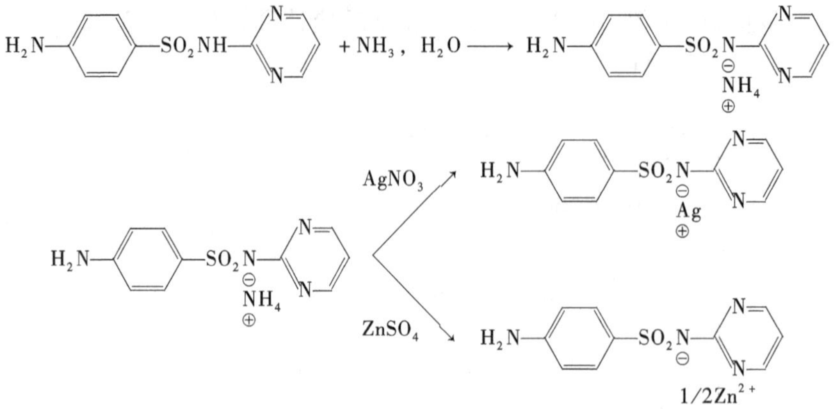

图2－2－7　磺胺嘧啶银与磺胺嘧啶锌的合成路线图

三、实验用品

1. 器材：烧杯、玻璃棒、抽滤装置、量筒、恒温干燥箱、电子天平、药匙、胶头滴管。

2. 药品与试剂：磺胺嘧啶、10%氨水、$AgNO_3$、浓氨水、$ZnSO_4$、0.1mol/L $BaCl_2$。

四、实验内容

(一)磺胺嘧啶银的制备

称取磺胺嘧啶5g，置50mL的烧杯中，加入10%的氨水20mL，使之溶解；再称取$AgNO_3$ 3.4g，置50mL烧杯中，加10mL浓氨水，让其溶解，充分搅拌；将$AgNO_3$的氨水溶液倒入磺胺嘧啶氨水的溶液之中，片刻后，析出白色沉淀，抽滤；将滤饼用蒸馏水洗至溶液中没有Ag^+的沉淀反应发生，最后得到产品，于60℃干燥，计算产率。

(二)磺胺嘧啶锌的制备

称取磺胺嘧啶5g，置100mL烧杯中，加入稀氨水(4mL浓氨水加入25mL水)，如果有磺胺嘧啶粉末没有溶解，可以再补加1mL左右的浓氨水，让磺胺嘧啶充分溶解。另称取$ZnSO_4$ 3g，加入烧杯中，使其溶解到25mL水中，用玻璃棒进行搅拌的同时，倾入上一步得到的磺胺嘧啶氨水溶液之中，搅拌，沉淀析出后，继续搅拌5分钟，过滤；将滤饼用蒸馏水洗到没有SO_4^{2-}的反应(SO_4^{2-}反应可用0.1mol/L氯化钡溶液进行沉淀反应来检测)，于60℃干燥，对产品进行称重，计算产率。

五、注意事项

在进行磺胺嘧啶银的制备过程中，所有用到的器材都必须用蒸馏水反复洗干净。

六、思考题

1. 在进行磺胺嘧啶银与磺胺嘧啶锌的制备时，先制成铵盐的原因是什么？

2. 磺胺嘧啶银与磺胺嘧啶锌在合成和临床应用等方面有哪些相同点与不同点？

实验七 烟酸的制备

一、实验目的

1. 知识目标：掌握烟酸的合成方法以及用高锰酸钾氧化氮杂环侧链的原理，熟悉维生素类药物的一般理化性质。

2. 技能目标：学会氧化反应的安全操作方法，进一步熟悉在药物合成中副产物的处理办法以及常压蒸馏的操作。

3. 素质目标：了解氧化反应中危化品、易燃易爆品的规范使用，并联系近年来发生的重大实验室级化学化工厂爆炸事故，为学生牢牢植入实验安全第一的意识。

二、实验原理

合成烟酸的原料主要是3－甲基吡啶。在水溶液中，3－甲基吡啶的甲基被高锰酸钾（$KMnO_4$）氧化，形成烟酸的钾盐，再用盐酸进行酸化而制备烟酸。

在该合成反应中，后应的副产物主要有MnO_2和KCl，还有没有参加反应的3－甲基吡啶存在。该合成反应的原料与副产物的回收和利用有利于降低工业生产成本，在环境保护方面也有十分重要的意义。3－甲基吡啶的沸点为143.5℃，烟酸的沸点为292.5℃，因此可以采用常压蒸馏的方法将两者分离。副产物MnO_2主要存在于最初的反应液中，其作为一种沉淀物，可以通过过滤的方法将其与反应液分开；KCl溶解于最初的反应液中，在浓盐酸酸化时生成烟酸，烟酸析晶，可与KCl分离。

烟酸的合成路线见图2－2－8。

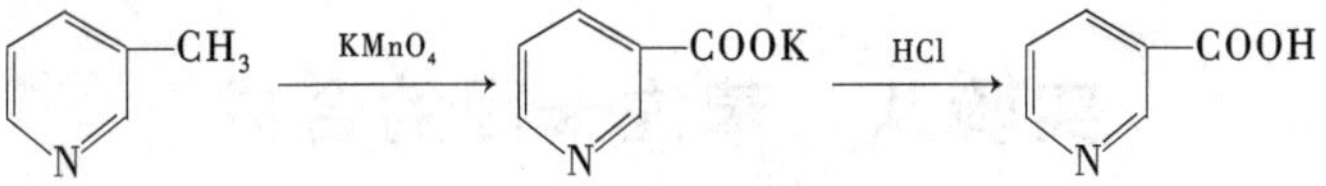

(3-位$-CH_3$吡啶，N) $\xrightarrow{KMnO_4}$ (3-位$-COOK$吡啶，N) $\xrightarrow{HCl}$ (3-位$-COOH$吡啶，N)

图2－2－8 烟酸的合成路线图

三、实验用品

1. 器材：电热套、机械搅拌器、球形冷凝管、温度计、三颈瓶、常压蒸馏装置、圆底烧瓶、抽滤装置、烧杯、玻璃棒、温度计、量筒、活性炭、橡皮塞、恒温干燥箱。

2. 药品与试剂：3－甲基吡啶、高锰酸钾、浓盐酸、活性炭。

四、实验内容

（一）烟酸的制备

在安装球形冷凝管、温度计的三颈瓶中加入3－甲基吡啶5g、蒸馏水200mL，待加热至85℃时，分次加入高锰酸钾21g，控制反应温度在85～90℃，加毕，继续搅拌，维持反应60分钟。反应停止后，改成常压蒸馏装置，蒸出水及未反应的3－甲基吡啶，至馏出液无混浊时，趁热过滤；用12mL沸水分3次洗涤滤饼（MnO_2）；弃去滤饼，合并滤液与洗液，得烟酸钾水溶液；将烟酸钾水溶液移至500mL烧杯中，以浓盐酸酸化至pH值为3.8～4.0；放冷，析出固体，过滤，抽干，得到粗品。

（二）精制

将粗品移至250mL圆底烧瓶中，加入粗品5倍量的蒸馏水，水浴加热，轻轻振摇，使之溶解；稍冷，加少许活性炭，加热至沸，脱色5～10分钟；稍冷，趁热过滤；将滤液放冷，慢慢析出结晶，过滤；将滤饼以少量冷水洗涤，抽干，干燥，得到纯品。烟酸的熔点为234～238℃。

五、注意事项

1. 若氧化反应彻底，将MnO_2沉淀滤去后，反应液不再显紫红色；若反应不彻底，则反应液显紫红色，可通过加少量乙醇，温热片刻，紫色即消失，重新过滤。

2. 精制过程中加活性炭的量可由粗品颜色深浅来定，若颜色较深，可多加一些。

六、思考题

1. 浓盐酸酸化调节pH，如盐酸过量，对产率有何影响？为什么？

2. 为什么加乙醇可以除去剩余的高锰酸钾？

实验八　苯佐卡因的合成

一、实验目的

1. 知识目标：掌握药物合成中的氧化反应、酯化反应与还原反应的原理及其应用，并掌握多步骤合成苯佐卡因的原理与方法。

2. 技能目标：学会多步骤合成的实验操作技术、药物合成反应中无水操作技术，巩固回流、过滤、重结晶等实验技术。

3. 素质目标：通过多步骤、长时间合成苯佐卡因，引导学生求真务实、吃苦耐劳和精益求精的科学态度；采用小组合作的方式进行实验，以培养学生的团队合作精神及沟通能力。

二、实验原理

苯佐卡因为苯甲酸酯类局麻药，结构中含有酯基，其水溶液可发生水解反应。本实验以对硝基甲苯为原料，依次经过氧化、酯化、还原三步反应，生成目标产物对氨基苯甲酸乙酯。

苯佐卡因的合成路线见图 2－2－9。

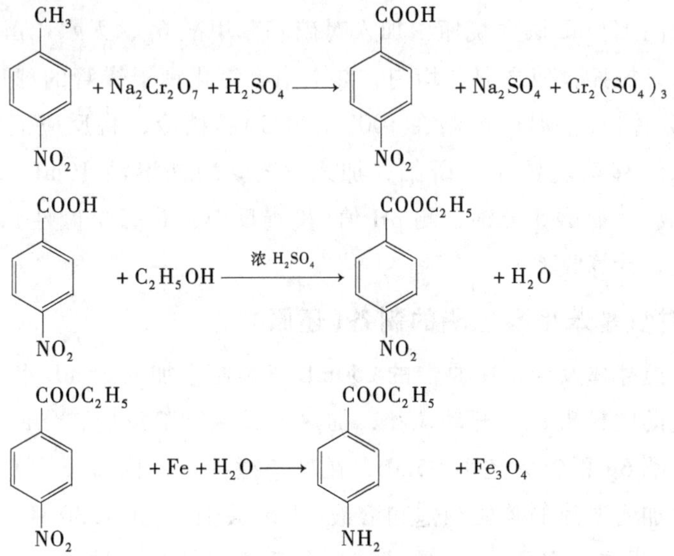

$$CH_3-C_6H_4-NO_2 + Na_2Cr_2O_7 + H_2SO_4 \longrightarrow COOH-C_6H_4-NO_2 + Na_2SO_4 + Cr_2(SO_4)_3$$

$$COOH-C_6H_4-NO_2 + C_2H_5OH \xrightarrow{浓\ H_2SO_4} COOC_2H_5-C_6H_4-NO_2 + H_2O$$

$$COOC_2H_5-C_6H_4-NO_2 + Fe + H_2O \longrightarrow COOC_2H_5-C_6H_4-NH_2 + Fe_3O_4$$

图 2－2－9 苯佐卡因的合成路线图

三、实验用品

1. 器材：搅拌装置、三颈瓶、滴液漏斗、球形冷凝器、乳钵、电热套、回流装置、抽滤装置及一些必备的玻璃器皿(烧杯、量筒、干燥管、圆底烧瓶)、恒温干燥箱。

2. 药品与试剂：重铬酸钠、对硝基甲苯、浓硫酸、5% 硫酸、15% 硫酸、5% 氢氧化钠、无水乙醇、5% 碳酸钠溶液、冰醋酸、氯化铵、碳酸钠饱和溶液、三氯甲烷、40% 氢氧化钠、5% 盐酸、铁粉、活性炭。

四、实验内容

(一) 对硝基苯甲酸的制备(氧化)

在装有搅拌棒和球形冷凝器的 250mL 三颈瓶中加入重铬酸钠(含 2 个结晶水) 23.6g、水 50mL，搅拌，待重铬酸钠溶解后，加入对硝基甲苯 8g，用滴液漏斗滴加

32mL 浓硫酸。滴加完毕，直火加热，保持反应液微沸 60 ~ 90 分钟(反应中，球形冷凝器中可能有白色针状的对硝基甲苯析出，可适当关小冷凝水，使其熔融)。冷却后，将反应液倾入 80mL 冷水中，析出结晶，抽滤。将残渣用 45mL 水分 3 次洗涤后，再将滤渣转移到烧杯中，加入 5% 硫酸 35mL，在沸水浴中加热 10 分钟，并不时搅拌，冷却后抽滤；将滤渣溶于温热的 5% 氢氧化钠溶液 70mL 中，在 50℃ 左右抽滤，并在滤液中加入活性炭 0.5g 脱色(5 ~ 10 分钟)，趁热抽滤；冷却，在充分搅拌下，将滤液慢慢倒入 15% 硫酸 50mL 中，析出结晶，抽滤，洗涤，干燥，得本品，计算收率。

(二)对硝基苯甲酸乙酯的制备(酯化)

在干燥的 100mL 圆底烧瓶中加入对硝基苯甲酸 6g、无水乙醇 24mL，逐滴加入浓硫酸 2mL，振摇，使之混合均匀，装上附有氯化钙干燥管的球形冷凝器，油浴加热回流 80 分钟(油浴温度控制在 100 ~ 120℃)；稍冷，将反应液倾入 100mL 水中，抽滤；将滤渣移至乳钵中，研细，加入 5% 碳酸钠溶液 10mL(由 0.5g 碳酸钠和 10mL 水配成)，研磨 5 分钟，测 pH 值(检查反应物是否呈碱性)，抽滤，用少量水洗涤，干燥，计算收率。

(三)对氨基苯甲酸乙酯的制备(还原)

在装有搅拌棒及球形冷凝器的 250mL 三颈瓶中加入 35mL 水、2.5mL 冰醋酸和已经处理过的铁粉 8.6g，开动搅拌，加热至 95 ~ 98℃ 反应 5 分钟；稍冷，加入对硝基苯甲酸乙酯 6g 和 95% 乙醇 35mL，在高速搅拌下，回流反应 90 分钟；稍冷，在搅拌下分次加入温热的碳酸钠饱和溶液(由碳酸钠 3g 和水 30mL 配成)，搅拌片刻，立即抽滤(布氏漏斗需预热)；待滤液冷却后析出结晶，抽滤，产品用稀乙醇洗涤，干燥，得到苯佐卡因粗品。

(四)精制

将苯佐卡因粗品置于装有球形冷凝器的 100mL 圆底烧瓶中，加入 10 ~ 15 倍的 50% 乙醇，在水浴上加热，使之溶解；稍冷，加活性炭脱色(活性炭用量视粗品颜色而定)，加热回流 20 分钟，趁热抽滤(布氏漏斗、抽滤瓶应预热)；将滤液趁热转移至烧杯中，自然冷却，待结晶完全析出后，抽滤，用少量 50% 乙醇洗涤 2 次，压干，干燥，测熔点，计算收率。

五、注意事项

1. 在对硝基苯甲酸制备最后用 5% 氢氧化钠处理滤渣时，温度应保持在 50℃ 左右。若温度过低，对硝基苯甲酸钠会析出而被滤去。

2. 酯化反应须在无水条件下进行。无水操作的要点是原料干燥无水，所用器材、量具干燥无水，反应期间避免水进入反应瓶。

3. 对硝基苯甲酸乙酯及少量未反应的对硝基苯甲酸均溶于乙醇，但均不溶于水。反应完毕后，将反应液倾入水中，乙醇的浓度会降低，对硝基苯甲酸乙酯及对硝基苯甲酸便会析出。这种分离产物的方法称为稀释法。

4. 还原反应中，因铁粉比重大，会沉于瓶底，故必须将其搅拌起来，才能使反应顺利进行。因此，充分高速搅拌是铁酸还原反应的重要因素。实验中所用的铁粉需活化，其方法为：称取铁粉 10g，置于烧杯中，加入 2% 盐酸 25mL，在石棉网上加热至微沸，抽滤，用水洗至 pH 值为 5 ~ 6，烘干，备用。

六、思考题

1. 氧化反应完毕后，将对硝基苯甲酸从混合物中分离出来的原理是什么？
2. 何为无水操作？酯化反应为什么需要无水操作？
3. 铁酸还原反应的机制是什么？

实验九　苯妥英钠的合成

一、实验目的

1. 知识目标：掌握药物合成中的氧化反应、关环缩合反应的原理及其应用，苯妥英钠合成的原理及方法。

2. 技能目标：学习用 $FeCl_3$ 作为氧化剂制备二苯乙二酮的操作技术，巩固回流、过滤、重结晶等实验技术。

3. 素质目标：进行规范的实验操作，培养学生科学严谨的实验习惯和积极探究的精神；采用小组合作的方式进行实验，以培养学生的团队合作精神及沟通能力。

二、实验原理

因为安息香实验室合成条件较为苛刻、产率低，所以本实验以购买的安息香为原料，通过氧化、关环缩合等步骤合成苯妥英钠。把安息香氧化成二苯乙二酮的试剂虽然很多，但本实验采用 $FeCl_3$ 作为氧化剂，一是无废气排放，二是操作方便、安全，产品收率高、质量好。

苯妥英钠的合成路线见图 2－2－10。

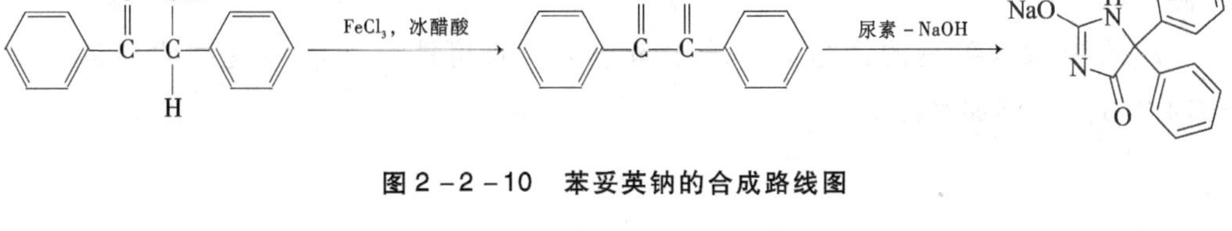

$FeCl_3$，冰醋酸

尿素－NaOH

图 2－2－10　苯妥英钠的合成路线图

三、实验用品

1. 器材：球形冷凝管、圆底烧瓶、电热套、搅拌器、温度计、烧杯、玻璃棒、抽滤装置、量筒、研钵、pH 试纸、恒温干燥箱。

2. 药品与试剂：$FeCl_3 \cdot 6H_2O$、冰醋酸、安息香、95% 乙醇、50% 乙醇、20% 氢氧化钠、尿素、活性炭、10% HCl、氯化钠、无水乙醚。

四、实验内容

（一）二苯乙二酮的合成

在 100mL 圆底烧瓶中加入 18g 研细的 $FeCl_3 \cdot 6H_2O$、20mL 冰醋酸和 8mL 水，于电热套上加热至沸 3 分钟；稍微冷却后，加入安息香 4.25g，装上回流冷凝管，继续缓慢加热回流 30 分钟。待反应液冷却至 50 ~ 60℃后，在搅拌下倾入 60mL 水中，即有黄色固体析出，冰浴，维持冷却至固体完全析出，抽滤。将粗产品用 95% 乙醇(40mL)重结晶，自然冷却至有黄色长针状结晶析出时，用冰浴继续冷却至晶体完全析出，抽滤，并用冰水充分洗涤，得二苯乙二酮。其熔点为 95℃。

（二）苯妥英的合成

在 100mL 圆底烧瓶中加入自制的二苯乙二酮 4g、50% 乙醇 20mL、20% 氢氧化钠 12mL、尿素 1.4g(具体投料量根据二苯乙二酮实际产量，按比例调整)，于电热套上加热回流 30 分钟，待反应液稍冷后，倒入 120mL 热水中，加 0.6g 活性炭，煮沸脱色 10 分钟，冷却至室温，进一步冰浴冷却，抽滤；将滤液用 10% HCl 调节 pH 值为 4 ~ 5，析出乳白色沉淀；冷却，抽滤，用冰水(40mL)洗涤，抽干，得苯妥英；然后用 95% 乙醇 60mL(可适当增加用量，直至完全溶解)重结晶。

（三）苯妥英钠的合成

将上一步得到的苯妥英粗品放于 100mL 的烧杯中，按粗品和水为 1∶4 之比例加入蒸馏水，水浴加热到 40℃，加入 20% 氢氧化钠溶液，直到固体全部溶解，加活性炭 3 ~ 5g，边搅拌边加热(5 分钟)，然后趁热抽滤，向滤液中加氯化钠，直到饱和，在室温下冷却，析出晶体。等晶体完全析出后，进行抽滤，将固体用 3 ~ 5mL 无水乙醚进行洗涤，40℃干燥，得苯妥英钠，称量重量，计算产率。

五、注意事项

1. 在制备二苯乙二酮时，可以直火加热，直至沸腾，通过测定生成物熔点来检测产物质量。

2. 在制取苯妥英的钠盐时，若水量过多，将可能导致收率受到明显的影响，必须严格按比例加水。

六、思考题

1. 本实验在制备二苯乙二酮时，反应温度为何必须要缓慢升高？

2. 本实验对苯妥英钠进行精制的原理是什么？精制过程中加入氯化钠的目的是什么？

实验十　硝苯地平的合成

一、实验目的

1. 知识目标：熟悉硝化反应的种类、特点及操作条件，环合反应的种类、特点及操作条件；掌握硝苯地平的结构、理化性质、合成方法与原理。

2. 技能目标：学会二氢吡啶类化合物的合成原理与操作方法，学习用薄层色谱法跟踪反应的操作方法。

3. 素质目标：通过硝化反应中危化品、易燃易爆品的规范使用，帮助学生牢牢树立实验安全第一的意识；通过对废液的合理处理，培养学生绿色环保的生态文明观。

二、实验原理

二氢吡啶钙离子拮抗剂有较强的扩张血管作用，可以用于冠脉痉挛、高血压、心肌梗死等的治疗。硝苯地平的化学名是1,4-二氢-2,6-二甲基-4-(2-硝基苯基)-吡啶-3,5-二羧酸二乙酯，其化学结构式见图2-2-11。

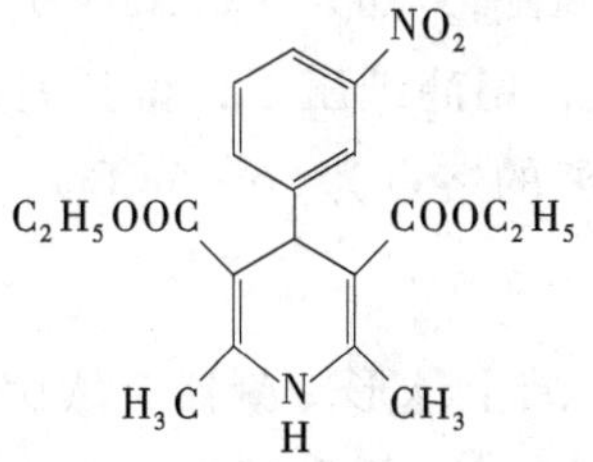

NO_2

C_2H_5OOC　$COOC_2H_5$

H_3C　N　CH_3

H

图2-2-11　硝苯地平的化学结构式

硝苯地平是以乙酰乙酸乙酯、邻硝基苯甲醛和氨水进行缩合反应而得到的（Hanstzch 反应：氨或胺与β-丁酮酸酯及其衍生物在醛存在下，可缩合得到吡啶类化合物）。

硝苯地平的合成路线见图2-2-12。

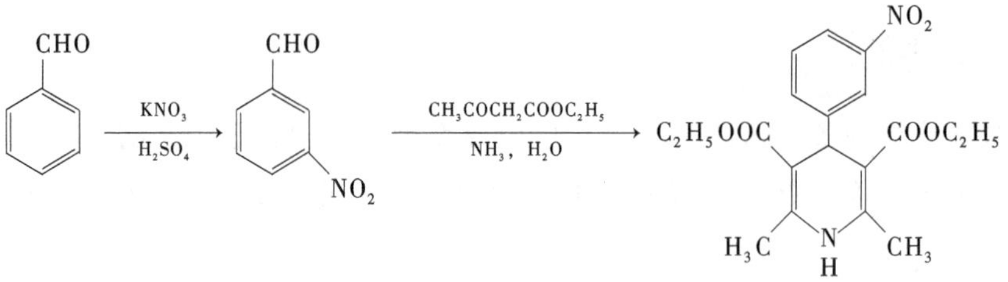

CHO　—(KNO_3 / H_2SO_4)→　CHO, NO_2　—($CH_3COCH_2COOC_2H_5$ / NH_3, H_2O)→　NO_2, C_2H_5OOC, $COOC_2H_5$, H_3C, N H, CH_3

图2-2-12　硝苯地平的合成路线图

三、实验用品

1. 器材：油浴锅、三颈瓶、冷凝器、滴液漏斗、烧杯、温度计、玻璃棒、抽滤瓶、布氏漏斗、冰盐浴、乳钵、定性滤纸、蒸馏装置(铁架台、双凹夹、圆底烧瓶、蒸馏头、直形冷凝管、尾接管、锥形瓶)、磁力加热搅拌器、量筒、恒温干燥箱。

2. 药品与试剂：硝酸钾、浓硫酸、苯甲醛、5% Na_2CO_3、乙酰乙酸乙酯、甲醇氨的饱和溶液、氯化钠、沸石、95%乙醇。

四、实验内容

(一)硝化

取250mL三颈瓶，装上磁力加热搅拌器、100℃温度计与滴液漏斗，将2.5g KNO_3 溶解于10mL浓硫酸中，采用冰盐浴将其冷却到0℃以下，在强烈搅拌下，慢慢滴加苯甲醛2.5g(于40～60分钟内滴完)，在滴加的过程中，应控制反应的温度保持在0～2℃。滴加完毕后，控制反应温度在0～5℃，然后继续反应60分钟，再将反应物缓缓倒入约50mL冰水中，边倒边搅拌，待黄色晶体完全析出后，进行抽滤。将滤渣移至乳钵中，充分研细，加入5% Na_2CO_3 溶液5mL，再研磨5分钟，然后抽滤；用冰水洗涤4或5次，用滤纸压干，得到间硝基苯甲醛，在室温下自然干燥，测定其熔点(间硝基苯甲醛的熔点为56～58℃)，称重，计算产率。

(二)环合

取100mL圆底三颈烧瓶，装上球形冷凝器，然后依次向三颈烧瓶中加入间硝基苯甲醛1.2g、乙酰乙酸乙酯2.5mL、甲醇氨饱和溶液7.5mL，另外加入沸石1或2粒，于200℃油浴加热回流1.5小时；再改成蒸馏装置，将甲醇蒸出，直到有结晶析出时停止加热，于室温下冷却后，进行抽滤，用95%乙醇约10mL洗涤晶体2或3次，用滤纸压干，得到黄色的结晶性粉末，于50℃干燥，称重，计算产率。

(三)精制

将粗品用95%乙醇(5mL/g)进行重结晶(95%乙醇用量按精品的重量进行量取)，于50℃干燥，测熔点，称重，计算产率。

五、注意事项

1. 甲醇氨的饱和溶液要现配现用。

2. 在反应开始时，应缓慢加热，防止大量的氨气逸出，并且实验室要保持通风良好。

3. 一定要检查是否加有沸石，同时严禁向沸腾的溶液中加沸石。需要停止加热，待稍冷却以后，再加入沸石。

4. 进行硝化反应时如果温度过高，将有可能发生爆燃，因此要严格控制温度；在重结晶析出晶体时，要尽量自然冷却。

六、思考题

1. 在进行硝苯地平的合成时，如何才能有效监测该反应进行的程度？

2. 鉴别硝苯地平的方法主要有哪些？

实验十一　地巴唑的合成

一、实验目的

1. 知识目标：掌握地巴唑的合成方法与原理，脱水反应原理及其在药用合成中的应用。

2. 技能目标：学会杂环药物的合成技术，学会脱水反应的操作技术。

3. 素质目标：进行规范的实验操作，培养学生科学严谨的实验习惯和积极探究的精神；采用小组合作的方式进行实验，以培养学生的团队合作精神及沟通能力。

二、实验原理

地巴唑是白色结晶性粉末，没有臭味，熔点为182～186℃，在氯仿与苯中几乎都不溶解，略溶于热水和乙醇，在临床上主要作为降压药使用。地巴唑对血管平滑肌有较好的松弛作用，可使血压稍微下降，通常用于较轻度的高血压与脑血管痉挛等相关疾病的治疗。

地巴唑的合成路线见图2－2－13。

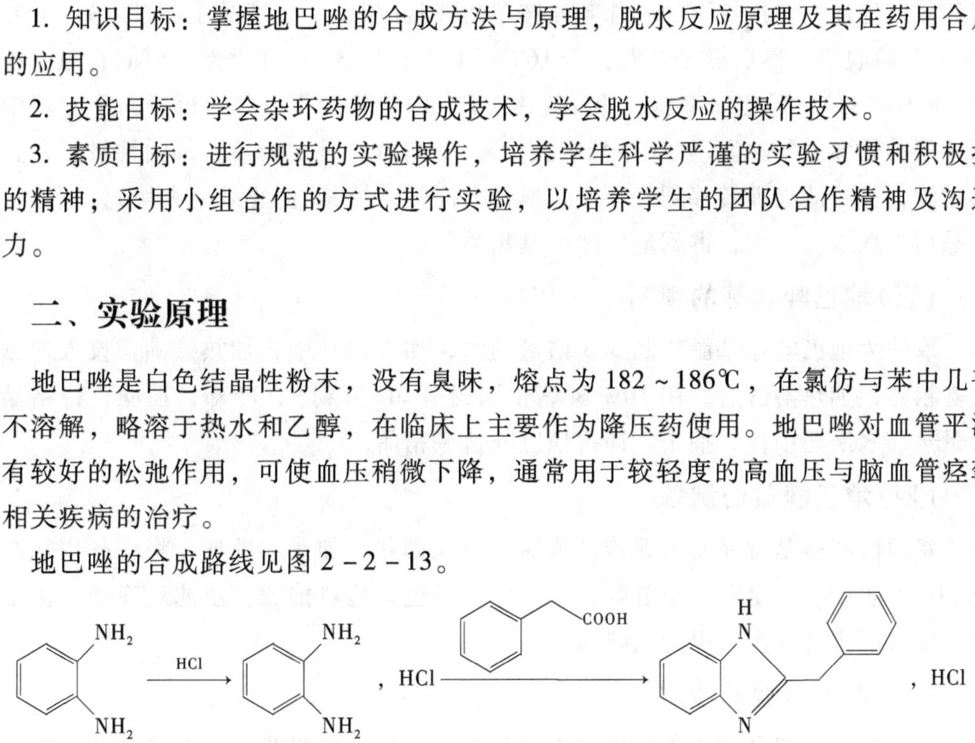

图2－2－13　地巴唑的合成路线图

三、实验用品

1. 器材：搅拌器、三颈瓶、恒温水浴锅、温度计、球形冷凝管、滴液漏斗、吸滤瓶、布氏漏斗、烧杯、pH 试纸、玻璃棒、量筒、沙浴加热装置。

2. 药品与试剂：浓盐酸、邻苯二胺、活性炭、无水乙醇、苯乙酸、10% 氢氧化钠、盐酸。

四、实验内容

(一)邻苯二胺成盐

将浓盐酸 11.2mL 稀释至 17.4mL，取其半量，加入 50mL 烧杯中，盖上表面皿，于石棉网上加热至近沸腾。一次性加入邻苯二胺 10.8g，用玻璃棒搅拌，使固体溶解，然后加入余下的盐酸和活性炭 1g，搅匀，趁热抽滤。待滤液冷却后，析出结晶，抽滤；将结晶用少量乙醇洗 3 次，抽干，干燥，得白色或粉红色针状结晶，即为邻苯二胺单盐酸盐。测其熔点，计算收率。

(二)α－苄基苯并咪唑的合成

在装有搅拌器、温度计和蒸馏装置的 60mL 三颈瓶中加入苯乙酸适量(苯乙酸与邻苯二胺单盐酸盐的摩尔比为 1.06:1)，以沙浴加热，使内温达 99～100℃。待苯乙酸熔化后，在搅拌下加入邻苯二胺单盐酸盐(将上一步产品全部投入)。升温至 150℃开始脱水，然后慢慢升温，于 160～240℃反应 3 小时(大部分时间将温度控制在 200℃左右)。反应结束后，让反应液冷却到 150℃以下，趁热慢慢向反应液中加入 4 倍量的沸水(按邻苯二胺单盐酸盐计算)，搅拌，使之溶解，加活性炭脱色，趁热过滤；将滤液立即转移到烧杯中，搅拌，冷却，结晶(防止结成大块)，抽滤；将结晶用少量水洗 3 次，得到地巴唑盐基粗品。

(三)地巴唑盐基的精制

取约为地巴唑盐基湿粗品 5.5 倍量的水，加入烧杯中，加热煮沸，投入地巴唑盐基粗品，加热溶解后，用 10% 氢氧化钠调节 pH 值到 9，冷却，抽滤；将结晶用少量蒸馏水洗至中性，抽干，即得地巴唑盐基精品。

(四)地巴唑盐的制备

将地巴唑盐基湿品用 1.5 倍量蒸馏水调成糊状，加热，抽滤；将结晶用盐酸调节 pH 值为 4～5，使之完全溶解；加活性炭脱色，趁热抽滤，使滤液冷却，析出结晶，用蒸馏水洗 3 次，得地巴唑盐粗品。

(五)地巴唑盐的精制

将地巴唑盐粗品用 2 倍量蒸馏水加热溶解，加活性炭脱色，趁热抽滤，滤液冷却后，析出结晶。抽滤，用蒸馏水洗 3 次，抽干，干燥，测熔点，计算收率。

五、注意事项

1. 用盐酸溶解邻苯二胺时温度不宜过高，加热至 80 ~ 90℃ 即可，否则所生成的邻苯二胺单盐酸盐颜色变深。由于邻苯二胺单盐酸盐在水中溶解度较大，因此所用器材应尽量干燥。邻苯二胺单盐酸盐制好后，应先在空气中吹去大部分溶媒，然后再于红外灯下干燥。否则，产品长时间在红外灯下照射，易被氧化成浅红色。

2. 在环合反应过程中，气味较大，可将出气口导至水槽。温度上升速度视蒸出水的速度而定，开始由 160℃ 逐渐升至 200℃，较长时间维持在 200℃ 左右，最后半小时升至 240℃，但不得超过 240℃，否则邻苯二胺会被破坏，产生黑色树脂状物，使产率明显下降。在加入沸水前，反应液须冷却到 150℃ 以下，以防反应瓶破裂。

3. 在精制地巴唑盐基时，结晶用少量蒸馏水洗至中性的目的是洗去未反应的苯乙酸。

六、思考题

1. 在邻苯二胺单盐酸盐制备中，取半量盐酸加热近沸时，为什么温度不宜过高？

2. 环合反应温度太高时有何不利影响？为什么？

实验十二　维生素 K_3 的合成

一、实验目的

1. 知识目标：熟悉亚硫酸氢钠的加成物在药物结构修饰中的作用；掌握维生素 K_3 的制备原理与操作方法，以及维生素 K_3 合成反应的氧化与加成特点。

2. 技能目标：学会氧化和加成反应的操作技术，以及维生素 K_3 的制备工艺。

3. 素质目标：进行规范的实验操作，培养学生科学严谨的实验习惯和积极探究的精神；采用小组合作的方式进行实验，以培养学生的团队合作精神及沟通能力。

二、实验原理

β - 甲基萘因其 2 位甲基有超共轭效应，致使甲基所在环的电子云密度很高，只要在温和的条件下，就可以被重铬酸(通常是用三氧化铬的醋酸水溶液或重铬酸盐的稀硫酸溶液)氧化，从而生成 β - 甲基萘醌；其 2,3 位的双键再与亚硫酸氢钠发生加成反应，最终制得维生素 K_3。

维生素 K_3 的合成路线见图 2 - 2 - 14。

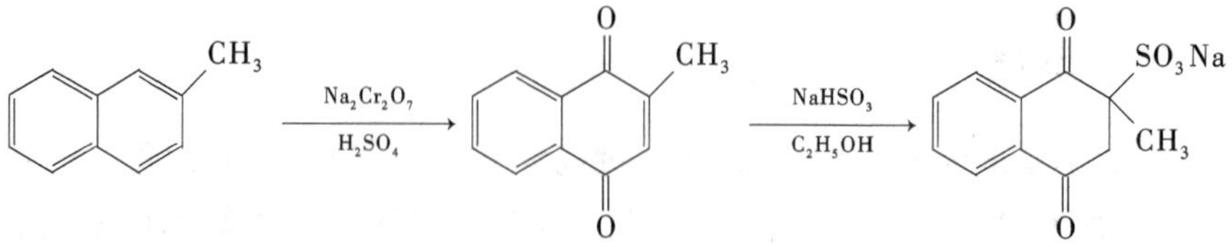

图 2-2-14 维生素 K_3 的合成路线图

三、实验用品

1. 器材：搅拌器、搅拌棒、250mL 三颈瓶、恒温水浴锅、球形冷凝管、滴液漏斗、吸滤瓶、布氏漏斗、100mL 锥形瓶、烧杯、胶头滴管。

2. 药品与试剂：β-甲基萘、丙酮、重铬酸钠、浓硫酸、亚硫酸氢钠、95% 乙醇、活性炭。

四、实验内容

（一）甲基萘醌的制备

取 250mL 三颈瓶，装上搅拌器与滴液漏斗，将恒温水浴锅温度调到 40℃，向三颈瓶中加入 β-甲基萘 7.0g、丙酮 14.0g，充分搅拌，使固体溶解，放于 38～40℃恒温水浴锅中。同时，将重铬酸钠 35g 放于 52mL 水中溶解，再加浓硫酸 42mL，充分混合后，将此混合液缓缓滴加到三颈瓶中，滴加完后，放于 40℃恒温水浴锅中继续反应 30 分钟，然后将水浴温度调至 60℃，反应 45 分钟，趁热将此反应物倒入大量冷水（约 250mL）中，让甲基萘醌晶体充分析出；再进行抽滤，将晶体用预冷的蒸馏水洗涤 3 次，压紧，抽干。

（二）维生素 K_3 的制备

取 100mL 三颈瓶，安装好恒温水浴、搅拌装置与冷凝管，再向反应瓶中加入甲基萘醌的湿品，并加入亚硫酸氢钠 4.3g（溶于 6.5mL 水中），放于水浴锅中，于 38～40℃下充分搅拌混匀，再向其中加入 95% 乙醇 11mL，继续搅拌 30 分钟，然后在冰水浴中冷却到 10℃以下，致使晶体完全析出；抽滤，将晶体用 4～6mL 冷乙醇洗涤，抽干，得到维生素 K_3 的粗品。

（三）精制

将上一步所得粗品放入 100mL 锥形瓶中，加入 4 倍体积的 95% 乙醇与 0.5g 亚硫酸氢钠，放在 70℃以下水浴溶解，再加入粗品质量 1.5% 的活性炭，于 68～70℃的水浴锅中保温脱色 10 分钟，趁热过滤，将滤液冷却至 10℃以下，析出晶体；抽滤，将晶体用 3～5mL 预冷的乙醇洗涤，抽干，得维生素 K_3 纯品，测定其熔点（维生素 K_3 熔点为 105～107℃）。

五、注意事项

1. 在进行氧化剂混合时，必须将浓硫酸慢慢地加入重铬酸钠的水溶液中。

2. 在该反应中加入乙醇可以增加甲基萘醌的溶解性，有利于反应进行。

六、思考题

1. 在本实验中，硫酸和重铬酸钠各属于何种类型的氧化剂？在药物合成反应中，常用的氧化剂有哪些？

2. 在氧化反应中，温度高了对产品有何影响？

（葛维娟　陈有亮　王增禄）

第三篇　天然药物提取实验

实验一　菠菜中色素的提取与分离

一、实验目的

1. 知识目标：进行绿色植物色素的提取和分离，以了解天然物质分离提纯的方法；借助柱色谱和薄层色谱分离操作，加深了解色谱分离鉴定的原理。

2. 技能目标：能够设计从菠菜中提取和分离色素的实验方案，并正确使用层析柱对色素进行分离。

3. 素质目标：激发学生学习兴趣，加深学生对层析柱法在天然药物研究中的应用研究，调动学生的求知欲。

二、实验原理

1. 叶绿体中的色素是有机物，不溶于水，易溶于乙醇等有机溶剂，所以可用石油醚、乙醇等能提取色素。

2. 本实验选用的是吸附色谱，以氧化铝作为吸附剂(极性吸附剂)，以色素提取液为吸附液。色素提取液中各成分极性大小为叶绿素 b(黄绿色)>叶绿素 a(蓝绿色)>叶黄素(黄色)>β 类胡萝卜素(橙色)。

3. 层析柱法的分离原理是根据物质在氧化铝上的吸附力不同而使各组分分离。分离原理：利用混合物各组分在某一物质中的吸附或溶解性能(分配)的不同，使混合物的溶液流经该种物质进行反复的吸附，或分配作用，从而使各组分分离。

三、实验用品

1. 器材：恒温水浴锅、研钵、层析柱、干漏斗、剪刀、烧杯、锥形瓶、量筒、玻璃棒、脱脂棉、分液漏斗、试管、试管架、铁架台。

2. 药品与试剂：菠菜叶、丙酮(化学纯)、中性氧化铝、无水硫酸钠、石油醚(60～90℃)、氯化钠饱和水溶液、蒸馏水。

四、实验内容

(一)色素溶液的提取

取约 2g 菠菜叶，用剪刀剪碎，在研钵中加入 10mL 丙酮一起研磨，提取其中的色素。将绿色溶液倾入小烧杯中，残渣如上法用丙酮提取 2 次，每次用丙酮 10mL。将提取液合并后，通过脱脂棉用干漏斗过滤入分液漏斗中，并加入 20mL 石油醚及

50mL 氯化钠饱和水溶液，充分振荡。分出下层水溶液，将漏斗中的石油醚再用蒸馏水洗 2 次，每次用 50mL。最后，将石油醚转移至锥形瓶中，加入少许无水硫酸钠塞紧，不时轻轻摇动，至干燥好后，将此溶液通过干漏斗及脱脂棉过滤入干烧杯中。用恒温水浴锅加热，使大部分石油醚挥发，将溶液浓缩至大约 3mL。

(二)色素的分离

1. 装柱(层析柱)：将层析柱固定在铁架台上，尖端向下，在底部填充少许脱脂棉(约 0.5cm)，并用玻璃棒轻轻压平。从干漏斗处将氧化铝连续装入柱中，至柱高的 3/4，边装边敲玻璃管，使填充紧密均匀；然后在柱顶加入一薄层脱脂棉或与玻璃管内径相同的滤纸，打开下端活塞；再加入石油醚浸润吸附剂，待吸附剂全部浸润后，调整洗脱剂与柱顶棉花层相平时，关闭活塞。

2. 加样：用滴管将上面制备的 3mL 色素溶液沿层析柱内壁环绕，慢慢滴入层析柱。

3. 洗脱、分离：当溶剂的上液面与柱上端脱脂棉的上表面相平时，打开层析柱下端活塞，加入石油醚，开始洗脱(柱顶保持一定液面，不能流干)。当一黄色带区出现于距上端 1/3 处时，即改用石油醚∶丙酮 =9∶1(体积比)作为洗脱剂。45 ~ 50 分钟后，可将其中的色素洗出，应注意各种不同颜色的色素通过层析柱的次序。用几支试管收集洗出液，每支试管中收集 5mL，依次放置，然后将相邻而颜色又相同的试管中的溶液合并在小锥形瓶中，作为一种组分的样品，可收集 3 ~ 4 个样品。实验完毕，倒出层析柱中的氧化铝，并将层析柱洗净，倒立于铁架上晾干。

五、注意事项

1. 由于石油醚极易挥发，且易燃，因此使用这类易燃溶剂时附近不可有明火，最好用热水浴进行回收。

2. 加入石油醚的目的是将色素从丙酮溶液中转移至石油醚中，而水则可将丙酮及其他水溶性物质除去；氯化钠的作用是盐析，并防止形成乳浊液。

3. 以无水硫酸钠作为干燥剂，常用于除去有机溶液中的水分。

4. 层析柱装填紧密与否对分离效果有很大影响。若层析柱中留有水泡或各部分松紧不匀(尤其有断层)时，会影响渗透速度和显色的均匀。

5. 关闭活塞加洗脱剂会使层析柱中产生气泡。

6. 为了保持层析柱的均一性，应使整个吸附剂浸泡在溶剂或溶液中。否则，当层析柱中溶剂流干时，会使柱身干裂；若再重新加入洗脱剂，会使吸附剂各部分不均匀，从而影响分离效果。

7. 为了防止石油醚挥发损失，可用滴液漏斗进行滴加。

8. 丙酮的极性大于石油醚，使用石油醚∶丙酮(9∶1)，极性增大，有助于洗出极性较大的组分。

六、思考题

1. 实验时，为什么要准备纱布过滤？
2. 在完成实验分离时，黄色不是很明显，为什么？
3. 在用柱分离时，柱中的填料会发生断层，出现这种现象的原因是什么？
4. 有的同学实验不是很成功，当把色素倒入层析柱中时，未出现分层，而是聚集在一起。其原因是什么？
5. 分液时，水洗的目的是什么？
6. 为什么要提取天然色素？

实验二 槐花(米)中芦丁的提取、分离与鉴定

一、实验目的

1. 知识目标：掌握黄酮类化合物的提取原理，以及黄酮类成分的主要理化性质。

2. 技能目标：能够进行黄酮类化合物提取分离的操作，了解酸水解将芦丁生成槲皮素的方法，学会糖和苷元的鉴别方法。

3. 素质目标：通过对黄酮类化合物的提取分离及鉴定，培养学生积极探索设计不同实验方案，提高学生的自主思考能力、判断能力及动手能力，鼓励学生对实验过程提出质疑并尝试不同的方法，加强团队协作，让学生意识到“兴趣 + 目标 + 坚持 = 成功”，对实验过程实事求是地进行记录，秉持科学严谨的态度对实验过程进行分析讨论。

二、实验原理

芦丁呈浅黄色针状结晶，熔点为 174 ~ 178℃，溶解度为 1∶8000(与热水的溶解度为 1∶200，与冷乙醇的溶解度为 1∶300，与热乙醇的溶解度为 1∶30，与冷甲醇的溶解度为 1∶100，与热甲醇的溶解度为 1∶10)。

槲皮素为黄色结晶，熔点为 313 ~ 314℃(2 分子结晶水)，能溶解于冷乙醇(1∶650)，易溶于沸乙醇(1∶60)，可溶于甲醇、乙酸乙酯等，难溶于水。实验时以稀硫酸水解，乙醇重结晶制得。

本实验主要利用芦丁分子中含有较多的酚羟基，显弱酸性，可溶于碱中，加酸酸化后又可析出结晶的性质，采用碱溶酸沉法提取，并利用芦丁对冷、热水的溶解度相差悬殊的特性进行精制。

1. 芦丁的提取原理：芦丁中含有多个酚羟基，具有酸性，故用碱溶酸沉法。

2. 芦丁的分离原理：芦丁在沸水中溶解度大，在冷水中溶解度小，因此会

析出。

3. 芦丁的鉴定原理：芦丁与槲皮素分别为黄酮类化合物的苷与苷元，用 Molish 反应可以进行鉴别，也可以利用聚酰胺的氢键吸附性质进行定性分析，比移值(Rf 值)也应不同。

三、实验用品

1. 器材：控温电热套、量筒、500mL 烧杯、滤纸、纱布、pH 试纸、布氏漏斗、抽滤瓶、循环水式真空泵、回流冷凝管、橡皮管、锥形瓶、电子天平、胶头滴管、量瓶、紫外灯箱。

2. 药品与试剂：槐米、石灰乳、浓盐酸、浓硫酸、甲醇、无水乙醇、0.4% 硼砂水溶液、活性炭、2% 硫酸溶液、饱和氢氧化钡溶液、10% α－萘酚溶液、1% 醋酸镁甲醇溶液、1% 三氯化铝醇溶液、1% 三氯化铝甲醇溶液液、蒸馏水。

四、实验内容

(一)芦丁的提取(两种方法均可，取其一)

1. 水提法：称取槐米粗粉 20g(压碎)，置 500mL 烧杯中，加沸水 300mL，加热煮沸 30 分钟，以 4 层纱布趁热过滤，将残渣以同法再操作 1 次，合并 2 次滤液，放置于冰箱中析晶(放置 1 周)。待全部析出后，减压抽滤，用蒸馏水洗涤抽干，得粗制芦丁(芸香苷)；置空气中干燥后，称重。

2. 碱溶酸沉法：称取槐米粗粉 20g(压碎)，加入 0.4% 硼砂水溶液 200mL，加热煮沸，搅拌下加石灰乳，调至 pH 值为 8～9，煮沸 30 分钟，随时补充失去的水分，并保持 pH 值为 8～9。倾出上清液，用 4 层纱布过滤，将残渣以同样操作再提取 1 次，合并 2 次滤液，放冷。用浓盐酸调至 pH 值为 3～4，放置于冰箱中析晶。待全部结晶析出后，减压抽滤，用蒸馏水洗涤芦丁结晶，抽干；于室温下晾干，得粗制芦丁，称重。

(二)芦丁的精制

将芦丁粗品置于烧杯中，按 1∶200 加蒸馏水，煮沸至芦丁全部溶解，趁热立即抽滤；冷却后，即可析出结晶，抽滤，得芦丁精制品。若结晶色泽呈灰绿色和暗黄色，表示杂质未除尽。若遇此，可用甲醇或无水乙醇(参考溶解度加足溶剂)回流加热溶解，并加入 0.5% 活性炭继续回流 30 分钟，抽滤，除去炭渣；将滤液放冷，待全部结晶析出后，抽滤结晶，置空气中干燥，得精制芦丁，颜色呈浅黄色，称重。

(三)芦丁的水解

取精制芦丁 1g，研细后置于 250mL 圆底烧瓶中，加入 2% 硫酸 80mL，加热回流 30 分钟，瓶中混浊液逐渐变为澄清的棕黄色液体，最后生成鲜黄色沉淀。放冷沉淀，减压抽滤，保存滤液(应为澄清无色液体)，作为糖的检查，沉淀物为芦丁苷元(槲皮素)，用蒸馏水洗至中性，抽干水分，晾干，称量，得精制槲皮素；再用无水乙醇重结晶，得精制槲皮素。取芦丁水解后的滤液20mL，加饱和氢氧化钡溶液中和至中性(搅拌下进行)，滤去白色的硫酸钡沉淀，将滤液浓缩至2～3mL或蒸干后，加2～3mL乙醇溶解，作为糖的供试液。

(四)芦丁、槲皮素及糖鉴定

1. Molish反应：取芦丁及槲皮素精品，分别溶于2mL无水乙醇中，加入10% α－萘酚溶液3～5滴，倾斜试管，摇匀，沿管壁加浓硫酸1～2mL，注意观察两界面产生的变化。

2. 醋酸镁纸片反应：取2张滤纸条，分别滴1滴芦丁、槲皮素的乙醇溶液，然后各加1%醋酸镁甲醇溶液1滴，于紫外线灯下观察荧光变化，记录现象。

3. 三氯化铝纸片反应：在2张滤纸条上分别滴加芦丁、槲皮素的乙醇溶液后，各加1%三氯化铝甲醇溶液1滴，于紫外线灯下观察荧光变化，记录现象。

五、注意事项

1. 硼砂的作用：芦丁分子因含有邻二酚羟基，故性质不太稳定，暴露于空气中时，会在光的作用下缓缓分解，变为暗褐色，在碱性条件下更容易被氧化分解，硼酸盐能与邻二酚羟基络合，达到保护的目的。因此，加入硼砂既能调节碱性水溶液的pH值，又能保护芦丁减少氧化。

2. 加入石灰乳使pH值达8～9，既可达到溶解芦丁的目的，又可以除去槐米中含有的大量多糖、黏液质，但pH值不能过高，否则钙能与芦丁形成螯合物而析出沉淀。

3. 用浓盐酸调节pH值为4～5。若pH值过低，会使芦丁生成锌盐而降低收率。

4. 提取时需控制小火加热，微沸即可。

5. 加热完成后，要放冷抽滤。

6. 用石灰水调节芦丁提取溶液的pH值，既可以达到碱提取芦丁的目的，还可以除去槐米中含有的大量黏液质。但Ca^{2+}浓度及pH值值均不宜过高，否则多余的Ca^{2+}能与芦丁形成螯合物沉淀，同时黄酮母核在强碱性条件下易被破坏。

7. 用HCl调节pH值时，应注意pH值不要过低，因为pH值过低(pH值<2以下)会使芦丁形成锌盐，从而使已形成的沉淀重新溶解，导致收率下降。

8. Molish反应中加入浓硫酸后不可振摇。

9. 纸片反应待溶液干燥后观察荧光效果好，否则荧光颜色淡或没有颜色。

六、思考题

1. 用碱溶酸沉法提取芦丁的原理是什么？为什么要控制碱的浓度？

2. 用碱溶酸沉法提取芦丁，为什么要加入硼砂水溶液？

实验三　八角茴香中挥发油的提取、分离与鉴定

一、实验目的

1. 知识目标：掌握从含挥发油中草药中提取挥发油的原理，掌握挥发油的理化性质。

2. 技能目标：掌握挥发油的蒸馏提取法，学会挥发油中化学成分的薄层点滴定性检识、挥发油的一般检识以及挥发油单向二次薄层色谱检识。

3. 素质目标：考查学生对于薄层色谱法的 2 种不同实验方法及操作的认知，培养学生遵从客观规律，认真观察实验现象，分析整理实验数据，避免出现同学间抄袭实验报告和结果的现象，树立科学严谨的学习态度及实验操作规范。

二、实验原理

本实验是水蒸气蒸馏法提取挥发油的通法。挥发油的组成成分较复杂，常含有烷烃、烯烃、醇、酚、醛、酮、酸、醚等官能团。因此可以用一些检出试剂在薄层板上进行点滴试验，从而了解组成挥发油的成分类型。挥发油中各类成分的极性互不相同，一般不含氧的烃类和萜类化合物极性较小，在薄层色谱板上可被石油醚较好地展开；而含氧的烃类和萜类化合物极性较大，不易被石油醚展开，但可被石油醚与醋酸乙酯的混合溶剂较好地展开。为了使挥发油中各成分能在一块薄层色谱板上进行分离，常采用单向二次色谱法展开。

三、实验用品

1. 器材：挥发油提取器、控温电热套、回流冷凝管、橡皮管、500mL 圆底烧瓶、10mL 试管、试管架、铁架台、蝴蝶夹、电子天平、量筒、洗瓶、蒸馏装置、10cm×20cm 薄层板 2 块、10cm×20cm 薄层色谱展开缸、点样毛细管、紫外线灯、玻璃棒、冰块、牛骨匙、显色剂喷瓶。

2. 药品与试剂：八角茴香、沸石、滤纸、硅胶 GF_{254}、95% 乙醇、石油醚(30～60℃)、乙酸乙酯、2,4－二硝基苯肼试剂、1% 香草醛－浓硫酸试剂(临时配用)、荧光素－溴试剂、0.05% 溴甲酚绿乙醇试剂。

四、实验内容

(一) 茴香脑的提取

取八角茴香 30g，捣碎，置 500mL 圆底烧瓶中，加 300mL 水与沸石 3～5 粒，连接挥发油测定器与回流冷凝管，自冷凝管上端加水，使其充满挥发油测定器的刻度部分，并以其溢流入烧瓶时为度；缓缓加热至沸提取，至测定器中油量不再增加

时停止加热，放冷，分取油层，计算得率。

（二）茴香脑的分离

将所得八角茴香油（留出少量做薄层检查）置冰浴中冷却1小时，可见白色结晶析出，低温过滤，得到茴香脑结晶，滤液为析出茴香脑后的八角茴香油。

（三）八角茴香油的检识

1. 油斑试验：将八角茴香油1滴滴于滤纸片上，常温（或加热烘烤）观察油斑是否消失。

2. 薄层点滴反应：取硅胶G薄层板（10cm×20cm）1块，将八角茴香挥发油用95%乙醇稀释5~10倍，用滴管分别滴在薄层板上，再将各种试剂依次分别交叉点在相应的斑点上（每个斑点只点1种试剂），根据选用的显色剂，通过观察颜色的变化，初步推测八角茴香油中可能含有化学成分的结构类型。

3. 八角茴香挥发油的单向二次展开薄层色谱：取硅胶G薄层板（10cm×20cm）1块，在距底边1.5cm、8cm及13cm处分别用铅笔画出起始线、中线及前缘。将八角茴香挥发油点在起始线上，先在石油醚-乙酸乙酯（85:15）展开剂中展开至薄层板中线时取出，挥去展开剂，再以石油醚展开至前缘时取出，挥去展开剂，用香草醛-浓硫酸显色剂显色，于105℃加热数分钟后，观察斑点的数量、位置及颜色，初步推测八角茴香挥发油中可能含有化学成分的数量。

（1）1%香草醛-浓硫酸试剂：可与挥发油产生紫色、红色等。

（2）荧光素-溴试剂：如产生黄色斑点，表明含有不饱和化合物。

（3）2,4-二硝基苯肼试剂：如产生黄色斑点，表明含有醛或酮类化合物。

（4）0.05%溴甲酚绿乙醇试剂：如产生黄色斑点，表明含有酸性化合物。

五、注意事项

1. 挥发油含量测定装置分为2种：一种适用于测定相对密度小于1.0的挥发油；另一种用于测定相对密度大于1.0的挥发油。2010年版《中国药典》规定，测定相对密度大于1.0的挥发油，也可在相对密度小于1.0的测定器中进行，其方法是在加热前预先加入1mL二甲苯于测定器内，然后进行水蒸气蒸馏，使蒸出的相对密度大于1.0的挥发油溶于二甲苯中，由于二甲苯的相对密度为0.8969，一般能使挥发油与二甲苯的混合溶液浮于水面；计算挥发油的含量时，扣除加入二甲苯的体积即可。

2. 提取完毕，须待油、水完全分层后，再将挥发油放出。

3. 挥发油易挥发，因此进行薄层点滴反应时，操作应及时，不宜久放。

4. 喷洒香草醛-浓硫酸显色剂时，应于通风橱内进行。

5. 利用薄层点滴反应检查八角茴香挥发油组成，进行点滴操作时，试剂的斑点与八角茴香挥发油的斑点呈交叉状态，以便于对比观察颜色的变化。

6. 进行单向二次展开时，在第一次展开后，应将展开剂完全挥去，再进行第二次展开，否则将改变第二次展开剂的极性，从而影响分离效果。

六、思考题

1. 用挥发油含量测定器提取挥发油应注意什么问题？

2. 进行挥发油的单项二次展开时，为什么先用石油醚与乙酸乙酯的混合溶剂进行第一次展开，再用石油醚进行第二次展开？

实验四　黄连中盐酸小檗碱的提取、分离与鉴定

一、实验目的

1. 知识目标：学习和掌握水溶性生物碱的提取分离原理，掌握生物碱的理化性质。

2. 技能目标：能够运用煎煮法、盐析法和结晶法的操作技术对黄连中的小檗碱进行提取和分离，运用薄层色谱法和化学法鉴定小檗碱，熟悉基本操作过程及注意事项。

3. 素质目标：生物碱的提取过程复杂，实验操作较为繁琐，以此加深学生对于“工匠精神”的形成和理解，确保学生能够端正态度，坚持完成实验。在实验过程中，需严格根据仪器操作方法与流程规范使用，有助于学生形成制度观念，加以适当引导，可使学生成长为遵守法律与道德规范的高素质公民。

二、实验原理

小檗碱为黄色针状结晶，熔点为145℃，游离的小檗碱能缓缓溶于水(1∶20)及乙醇(1∶100)，易溶于热水及热醇，难溶于乙醚、石油醚、苯、三氯甲烷等有机溶剂。其盐在水中溶解度很小，尤其是盐酸盐(盐酸盐为1∶500，枸橼酸盐为1∶125，酸性硫酸盐为1∶100，硫酸盐为1∶30)，但在热水中都比较容易溶解。小檗碱常以季铵碱形式存在，碱性强(pK_a 11.53)，能溶于水，其水溶液有3种互变形式。本实验是利用小檗碱和掌叶防己碱的硫酸盐在水中溶解度大的性质，用硫酸水提取出来总生物碱，再利用其盐酸盐难溶于水及盐析作用，使生物碱盐析出，以除去水溶性杂质。然后利用两种生物碱极性不同，采用柱色谱分离。

三、实验用品

1. 器材：控温电热套、烧杯、玻璃漏斗、布氏漏斗、抽滤瓶、10cm×20cm薄层板、10cm×20cm薄层色谱展开缸、点样毛细管、紫外灯箱、玻璃棒、牛骨匙、显色剂喷瓶、滤纸、电子天平、研钵、脱脂棉、纱布、恒温水浴锅、恒温干燥箱。

2. 药品与试剂：黄连粗粉、石灰乳、漂白粉、硅胶 GF_{254}、氯化钠、盐酸、氢氧化钠、稀硫酸溶液、浓硝酸、丙酮、无水乙醇、甲醇、乙酸、盐酸小檗碱对照品、0.3%硫酸水溶液、碘化汞钾、碘化铋钾、碘－碘化钾、0.5%羧甲基纤维素钠。

四、实验内容

(一)黄连中盐酸小檗碱的提取

黄连中盐酸小檗碱的提取过程如图 2－3－1 所示。

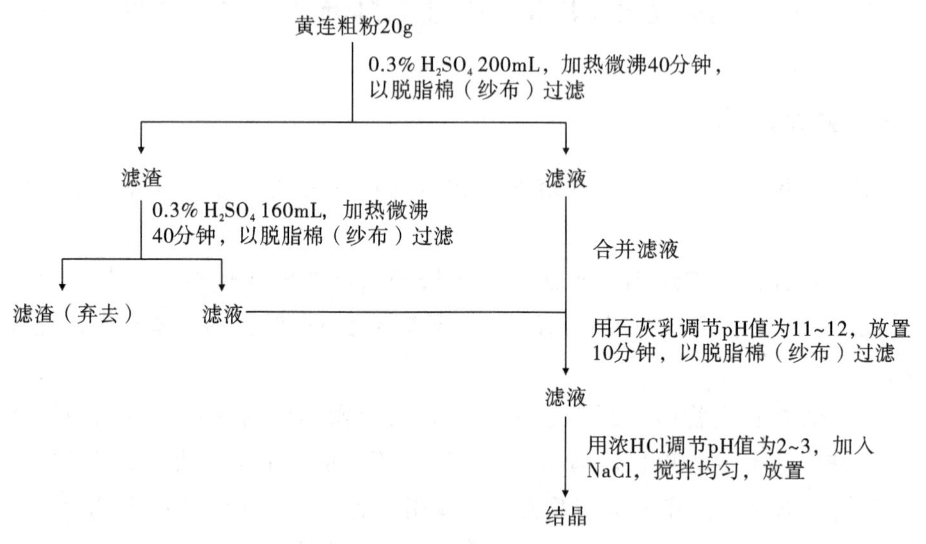

图 2－3－1　黄连中盐酸小檗碱的提取

(二)黄连中盐酸小檗碱的精制

黄连中盐酸小檗碱的精制过程如图 2－3－2 所示。

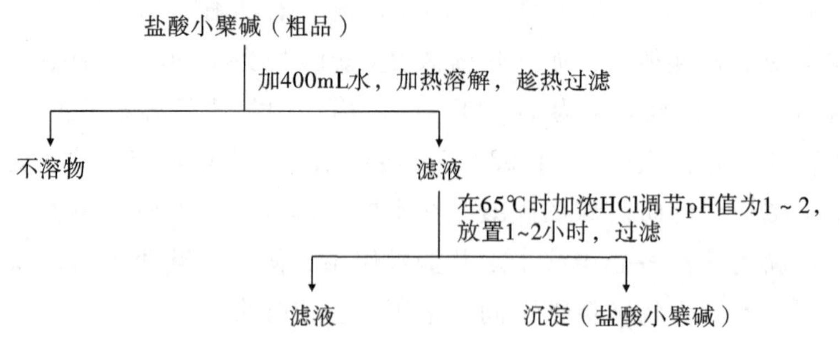

图 2－3－2　黄连中盐酸小檗碱的精制过程

精制小檗碱溶液，过滤，抽干，用少许蒸馏水洗涤，于 70℃以下干燥，得小檗碱精品。称重，计算提取率。

（三）生物碱类检识

1. 浓硝酸、漂白粉试验：取盐酸小檗碱少许，加入稀硫酸 8mL 溶解，分置于 2 支试管中，一支加入 2 滴浓硝酸，即显樱红色；另一支加少许漂白粉，也显樱红色。

2. 丙酮小檗碱试液：取盐酸小檗碱少许，加入 5mL 蒸馏水，水浴加热溶解，溶解后加入氢氧化钠试液 2 滴，显橙色，放冷，加入丙酮 4 滴，出现黄色丙酮小檗碱结晶。

3. 生物碱沉淀反应：取盐酸小檗碱少许，加入稀硫酸 12mL 溶解，分置于 3 支试管中，分别加入碘化汞钾试剂、碘化铋钾试剂、碘－碘化钾试剂，观察其产生的现象。

（四）薄层色谱

1. 制板：取层析用硅胶 8g，加 0.5% 羧甲基纤维素钠（CMC－Na）20～25mL，用研钵研成稀糊状，然后均匀倒在两块清洁的玻璃板上，铺成一均匀薄层，于室温下晾干，105℃ 活化 30 分钟，备用。

2. 点样、展开、显色：取自制盐酸小檗碱少许，加 1mL 无水乙醇和盐酸小檗碱乙醇对照品溶液，分别用毛细管点在薄层板上，重复点样 3～5 次。用甲醇－丙酮－乙酸（4∶5∶1）为展开剂进行展开，展开完毕，先观察荧光斑点，再喷改良碘化铋钾试剂显色。

五、注意事项

1. 提取用的稀硫酸浓度应控制在 0.2%～0.3%，使黄连中的小檗碱全部转化为硫酸盐而溶解。如果硫酸浓度过高，小檗碱会转化为硫酸氢盐，从而降低溶解度，影响提取效率。

2. 用石灰乳调节 pH 值可以使硫酸小檗碱游离成小檗碱，并可沉淀果胶、黏液质等多糖杂质。

3. 加氯化钠的目的是利用盐析的作用降低盐酸小檗碱在水中的溶解度，其浓度不能超过 10%，否则会造成细小的盐酸小檗碱结晶呈悬浮状而给过滤造成困难。盐析用的食盐尽可能选用杂志较少、纯度较高的食盐。

4. 在精制盐酸小檗碱时，因为盐酸小檗碱几乎不溶于冷水，放冷易析出结晶，所以水浴加热溶解后要趁热过滤，防止盐酸小檗碱在过滤时析出结晶，使过滤困难，产量降低。

六、思考题

1. 写出酸水提取黄连中盐酸小檗碱的流程，并说明各步骤的原理。

2. 分析出每一步骤中小檗碱的存在形式。

3. 说出提取过程中所用试剂的作用。

实验五 大黄中蒽醌成分的提取、分离与鉴定

一、实验目的

1. 知识目标：掌握蒽醌类成分的提取分离原理，以及蒽醌类化合物的理化性质。

2. 技能目标：学会蒽醌类成分的提取分离技术、pH 梯度提取法的原理和操作技术，以及蒽醌类化合物的鉴定方法。

3. 素质目标：本实验过程中使用的三氯甲烷为危险化学品，教师可在学生处理实验废弃物以及归置化学药剂时讲解当前我国面临的环境污染问题，使学生形成大局观念，并在正确引导、现状映射的双重手段下，帮助学生认识到环境保护的急迫性，形成环保意识，在实验中实现对社会关注问题的思考。

二、实验原理

大黄为蓼科植物，味苦，性寒，具有泻热通便、凉血解毒、逐瘀通经等功效。其主要成分为蒽醌化合物，含量为3% ~5%，大部分与葡萄糖结合成苷，游离苷元有大黄酸、大黄素、芦荟大黄素、大黄酚、大黄素甲醚等，如图 2-3-3 所示。

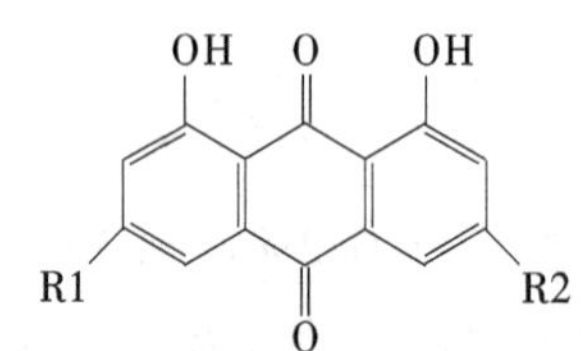

图 2-3-3 大黄中游离型蒽醌类结构

注：若为大黄酸，则 R1 = H，R2 = COOH；若为大黄素，则 R1 = CH_3，R2 = OH；若为芦荟大黄素，则 R1 = CH_2OH，R2 = H；若为大黄素甲醚，则 R1 = CH_3，R2 = OCH_3；若为大黄酚，则 R1 = CH_3，R2 = H。

1. 提取原理：本实验采用双相酸水解法，一相为与酸水不相互溶的有机溶剂，另一相为酸水，即加热回流水解的方法。由于大黄中的羟基蒽醌类化合物多以苷的形式存在，因此首先要将苷水解成苷元。本实验选用硫酸和乙酸乙酯作为双相酸水解的溶剂，采用加热回流方法提取大黄药材中的游离蒽醌类化合物。根据苷元不溶于水，可溶于乙醚、乙酸乙酯等亲脂性有机溶剂的性质，即在加热回流提取过程中，稀硫酸可将蒽醌苷水解成苷元，游离出来的蒽醌苷元随即溶于乙酸乙酯中，从而将蒽醌苷元提取出来。

2. 分离原理：采用 pH 梯度萃取法。羟基蒽醌类化合物酸性强弱不同，可用 pH 梯度法进行分离。具有羧基或多个 β 位酚羟基的蒽醌可溶于 5% 碳酸氢钠溶液，具有一个 β 位酚羟基的蒽醌可溶于 5% 碳酸钠溶液；只具有 α 位酚羟基的蒽醌酸性

弱，只溶于氢氧化钠溶液。可以此来分离酸度不同的蒽醌苷元；也可利用游离蒽醌的极性不同，采用硅胶柱色谱法进行分离。

(1)大黄中游离蒽醌的酸性强弱顺序：大黄酸(—COOH)＞大黄素(β 酚—OH)＞芦荟大黄素(醇—OH)＞大黄素甲醚(—OCH_3)≈大黄酚(—CH_3)。

(2)大黄中游离蒽醌的极性大小顺序：大黄酸＞大黄素＞芦荟大黄素＞大黄素甲醚＞大黄酚。

三、实验用品

1. 器材：恒温水浴锅、控温电热套、循环水式真空泵、铁架台、蝴蝶夹、普通滤纸、薄层层析硅胶板(2.5cm×10cm)、500mL 圆底烧瓶、球形冷凝管(30cm)、橡皮管、烧杯、滴管、层析缸(广口瓶)、250mL 分液漏斗、布氏漏斗、抽滤瓶、锥形瓶、广泛 pH 试纸、剪刀、铅笔、尺子、点样毛细管、电子天平。

2. 药品与试剂：大黄粗粉、浓盐酸、乙酸乙酯、石油醚(30～60℃)、甲酸、三氯甲烷、5%碳酸氢钠溶液、5%碳酸钠溶液、2%氢氧化钠溶液、8%盐酸溶液、0.5%醋酸镁-乙醇溶液、浓氨水、5%醋酸镁-甲醇溶液。

四、实验内容

(一)游离蒽醌的提取

取大黄粗粉 60g，置 500mL 圆底烧瓶中，加 8%盐酸溶液 300mL 和三氯甲烷 300mL，回流提取 1 小时，放置，冷后过滤，弃去残渣；将三氯甲烷提取液置于分液漏斗中，分出酸水层。三氯甲烷提取液为总蒽醌苷元(游离蒽醌)，将三氯甲烷提取液放置在锥形瓶中，密封，留作进一步分离和精制。

(二)pH 梯度萃取蒽醌苷元的分离和精制

1. 强酸性成分——大黄酸的分离和精制：将上述三氯甲烷提取液移至 250mL 分液漏斗中(使用前先检漏)，以 50mL 5% $NaHCO_3$ 水溶液萃取 3 次，合并 3 次萃取液，在搅拌下慢慢滴加浓盐酸酸化至 pH 值为 2 左右，放置，析出大黄酸沉淀(注意：加酸时应缓慢加入，以防酸液溢出，如出现分层现象，需将上层三氯甲烷蒸去，才能析出固体)。抽滤后，刮下颗粒(黄色针状晶体)并称重。

2. 中等酸性成分——大黄素的分离和精制：将以上用经 5% $NaHCO_3$ 萃取过的三氯甲烷提取液用 50mL 5% Na_2CO_3 水溶液萃取 3 次，碱液用量视碱水层萃取液色较浅为止。合并 3 次萃取液至烧杯中，用浓盐酸酸化至 pH 值为 2 左右，稍放置，析出大黄素沉淀(酸化时的注意操作同前)。抽滤后，刮下颗粒并称重。

3. 将经 5% Na_2CO_3 水溶液萃取过后的三氯甲烷层以 35mL 2% NaOH 水溶液萃取 3 次，合并 3 次萃取液，用浓盐酸酸化至 pH 值为 2～3，析出芦荟大黄素、大黄酚和大黄素甲醚沉淀混合物(酸化时的注意操作同前)。抽滤后，刮下颗粒并称重。

具体操作如图 2－3－4 所示。

(三)游离蒽醌类化合物的鉴定

1. 碱液试验：分别取蒽醌结晶数毫克，置于小试管中，加 2% 氢氧化钠溶液，观察颜色变化。

2. 醋酸镁试验：分别取蒽醌结晶数毫克，置于小试管中，各加乙醇 1mL，滴加 0.5% 醋酸镁－乙醇溶液，观察颜色变化。凡有互成邻位或对位羟基的蒽醌，呈蓝紫至蓝色。

3. 色谱鉴识：具体如下。

(1)薄层板：硅胶 G－CMC－Na 板。

(2)点样：提取的大黄酸、大黄素、芦荟大黄素、大黄酚、大黄素甲醚的氯仿溶液及各对照品氯仿溶液。

(3)展开剂：石油醚(30～60℃)－乙酸乙酯－甲酸(15∶5∶1)上层溶液。

(4)展开方式：上行展开。

(5)显色：在可见光下观察，记录黄色斑点出现的位置，然后用浓氨水熏，或喷 5% 醋酸镁－甲醇溶液，斑点显红色。

(6)观察记录：记录图谱，并计算 Rf 值。

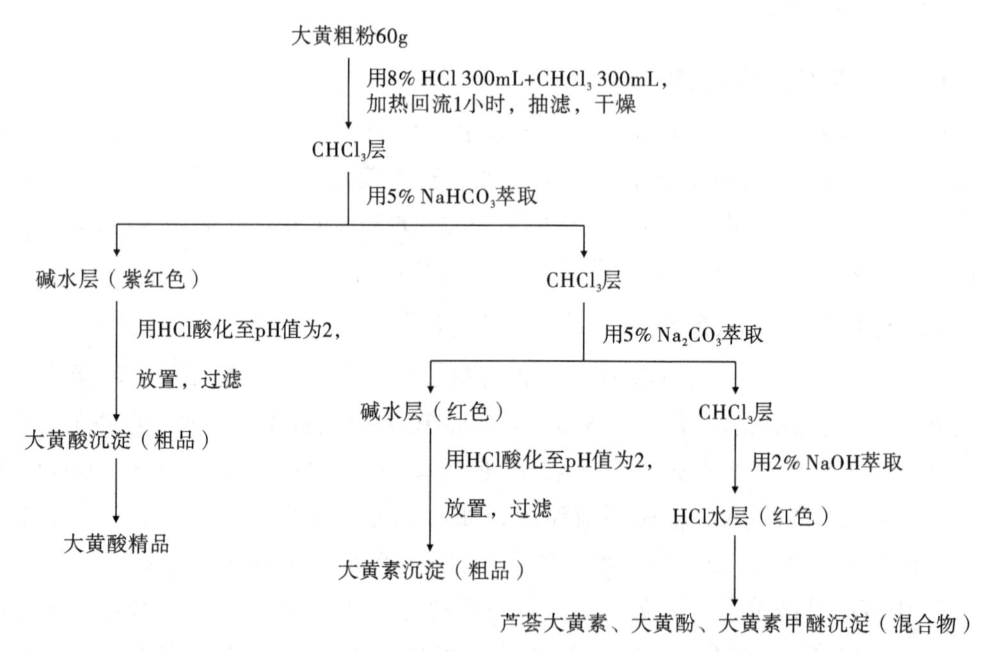

图 2－3－4 pH 梯度萃取蒽醌苷元的分离和精制

五、注意事项

1. 大黄中蒽醌类化合物的种类、含量与大黄的品种、采集季节、炮制方法及贮存时间均有关系。由于蒽醌类衍生物主要以苷的形式存在，因此较新鲜的原药材蒽醌类成分含量高，如果是贮存时间长的饮片，则蒽醌类成分含量低(实验选材要注意)。

2. 用碱液萃取时，要注意浓度和用量；酸化时，加酸要慢，并多搅拌。

3. 注意分液漏斗的正确使用方法。

六、思考题

1. 简述液－液萃取法的原理、溶剂选择原则和操作技术。

2. 大黄中5种游离羟基蒽醌化合物的酸性和极性与结构有什么关系?

3. pH梯度萃取法的原理是什么?该法适用于哪些中药成分的分离?

4. 蒽醌类化合物及其苷的薄层色谱分别用什么作为吸附剂、展开剂和显色剂?

5. 蒽醌类与醋酸镁显色反应的必要条件是什么?其颜色反应与羟基所在的位置有何关系?

实验六 人参中人参皂苷的提取、分离与鉴定

一、实验目的

1. 知识目标：掌握皂苷类成分的提取分离原理，皂苷类化合物的理化性质。

2. 技能目标：学会皂苷类成分的提取分离技术，掌握人参皂苷的水解条件和方法，熟悉柱层析分离人参皂苷元的原理、方法及基本操作技术。

3. 素质目标：通过提取人参皂苷，培养学生更深层次地了解我国传统药材的魅力，让学生意识到传统中医药文化是中华优秀传统文化的重要组成部分和精髓，帮助学生树立文化自信。

二、实验原理

人参皂苷元与多个分子糖结合成苷，具有较强的亲水性，易溶于水和低级醇类。实验室中常采用热水提取人参皂苷，提取液加碱(CaO)除杂，再用酸调至中性，上大孔树脂柱，先用水洗去色素至无色，再用70%的氨性醇洗至无色，人参皂苷便溶于乙醇洗脱，回收乙醇，便得到人参总皂苷。人参总皂苷和稀HCl在醇溶液中进行温和酸水解，可得到三种皂苷元，即齐墩果酸、人参二醇和人参三醇。但不能得到原人参二醇和原人参三醇，这是因为在酸水解过程中侧链的20位碳原子上的羟基(—OH)与该链上的双键(C ═C)易闭环而形成带有三甲基四氢吡喃环的人参二醇和人参三醇。水解后，除去醇、氯仿萃取物，经硅胶柱层析分离，即可得到三种单体皂苷元，经重结晶获得纯品，分别与已知皂苷的红外光谱相一致。

本实验以人参根为原料提取分离人参总皂苷，利用人参总皂苷易溶于甲醇而不溶于乙醚的性质，采用溶剂法进行初步提取去杂；然后根据皂苷在含水丁醇中有较

好的溶解度的性质，采用萃取法进行分离；再用沉淀法或大孔吸附树脂法进行进一步分离精制；对提出的总皂苷，采用检测三萜类化合物通性的理化检识方法——泡沫试验及显色反应进行初步定性检识；最后，根据人参总皂苷中各单体皂苷分子结构中糖基个数和羟基数不同而极性大小不同的性质，通过薄层色谱法对人参总皂苷进一步分离和专属定性检识。

三、实验用品

1. 器材：控温电热套、循环水式真空泵、布氏漏斗、抽滤瓶、大孔树脂柱、回流装置、分液漏斗(250mL)、层析柱、单孔恒温水浴锅、薄层板、展开缸、试管、pH 试纸、纱布、烧杯。

2. 药品与试剂：人参茎叶粗粉、石灰乳、浓硫酸、苯、乙酸乙酯、冰醋酸、醋酐、甲醇、正丁醇、0.5% 羧甲基纤维素钠水溶液、硅胶 GF_{254}、三氯甲烷、无水硫酸钠、丙酮(化学纯)、中性氧化铝、硅胶(100 ~ 200 目)、50% 乙醇溶液、70% 乙醇溶液、95% 乙醇溶液、5% 盐酸溶液、蒸馏水。

四、实验内容

(一)人参总皂苷的提取

取人参茎叶粗粉 20g，放入烧杯中，用 200mL 热水(80 ~ 90℃)提取 1 小时，然后用纱布粗滤，在所得滤液中加入 0.6g 石灰乳除杂，并调节 pH 值为 9 ~ 10，放置 10 分钟左右，过滤；再将滤液用浓硫酸(少量)调节 pH 值为 7，放置 10 分钟左右，回收提取液至少量(5 ~ 10mL)，再上大孔树脂柱(注：此柱应提前洗好，清洗办法略)，先用蒸馏水洗至无色，再用 70% 乙醇洗至无色，分别用小瓶接收，便得到了乙醇洗脱液；回收乙醇，便可得到人参总皂苷(黄白色)。

(二)人参皂苷的水解

称取人参皂苷 4 ~ 5g(不足时由老师提供)，加 20 倍量含 5% HCl 的 50% 乙醇溶液，加热回流 2 小时，放冷，加 0.5 倍水，水浴去醇，转入分液漏斗中，用三氯甲烷萃取 3 次(10mL、5mL、5mL)，合并三氯甲烷层，加少量无水硫酸钠干燥，回收三氯甲烷，即得人参总皂苷元。

(三)苷元柱层析分离

称取 100 ~ 200 目中性氧化铝(105℃活化 30 分钟)50g，用苯作为洗脱剂湿法装柱，柱顶放一层脱脂棉，压上数个玻璃球，放出多余的苯(直至高于吸附剂 1cm)，计算保留体积。总皂苷元用少量苯溶解上柱，用苯 - 乙酸乙酯(8:2)洗脱，薄层检识(与苷元标准品对照)相同组分合并，回收溶剂。齐墩果酸、人参二醇用 95% 乙醇重结晶，人参三醇用丙酮重结晶，将纯品于 80℃ 干燥，收集于小瓶中。

注：由于人参花、叶中人参皂苷含量高且廉价，因此本实验可用人参地上部分

作为原料进行实验，脱脂3或4次，由绿变棕红即可，其他操作同前。如果用人参根总皂苷元进行柱层析，要求学生精制人参二醇进行红外光谱鉴定。若用人参花、叶总皂苷元进行柱层析分离，则要求学生精制人参三醇进行红外光谱鉴定。

(四)人参皂苷的检识

1. 显色反应：具体如下。

(1)醋酐－浓硫酸反应：取人参皂苷样品少许，溶于冰醋酸中，加醋酐－浓硫酸试剂(19:1)数滴，混匀，呈红紫色。

(2)泡沫反应：取人参皂苷样品少许于试管中，加水2～3mL溶解，密塞，用力振摇1分钟，产生大量持久泡沫。

2. 薄层层析。

(1)人参皂苷薄层色谱法：具体如下。

吸附剂：硅胶G板。

展开剂：上层用正丁醇－乙酸乙酯－水(8:2:10)。

下层用氯仿－甲醇－水(13:7:2)。

对照品：根 R_x、叶 R_x、花 R_x 甲醇液(10mg/mL)。

显色剂：10%硫酸－乙醇溶液(v/v)，于110℃加热10分钟，至棕红色斑点出现。

(2)人参皂苷元薄层色谱法：具体如下。

吸附剂：硅胶G板。

展开剂：苯－乙酸乙酯(1:1)。

对照品：人参二醇、人参三醇、齐墩果酸甲醇液。

显色剂：同人参皂苷。

五、注意事项

1. 进行萃取操作时，注意振摇不能过于剧烈，以防产生乳化现象。

2. 在连续回流提取过程中，水浴温度不宜过高，应与溶剂沸点相适应。此外，可加快冷凝水的流速，以增加冷凝效果。

3. 大孔树脂在使用前应按说明书处理好，加乙醇浸泡24小时后，再用乙醇洗脱至流出液与3倍水混合后不呈混浊，继续用蒸馏水洗至无醇，备用。

六、思考题

1. 用通法(实验室法)从人参中提取人参皂苷时应注意哪些问题？为什么？

2. 人参皂苷加酸水解可生成哪些水解产物？写出其结构式。

3. 根据文献报道，试设计一条适合工业生产的提取人参茎、叶的总皂苷的工艺流程。

实验七 牡丹皮中丹皮酚的提取、分离与鉴定

一、实验目的

1. 知识目标：学习和掌握挥发油的一般提取和鉴定方法。

2. 技能目标：掌握用水蒸气蒸馏法从牡丹皮中提取丹皮酚的方法，以及丹皮酚的色谱检识和定性鉴定方法。

3. 素质目标：进行科学严谨的实验操作，培养学生科学合理的实验态度以及爱国、敬业的职业道德。

二、实验原理

挥发油与水不相混合，当受热后，二者蒸汽压的总和与大气压相等时，溶液即开始沸腾。继续加热，则挥发油可随水蒸气蒸馏出来。丹皮酚具有挥发性，可随水蒸气蒸馏，又因在冷水中难溶，故放冷后可析出结晶。

三、实验用品

1. 器材：控温电热套、水蒸气蒸馏装置（包括挥发油提取器、蒸馏瓶 500mL、回流冷凝管）、三颈瓶、粉碎机、500mL 烧杯、量筒、循环水式真空泵、滤纸、布氏漏斗、抽滤瓶、薄层层析板、层析缸。

2. 药品与试剂：牡丹皮、氯化钠、无水乙醇、凡士林、三氯甲烷、硅胶 GF_{254}、环己烷、乙酸乙酯、5% 三氯化铁 – 乙醇溶液。

四、实验内容

（一）丹皮酚的提取

取牡丹皮 20g，粉碎，置 250mL 三颈瓶中，加 100mL 水、2mL 无水乙醇和 8g 氯化钠（装器材时，注意凡士林的涂抹方法，不是全涂抹于塞子，而是口与塞各涂一半，注意方向），振摇混合后，浸润 1 小时，连接挥发油提取器，并加注冷凝水，自冷凝管上端加水，使之充满测定器的刻度部分，并溢流入烧瓶时为止（此过程中的现象为乳白色粉末，混合后，颜色变深，上有咖啡色浅浮沫），水浴回流收集蒸馏液（共收集蒸馏液约 60mL）。将蒸馏液放冷，分层，开启测定器下端活塞，使油层下降至其上端与刻度“0”线平齐，读取挥发油量，计算百分含量（可能出现的问题：开始加热时，油层在下，加热全部压回，重新开始；后来，温度传感器在瓶中与磁子相吸，处理过程中由于频繁开塞且时间过长，导致大量有效挥发性油物质从侧口挥发，最终未能成功收集到大量油性物质，实验失败）。缓缓放出水分，接收挥发油。将挥发油静置过夜，有白色针状结晶析出，滤取结晶，干燥，称重。如结

晶不纯，可加入95%乙醇至全部溶解(约为粗晶的15倍)，抽滤，在滤液中加入4倍量的蒸馏水，使溶液呈乳白色，静置后，则有大量白色针状结晶析出。

(二)丹皮酚的鉴定(薄层色谱鉴定)

1. 吸附剂：硅胶GF_{254}薄层板(5.0cm×10.0cm)。

2. 样品：自制样品的乙醇液，丹皮酚对照品乙醇溶液。

3. 展开剂：环己烷－乙酸乙酯(3∶1)，或环己烷－三氯甲烷－无水乙醇(7∶3∶1)。

4. 显色：喷5%三氯化铁－乙醇溶液或盐酸酸化的5%三氯化铁－乙醇溶液，用热风吹至斑点显色清晰。

5. 实验结果记录：观察斑点颜色，记录图谱，并计算Rf值。

五、注意事项

1. 提取完毕后，须待油、水完全分层；在接收挥发油时，应注意尽量避免带出水分。

2. 产品应在干燥、密闭、避光条件下保存(严禁放入烘箱中烘干)。

六、思考题

还可以通过哪些方法来进行丹皮酚的提取和鉴定？

(李　亮　王巧峰　侯敏娜)

第四篇　药物制备技术实验

实验一　溶液型液体制剂的制备

一、实验目的

1. 知识目标：掌握常用溶液型液体制剂的制备方法，了解溶液型液体制剂的质量评价标准。

2. 技能目标：能够正确制备常用的溶液型液体制剂，对溶液型液体制剂的质量进行检查评定，能够对常用附加剂的作用、用量及使用方法准确描述。

3. 素质目标：培养学生严谨求实的工作态度，树立学生尊重科学、尊重生命的科学信念。

二、实验原理

1. 溶液型液体制剂：液体制剂是指药物分散在适宜的分散介质中制成的可供内服或外用的液体形态的制剂。溶液型液体制剂是一种真溶液，分为低分子溶液剂和高分子溶液剂，外观均匀、澄明。常用的分散介质有水、乙醇、丙二醇、甘油、脂肪油等。低分子溶液剂包括溶液剂、芳香水剂、糖浆剂、甘油剂、酊剂、醑剂、合剂、洗剂、涂剂等。

2. 溶液型液体制剂的制备方法：具体如下。

(1)低分子溶液剂的制备方法主要有溶解法、稀释法。其中，溶解法最为常用，一般制备过程为称量—溶解—混合—过滤—加分散介质至全量。

(2)高分子溶液剂的配制方法类同于低分子溶液剂，但药物溶解时，首先要经过溶胀过程，宜将高分子分次撒布于水面上，使其自然膨胀，然后再搅拌或加热，使高分子最终溶解。

对于成品，应进行质量检查。质量检查的内容包括外观、色泽、pH 值、含量等。质量检查合格后，选用洁净容器包装，并贴上标签(内服药用白底蓝字或白底黑字标签，外用药用白底红字标签)，注明用法及用量。

三、实验用品

1. 器材：电子天平、烧杯、量筒、量瓶、具塞三角瓶、玻璃漏斗、滤纸、电热套、脱脂棉、研钵、吸管、洗耳球、药匙、标签纸、称量纸。

2. 药品与试剂：薄荷油、滑石粉、聚山梨酯 80、碘、碘化钾、甘油、蔗糖、樟脑、90% 乙醇、胃蛋白酶、0.5% 稀盐酸、单糖浆、5% 羟苯乙酯乙醇溶液、羧甲基纤维素钠、氯化钠、淀粉、蒸馏水。

四、实验内容

(一)低分子溶液剂的制备

1. 不同处方薄荷水的制备。

处方：见表2－4－1。

表2－4－1　不同薄荷水的制备处方

用物	处方1	处方2	处方3
薄荷油	0.2mL	0.2mL	0.2mL
滑石粉	1.5g	—	—
聚山梨酯80	—	1.2g	1.2g
90%乙醇	—	—	60mL
用蒸馏水加至	100mL	100mL	100mL

制法：

(1)处方1(分散溶解法)：量取薄荷油，称取滑石粉，在研钵中研匀，移至具塞三角瓶中，加入蒸馏水，加盖振摇10分钟，反复过滤至滤液澄明，再由滤器上加适量蒸馏水，直至100mL，即得。

(2)处方2(增溶法)：取薄荷油，加聚山梨酯80搅匀，加入蒸馏水，充分搅拌溶解，过滤至滤液澄明，再由滤器上加蒸馏水至全量(100mL)，即得。

(3)处方3(增溶－复溶剂法)：取薄荷油，加聚山梨酯80搅匀，在搅拌下缓慢加入90%乙醇50mL溶解，过滤至滤液澄明，再由滤器上加90%乙醇至全量(100mL)，混匀即得。

质量检查：成品外观性状。

作用：发汗解热，疏肝理气，利咽止痛，止痒。

注意事项：

(1)滑石粉等分散剂应与薄荷油充分研匀，以利于加速溶解过程。

(2)蒸馏水应是新煮沸放冷后的蒸馏水。

2. 复方碘溶液的制备。

处方：碘1.25g，碘化钾2.5g；用蒸馏水加至25mL。

制法：取碘化钾，加蒸馏水适量，配成浓溶液，再加入碘溶解后，添加适量蒸馏水至25mL，摇匀，即得。

质量检查：成品外观性状。

作用与用途：可用于地方性甲状腺肿的治疗和预防、甲亢的术前准备、甲亢危象等。

注意事项：

(1)碘在水中的溶解度为1∶2950，加碘化钾作为助溶剂，形成KI_3，能增加碘在水中的溶解度，并使溶液稳定。

(2)为使碘能迅速溶解，需将碘化钾加少量水(1∶1)配成浓溶液、然后加入碘溶解。

(3)碘有腐蚀性，慎勿接触皮肤与黏膜。称量时，可用玻璃器皿或蜡纸。宜将碘溶液保存在密闭棕色玻璃瓶中，而且肢体不得直接与木塞、橡皮塞、金属塞接触。

3. 樟脑醑的制备。

处方：樟脑2.5g，用90%乙醇加至50mL。

制法：取樟脑，加入适量90%乙醇，溶解后过滤，过滤至滤液澄明，自滤器上添加90%乙醇至50mL，即得。

质量检查：成品外观性状。

作用与用途：本品为局部刺激药，可用于瘙痒性皮肤病、纤维组织炎、神经痛。

注意事项：

(1)因本品含有乙醇，在常温下容易挥发，故需密封。

(2)本品遇水即析出结晶油，所用器材及包装材料均应干燥。

4. 单糖浆的制备。

处方：蔗糖42.5g，用蒸馏水加至50mL。

制法：取蒸馏水22.5mL，煮沸，加蔗糖，搅拌使之溶解；继续加热至100℃，趁热用脱脂棉过滤，自滤器上添加适量蒸馏水至全量，搅匀，即得。

质量检查：成品外观性状。

作用与用途：本品为矫味剂、助悬剂，可供制备药用糖浆等。

注意事项：蔗糖溶解后，应继续煮沸，但时间不宜过长，否则蔗糖可水解为转化糖(果糖和葡萄糖)。若转化糖含量过高，在贮存期容易发酵，会影响糖浆质量。

(二)高分子溶液剂的制备

1. 胃蛋白酶合剂的制备。

处方：胃蛋白酶1.0g，稀盐酸(0.5%)1mL，单糖浆5mL，羟苯乙酯乙醇溶液(5%)0.5mL；用蒸馏水加至50mL。

制法：取蒸馏水30mL，加0.5%稀盐酸，搅匀；加单糖浆，搅匀；缓缓加入羟苯乙酯乙醇溶液(5%)，边加边搅拌，然后将胃蛋白酶散布在液面上，待其自然膨胀、下沉后，略加搅拌，使之溶解，再加蒸馏水至全量，轻轻混匀，即得。

质量检查：成品外观性状。

作用与用途：本品为助消化药，可用于缺乏胃蛋白酶或病后消化功能减退引起的消化不良。

注意事项：

(1)本品中的胃蛋白酶消化力为1∶3000以上，在pH值为1.5～2.5时活性最大，因此处方中加稀盐酸的目的是调节pH值。但需注意胃蛋白酶不得与稀盐酸直接混合，需加蒸馏水稀释后配制，因含盐酸量超过5mg/mL时可破坏胃蛋白酶活力。

(2)本品亦可加适量甘油(10%～20%)代替单糖浆，以增加胃蛋白酶的稳定性；还可以加酊剂矫味，该制剂的含醇量不应超过10%。

(3)本品不能用热水配制(或加热)，不宜剧烈搅拌，以免影响胃蛋白酶活力，宜新鲜配制。

(4)本品不宜过滤，如必须过滤时，滤器需先用相同浓度的稀盐酸润湿，以饱和滤材表面电荷，避免影响胃蛋白酶活力，然后再过滤。

2. 羧甲基纤维素钠胶浆的制备。

处方：羧甲基纤维素钠1.25g，甘油15mL，羟苯乙酯溶液(5%)1mL，香精(蔗糖)适量，用蒸馏水加至50mL。

制法：取羧甲基纤维素钠，分次加入适量水中(1.25g加25mL水)，让其自然溶胀，然后稍加热，并轻轻搅拌，使之溶解，加入羟苯乙酯乙醇溶液(5%)、香精、甘油，搅匀，再加蒸馏水至全量，搅拌均匀，即得。

质量检查：成品外观性状。

作用与用途：本品为润滑剂，用于腔道、器械检查或查肛时，可起润滑作用。

注意事项：

(1)羧甲基纤维素钠为白色纤维状粉末或微粒，在冷水中溶解缓慢，应在适量冷水中充分溶胀，然后再稍加热，以促溶解。

(2)羧甲基纤维素钠遇阳离子型药物以及碱土金属、重金属盐能发生沉淀，因此不能使用季铵类和汞类防腐剂。

(3)甘油可起保湿、增稠和润滑作用。

3. 心电图导电胶的制备。

处方：氯化钠4.5g，淀粉2.5g，甘油5g，羟苯乙酯溶液(5%)0.15mL；用蒸馏水加至25mL。

制法：取氯化钠，溶于适量蒸馏水中，加入羟苯乙酯乙醇溶液(5%)，加热至沸；另取淀粉，用少量冷蒸馏水调匀；将上述氯化钠溶液趁热缓缓加入，制成糊状，加入甘油，再加蒸馏水，使成25mL，搅匀即得。

质量检查：成品外观性状。

作用与用途：供心电图、脑电图检查时电极导电用。

注意事项：

(1)如用薯类淀粉，则不易成糊。

(2)本品为无色的黏稠液体，宜密闭保存。

五、思考题

1. 增加药物溶解度的方法有哪些？增溶和助溶有何区别？
2. 简述影响胃蛋白酶活力的因素及预防失活的措施。

实验二　混悬型液体药剂的制备

一、实验目的

1. 知识目标：掌握混悬剂的一般制备方法及稳定剂的选择方法。

2. 技能目标：能够正确制备常用的混悬剂，能够选择适宜的稳定剂增加混悬剂的稳定性，学会加液研磨法的正确操作。

3. 素质目标：培养学生科学严谨的工作态度，发扬精益求精的工匠精神；培养学生良好的团队合作能力和沟通协调能力。

二、实验原理

混悬剂是指难溶性固体药物以细小微粒分散在液体分散介质中形成的非均相液体分散体系。大多数的混悬剂是液体制剂，若按照混悬剂的要求，将药物用适宜方法制成粉末状或微粒状制剂，使用时加水即迅速分散成混悬剂，则称为干混悬剂。其配制方法有分散法和凝聚法，其中分散法较为常用，分散法系将固体药物粉碎成微粒，再根据主药性质加入适宜的稳定剂，混悬于分散介质中。

优良的混悬剂应符合如下要求：①微粒细微，分散均匀，不结块；②微粒的沉降速度慢，沉降容积比大；③微粒沉降后，经振摇易再分散，微粒大小及液体的黏稠度均应符合用药要求。为达此目的，常需加入各种稳定剂，如保护胶体、表面活性剂、絮凝剂、反絮凝剂等，从而提高混悬液的稳定性。

三、实验用品

1. 器材：电子天平、研钵、量筒、具塞刻度试管、直尺、烧杯、试管架、玻璃棒、药匙、标签纸、称量纸。

2. 药品与试剂：炉甘石、氧化锌、三氯化铝、沉降硫黄、硫酸锌、甘油、羧甲基纤维素钠、枸橼酸钠、聚山梨酯80、樟脑醑、蓖麻油、蒸馏水。

四、实验内容

（一）炉甘石制剂的制备

1. 处方：如表2－4－2所示。

表 2-4-2　炉甘石制剂处方

用物	处方 1	处方 2	处方 3	处方 4	处方 5
炉甘石(120 目)	3.0g	3.0g	3.0g	3.0g	3.0g
氧化锌(120 目)	1.5g	1.5g	1.5g	1.5g	1.5g
甘油	1.5g	1.5g	1.5g	1.5g	1.5g
羧甲基纤维素钠	—	0.15g	—	—	—
枸橼酸钠	—	—	0.15g	—	—
聚山梨酯 80	—	—	—	0.6g	—
三氯化铝	—	—	—	—	0.1g
用蒸馏水加至	30mL	30mL	30mL	30mL	30mL

2. 制法：5 种处方均采用加液研磨法制备。

称取过 120 目筛的炉甘石、氧化锌于研钵中，加甘油与适量蒸馏水，研磨至糊状，再按上述不同处方加入其他成分，研匀后倒出，用蒸馏水分次冲洗，与药液合并后，加蒸馏水至 30mL，即得。

3. 质量检查：具体如下。

(1)沉降容积比测定：将不同处方的炉甘石洗剂分别置于 100mL 具塞刻度试管中，密塞，振摇 1 分钟，记录初始高度 H_0 后，静置并计时，分别在 5 分钟、15 分钟、30 分钟、60 分钟、90 分钟、120 分钟记录沉降物的高度 H_u，记入表 2-4-3 中。计算沉降容积比(F，即 H_u/H_0)。注意：具塞量筒的大小、粗细应尽量一致。

表 2-4-3　炉甘石制剂的沉降容积比

时间	处方 1		处方 2		处方 3		处方 4		处方 5	
	H_u	F	H_u	F	H_u	F	H_u	F	H_u	F
5 分钟										
15 分钟										
30 分钟										
60 分钟										
90 分钟										
120 分钟										

(2)重分散检查：将不同处方的炉甘石制剂静置一段时间，并将具塞试管倒置翻转(一反一正为 1 次)，记录试管底部的沉降物重新分散所需要的次数，记入表 2-4-4中。如试管底部沉淀物始终未分散，以“结饼”记入结果。

表 2-4-4 重新分散次数

项目	处方 1	处方 2	处方 3	处方 4	处方 5
翻转次数					

4. 作用与用途：本品有轻度收敛止痒作用，局部涂擦，可用于急性湿疹、亚急性皮炎。

5. 注意事项：具体如下。

(1)炉甘石是指含有适量(0.5%～1%，g/g)氧化铁(着色剂)的碱式碳酸锌或氧化锌，略带微红色。

(2)炉甘石洗剂是一种混悬剂，如配制方法不当或选用的助悬剂不适宜，就不易保持混悬状态，且涂用时有沙砾感。久贮沉淀的微粒易聚结，振摇亦难再分散。

(3)炉甘石和氧化锌为亲水性药物，可被水湿润；加适量的分散剂研磨成糊状，可使其分散。

(二)复方硫黄洗剂的制备

1. 处方：沉降硫黄 1.5g，硫酸锌 1.5g，樟脑醑 12.5mL，聚山梨酯 80 0.3g，甘油 5mL；用蒸馏水加至 50mL。

2. 制法：取沉降硫黄，置研钵中，加聚山梨酯 80、甘油、极少量的蒸馏水，研磨成细腻的稀糊状；将硫酸锌溶于 10mL 蒸馏水中，在搅拌下缓缓加入研钵中研匀；然后以细流缓缓加入樟脑醑等其他成分，边加边快速研磨，加蒸馏水至全量，研匀即可。

3. 质量检查：成品的外观性状、再分散性。

4. 作用与用途：本品具有保护皮肤与抑制皮脂分泌的作用，适用于皮脂溢出、痤疮及酒渣鼻等。

5. 注意事项：硫黄为典型的疏水性药物，可被甘油润湿，为增加其润湿作用，需使用聚山梨酯 80。在制备时，应先加入聚山梨酯 80、甘油与之充分研磨，使其充分润湿后，再与其他液体研和，以利于硫黄的分散，但在过于黏稠的情况下不宜研匀，应加少量水稀释。

(三)氧化锌油的制备

1. 处方：氧化锌 10g，以蓖麻油加至 50g。

2. 制法：取氧化锌细粉，过 120 目筛，加适量蓖麻油研匀后，再加蓖麻油至 50g，混匀即得。

3. 质量检查：成品的外观性状、再分散性。

4. 作用与用途：本品具有保护皮肤、收敛、促进伤口愈合的作用，可用于无明显渗出的亚急性皮炎、湿疹及烫伤。

5. 注意事项：具体如下。

(1)本品为淡黄色黏稠的油状混悬剂，放置一段时间后会分层。

(2)处方中蓖麻油可用花生油代替，临床上尚有氧化锌 50% 的制品。

(3)氧化锌宜用细粉(过6号筛)，否则在配制中易成团块，而不宜分散。

(4)本品如用于破损皮肤、大面积烧伤、烫伤时，应先用干热灭菌法(150℃，1小时)灭菌，放冷后备用。

五、思考题

1. 炉甘石制剂中4种稳定剂的作用分别是什么？

2. 混悬剂的稳定性和哪些因素有关？

实验三　乳剂的制备及乳剂类型的判断

一、实验目的

1. 知识目标：掌握乳剂的一般制备方法，以及乳剂类型的判断方法。

2. 技能目标：能够正确制备常见乳剂，正确鉴别不同类型的乳剂。

3. 素质目标：培养学生科学严谨的工作态度，提高学生的小组合作能力；通过判断不同的乳剂类型，培养学生理论联系实际的能力。

二、实验原理

两种互不混溶的液体经乳化而形成的非均相分散体系，称为乳剂(也称乳浊液)。分散的液滴称为分散相、内相或非连续相，一般直径在0.1～100μm；包在液滴外面的液相称为分散介质、外相或连续相。乳剂分为水包油(O/W)型和油包水(W/0)型，通常采用稀释法和染色法鉴别乳剂的类型。

由于乳剂中液滴具有很大的分散度，需加入乳化剂，并在一定机械力作用下制备乳剂。乳化剂能显著降低油、水两相之间的界面张力，有利于乳剂的形成和稳定性的提高。在药剂学中，常用乳剂的亲水亲油平衡(HLB)值为3～16。HLB值愈大，亲水性愈强，形成的乳剂为0/W型；反之，形成的乳剂为W/O型。

乳剂的制备方法主要有干胶法、湿胶法、新生皂法和机械法(乳匀机、胶体磨)。制备少量乳剂时，可采用在研钵中研磨或在瓶中振摇等方法；大量制备时，可选用搅拌器、乳匀机、胶体磨等器械。乳剂的制备工艺流程分别如图2－4－1～图2－4－4所示。

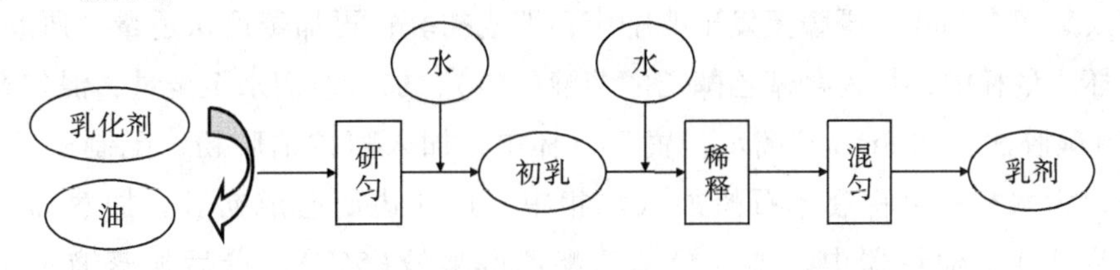

图2－4－1　用干胶法制备乳剂的工艺流程图

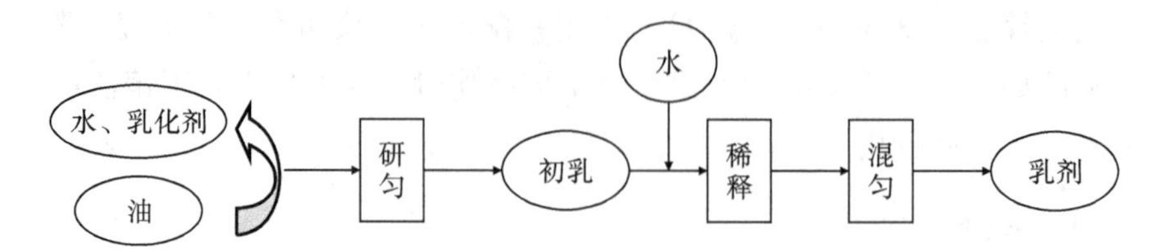

图 2-4-2 用湿胶法制备乳剂的工艺流程图

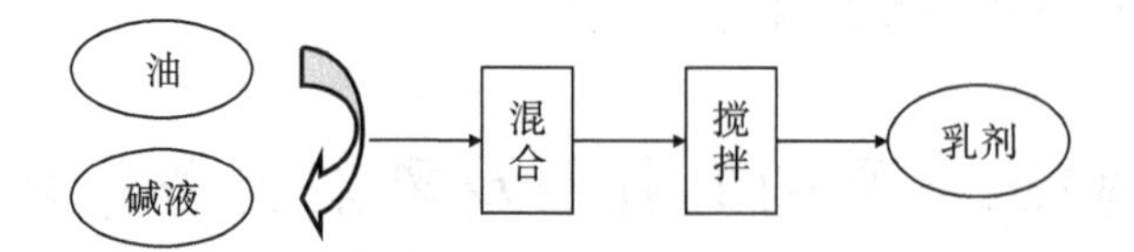

图 2-4-3 用新生皂法制备乳剂的工艺流程图

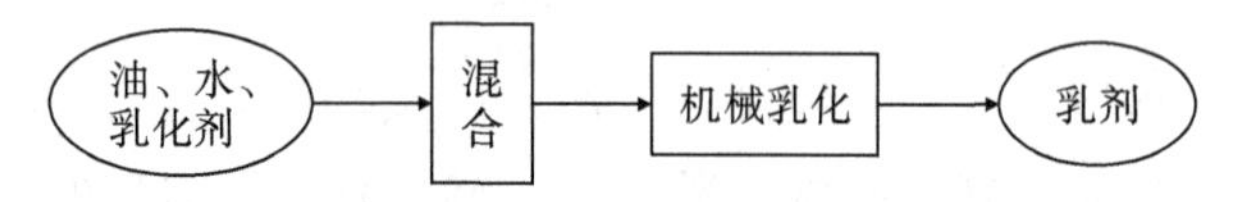

图 2-4-4 用机械法制备乳剂的工艺流程图

三、实验用品

1. 器材：电子天平、研钵、具塞刻度试管、烧杯、量筒、玻璃棒、载玻片、显微镜、药匙、标签纸、称量纸。

2. 药品与试剂：液体石蜡、阿拉伯胶、植物油、菜籽油、桉叶油、5%羟苯乙酯乙醇溶液、氢氧化钙饱和溶液、苏丹红溶液、亚甲蓝溶液、蒸馏水。

四、实验内容

(一)乳剂的制备

1. 液体石蜡乳的制备。

处方：液体石蜡 12mL，阿拉伯胶 4g，羟苯乙酯乙醇溶液(5%)0.1mL；用蒸馏水加至 30mL。

制法：

(1)干胶法：将阿拉伯胶置于干燥研钵中，加入液体石蜡，稍加研磨，使胶粉分散，加入蒸馏水 8mL，研磨至发出噼啪声，即成初乳；再加蒸馏水适量，研磨后，转移至烧杯或量杯中，加入羟苯乙酯乙醇溶液(5%)，加入蒸馏水至全量，混匀即得。

(2)湿胶法：取 8mL 蒸馏水，置于烧杯中，加入阿拉伯胶粉，配制成胶浆，置研钵中，为水相；再将液体石蜡加入水相中，边加边研磨成初乳，加蒸馏水稀释，转移至量杯或其他量器中，加入羟苯乙酯乙醇溶液(5%)，最后加蒸馏水至全量，搅拌均匀即得。

作用与用途：本品为轻泻剂，可用于治疗便秘，尤其适用于高血压、动脉瘤、痔疮、疝气及手术后便秘的患者，可以减轻排便的痛苦。

注意事项：

(1)制备初乳的乳钵应干燥，其表面应粗糙。研磨时用力应均匀，向一个方向不停地研磨，直至初乳形成。其关键是用力，不停歇。

(2)在制备初乳时，加入水量不足或加水过程缓慢，则极易形成W/O型初乳，此时即使加水稀释，也难以转变为O/W型；若加水量过多，水相的黏滞度降低，以致降低油相的分散度，会使制成的乳剂大多不稳定或易破裂。

2. 植物油乳的制备。

处方：菜籽油16g，阿拉伯胶4g，羟苯乙酯乙醇溶液(5%)0.1mL；用蒸馏水加至30mL。

制法：

(1)干胶法：将阿拉伯胶置于干燥研钵中，加入菜籽油，稍加研磨，使胶粉分散；加入蒸馏水8mL，研磨至发出噼啪声，即成初乳；再加蒸馏水适量，研磨后，转移至烧杯或量杯中，加入羟苯乙酯乙醇溶液(5%)，加入蒸馏水至全量，混匀即得。

(2)湿胶法：取8mL蒸馏水，置于烧杯中，加入阿拉伯胶粉，配制成胶浆，置研钵中，为水相；再将菜籽油加入水相中，边加边研磨，即成初乳；加蒸馏水稀释，转移至烧杯或量杯中，加入羟苯乙酯乙醇溶液(5%)，最后加蒸馏水至全量，混匀即得。

作用与用途：保护和滋润皮肤，缓解皮肤炎症，舒缓干燥和敏感皮肤等。

注意事项：

(1)阿拉伯胶为阿拉伯酸的钠、钙、镁盐的混合物，可形成O/W型乳剂，适用于制备植物油、挥发油的乳剂，可供内服用。

(2)制备油类药物初乳时，所用油、水、胶的比例约为4∶2∶1。一般在油胶混合液中加水后研磨不到1分钟，就能形成良好的初乳，并能听到黏稠胶液中油相被撕裂成油滴而发出的噼啪声。

3. 桉叶油乳的制备。

处方：桉叶油8g，阿拉伯胶4g，羟苯乙酯乙醇溶液(5%)0.1mL；用蒸馏水加至30mL。

制法：

(1)干胶法：将阿拉伯胶置于干燥研钵中，加入桉叶油，稍加研磨，使胶粉分散，加入蒸馏水8mL，研磨至发出噼啪声，即成初乳；再加蒸馏水适量，研磨后，转移至烧杯或量杯中，加入羟苯乙酯乙醇溶液(5%)，最后加蒸馏水至全量，混匀即得。

(2)湿胶法：取8mL蒸馏水，置于烧杯中，加入阿拉伯胶粉，配制成胶浆，置研钵中，为水相；再将桉叶油加入水相中，边加边研磨，即成初乳；加蒸馏水稀释，转移至烧杯或量杯中，加入羟苯乙酯乙醇溶液(5%)，最后加蒸馏水至全量，混匀即得。

注意事项：

(1)先在干燥、粗糙的研钵中制备初乳，制备初乳时所用油、水、胶的比例约为2∶2∶1。

(2)加入水后，应迅速沿一个方向强力研磨。

4. 石灰搽剂的制备。

处方：植物油10mL，氢氧化钙饱和水溶液10mL。

制法：取植物油及氢氧化钙饱和水溶液，置具塞刻度试管中，用力振摇至乳剂生成。

作用与用途：本品具有收敛、止痛、润滑、保护等作用，可用于轻度烫伤。

注意事项：石灰搽剂是由氢氧化钙与植物油中所含的少量游离脂肪酸经皂化反应，再乳化植物油而生成的W/O型乳剂。植物油可用菜籽油、麻油、花生油、棉籽油等。

(二)乳剂类型的鉴别

1. 稀释法：取试管2支，分别加入乳剂各1滴，再加入蒸馏水5mL，振摇、翻转数次后，观察混合情况，并记录乳剂类型的鉴别结果。

2. 染色法：取少许乳剂，分别涂在载玻片上，用苏丹红溶液(油溶性染料)和亚甲蓝溶液(水溶性染料)各染色1次，在显微镜下观察并判断乳剂类型，记录乳剂类型的鉴别结果。

五、思考题

1. 简述干胶法和湿胶法制备初乳的操作要点。

2. 石灰搽剂的制备原理是什么？它属于何种类型的乳剂？

实验四　注射剂的制备

一、实验目的

1. 知识目标：掌握注射剂的制备方法及生产工艺过程，掌握注射剂成品质量检查的标准和方法。

2. 技能目标：能够正确分析制备方法和生产工艺过程中的操作要点，能够分析影响注射剂成品质量的因素。

3. 素质目标：强调注射剂安全性，培养学生科学严谨的工作态度，具备良好的质量意识；培养学生良好的团队合作能力和沟通协调能力，提高学生分析问题、解决问题的能力。

二、实验原理

注射剂是指药物与适宜的辅料制成的供注人体内的无菌制剂。注射剂可分为注射液、注射用无菌粉末与注射用浓溶液等。

注射液包括溶液型、乳状液型或混悬型等，可用于皮下注射、皮内注射、肌内注射、静脉注射、静脉滴注等。其中，供静脉滴注用的大容量注射液(除另有规定外，一般不小于100mL)也称输液。注射用无菌粉末是指药物与适宜辅料制成的供临用前用无菌溶液配制成澄清溶液或均匀混悬液的无菌粉末或无菌块状物，可用适宜的注射用溶剂配制后注射，也可用静脉输液配制后静脉滴注。注射用浓溶液是指药物与适宜辅料制成的供临用前稀释后静脉滴注用的无菌浓溶液。

注射剂的生产过程包括原(辅)料的准备、配制、灌封、灭菌、质量检查、包装等步骤。注射剂所用的原(辅)料应从来源及生产工艺等环节进行严格控制，并应符合注射用的质量要求。注射剂所用溶剂应安全无害，并与其他药用成分兼容性良好，不得影响活性成分的疗效和质量，一般分为水性溶剂和非水性溶剂。

配制注射剂时，可根据需要加入适宜的附加剂，如渗透压调节剂、pH调节剂、增溶剂、助溶剂、抗氧剂、抑菌剂、乳化剂、助悬剂等。所用附加剂应不影响药物疗效，避免对检验产生干扰，使用浓度不得引起毒性或明显的刺激性；多剂量包装的注射液可加适宜的抑菌剂，抑菌剂的用量应能抑制注射液中微生物的生长；加有抑菌剂的注射液，仍应采用适宜的方法灭菌；静脉输液与脑池内、硬膜外、椎管内用的注射液均不得加抑菌剂；除另有规定外，一次注射量超过15mL的注射液也不得加抑菌剂，注射用无菌粉末应按无菌操作法制备。

用易氧化药物配制注射剂时，需加抗氧剂、金属络合剂，必要时在灌装过程中可填充经过处理的二氧化碳或氮等，以排除容器内的空气，并立即熔封。

制备混悬型注射液、乳状液型注射液过程中，要采取必要的措施，保证微粒大小符合质量标准的要求。注射用无菌粉末应标明配制溶液所用的溶剂类型，必要时还应标注溶剂量。

注射剂的质量要求：装量或装量差异、渗透压摩尔浓度、可见异物、不溶性微粒、无菌，必要时应进行相应的安全性检查，如异常毒性、过敏反应、溶血与凝聚、降压物质、热原或细菌内毒素等；注射剂的pH值应接近血液pH值，一般控制在4~9，含量合格；凡大量静脉注射或滴注的输液，应调节渗透压与血浆等渗或接近等渗。

三、实验用品

1. 器材：磁力搅拌器、pH计、布氏漏斗、微孔滤膜过滤器、熔封机、滴定管、澄明度检查仪、紫外分光光度计、烧杯、具塞三角瓶、G3垂熔玻璃漏斗、量筒、电子天平、电炉、滤纸、脱脂棉、玻璃棒、药匙、标签纸、称量纸。

2. 药品与试剂：维生素C、碳酸氢钠、乙二胺四乙酸二钠(EDTA－2Na)、焦亚硫酸钠、注射用水、1%亚甲蓝水溶液。

四、实验内容

维生素C注射液的制备。

1. 处方：维生素C 5.0g，碳酸氢钠2.4g，乙二胺四乙酸二钠0.005g，焦亚硫酸钠0.2g；用注射用水加至100mL。

2. 制法：具体如下。

(1)原辅料质检与投料计算：供注射用的原料药与辅料必须经检验达到注射用原料标准才能使用。

(2)空安瓿的处理：空安瓿—灌水—处理—洗涤—烘干—灭菌。

(3)注射液的配制：量取处方量80%的注射用水，通入N_2饱和，加入维生素C，使之溶解；分次缓缓加入碳酸氢钠，搅拌，使之溶解；调节药液pH值为5.8~6.2；加入乙二胺四乙酸二钠、焦亚硫酸钠溶解，搅拌均匀，添加N_2饱和的注射用水至足量；用G3垂熔漏斗预漏，再用0.22μm的微孔滤膜精滤，检查滤液澄明度。

(4)灌注与熔封：将过滤合格的药液立即灌装于2mL安瓿中，通入N_2于安瓿上部空间，要求装量准确、药液不沾安瓿颈壁；随灌随封，熔封后的安瓿顶部应圆滑，无尖头、鼓泡或凹陷现象。

(5)灭菌与检漏：将灌封好的安瓿用100℃流通蒸汽灭菌15分钟；灭菌完毕后，立即将安瓿放入1%亚甲蓝水溶液中，剔除变色安瓿，将合格安瓿洗净、擦干，供质量检查。

3. 质量检查：具体如下。

(1)pH值测定：应为5.0~7.0。

(2)颜色：取本品，加水稀释成每1mL中含维生素C 50mg的溶液，按照紫外分光光度法在420mm波长处测定，吸光度不得超过0.06。

(3)装量：2mL安瓿检查5支，每支的装量均不得少于其标示量。

(4)可见异物检查(澄明度)：按照现行版《中国药典》可见异物检查法进行检查。应用灯检法于暗室中进行。装置为带有遮光板的日光灯光源(光照度可在1000~4000lx范围内调节)；不反光的黑色背景；不反光的白色背景和底部(供检查有色异物)；反光的白色背景(指遮光板内侧)。取供试品20支(瓶)，除去容器标签，擦净容器外壁，必要时将药液转移至洁净透明的适宜容器内，将供试品置遮光板边缘处，在明视距离(指供试品至人眼的清晰观测距离，通常为25cm)，手持容器颈部，轻轻旋转和翻转容器(但应避免产生气泡)，使药液中可能存在的可见异物悬浮分别在黑色和白色背景下目视检查，重复观察，总检查时限为20秒。供试品装量每支(瓶)在10mL及10mL以下的，每次检查可手持2支(瓶)。供试品溶液中有大量气泡产生影响观察时，需静置足够时间（至气泡消失后）再检查。

4. 作用与用途：用于防治坏血病，促进胶原蛋白和骨胶原的合成，改善脂肪和类脂，特别是胆固醇的代谢，预防心血管疾病等。

5. 注意事项：具体如下。

（1）维生素 C 容易氧化，致使颜色变黄、含量下降，金属离子可加速这一反应过程，同时 pH 对其稳定性影响也较大。因此，在安瓿中通入 N_2，在处方中加入抗氧剂、金属离子络合剂和碳酸氢钠。在制备过程中，应避免与金属用具接触。

（2）维生素 C 显强酸性，加入碳酸氢钠，使其部分中和成钠盐，既可调节维生素 C 稳定于 pH 值为 6.0 左右，又可避免酸性太强，在注射时产生疼痛；将碳酸氢钠加入维生素 C 溶液中时速度要慢，以防止产生大量气泡使溶液溢出，同时要不断搅拌，以防局部碱性过强，造成维生素 C 的破坏。

（3）当维生素 C 溶液中含有 0.0002mol/L Cu^{2+} 时，其氧化速度可增大 10^4 倍，故常用乙二胺四乙酸二钠络合金属离子。

五、思考题

1. 注射用水制备时主要采用哪些方法和设备？
2. 制备注射剂的操作要点是什么？

实验五　滴眼剂的制备

一、实验目的

1. 知识目标：掌握滴眼剂的制备方法及质量检查方法，熟悉无菌操作法及无菌操作柜的使用方法、滴眼剂的等渗度和 pH 的调节、滴眼剂的处方设计。

2. 技能目标：能够正确制备常用滴眼剂，对滴眼剂质量进行检查评定，描述滴眼剂的等渗度和 pH 的调节方法。

3. 素质目标：培养学生科学认真的工作态度，具备严谨的滴眼剂制备的质量与安全意识；培养学生良好的团队合作能力和沟通协调能力。

二、实验原理

滴眼剂是指由药物与适宜辅料制成的供滴入眼内的无菌液体制剂，可分为水性、油性溶液、混悬液或乳状液，常用作杀菌、消炎、收敛、缩瞳、麻醉，或作为诊断之用，还可作为润滑剂或代替泪液。

滴眼剂的质量要求类似注射液，对 pH、渗透压、无菌、可见异物等都有严格的要求。pH 对滴眼剂的刺激性、稳定性、主药的溶解度、生物利用度等均有影响，一般通过使用缓冲液来调节。常用的缓冲液有磷酸盐缓冲液、硼酸盐缓冲液，可使滴眼剂的 pH 值调为 6～8，选择缓冲液时，注意与主药的配伍禁忌。除另有规定外，滴眼剂的渗透压应调节为与泪液等渗，泪液的渗透压相当于 0.9% 氯化钠溶液。渗透压具有依数性，常用的氯化钠、硼酸、葡萄糖等根据冰点下降法或氯化钠等渗当量法调节等渗。为了保证滴眼剂在患者使用期间无菌，多剂量滴眼剂在处方中需加入抑菌剂。而用于眼外科手术或外伤治疗的制剂不需加抑菌剂，此类眼用制剂需经无菌检查，并需单剂量包装。抑菌剂的选择应保证制剂的稳定性、与制剂中其他成分及包装材料的相容性及使用浓度的有效性。溶液型滴眼剂必须澄清、无微粒物，混悬型滴眼剂中药物必须微粉化，大于 50μm 的微粒≤2 个，不得检出 >90μm 的微粒，且沉降体积比应不低于 0.90。

对热稳定药物的滴眼剂的制备流程见图 2－4－5，对热不稳定的药物需采用无菌法操作。

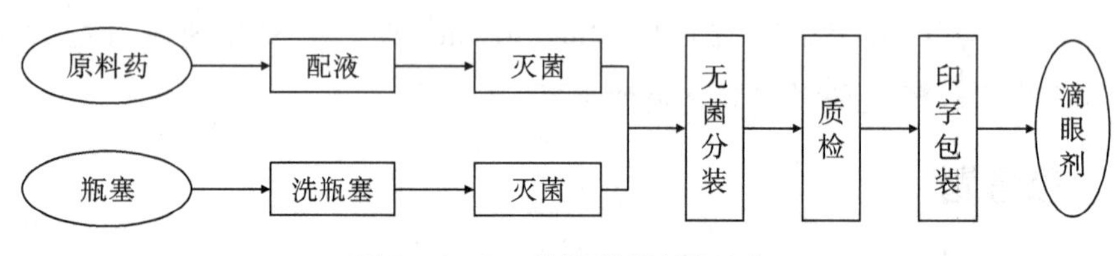

图 2－4－5　滴眼剂的制备流程

三、实验用品

1. 器材：药匙、标签纸、称量纸、电子天平、无菌操作柜、G3 垂熔玻璃漏斗、微孔滤膜过滤器、相应的滴眼剂瓶适量、输液瓶。

2. 药品与试剂：氯霉素、硼酸、硼砂、羟苯乙酯、注射用水、羟丙甲纤维素(4500)、氯化钾、苯扎氯铵溶液、氯化钠。

四、实验内容

(一)氯霉素滴眼液的制备

1. 处方：氯霉素 0.25g，硼酸 1.9g，硼砂 0.03g，羟苯乙酯 0.03g；以注射用水加至 100mL。

2. 制法：称取处方量硼酸、硼砂，溶于约 90mL 的热蒸馏水中，加入氯霉素与羟苯乙酯，搅拌溶解，加水至全量；测定 pH 值符合要求，用 G3 垂熔玻璃漏斗过滤至澄明，将滤液灌装于洁净的输液瓶中，100℃ 流通蒸汽灭菌 30 分钟。在无菌操作柜中，将灭菌的氯霉素溶液分装于已消毒的滴眼剂瓶中，加塞，即得。

3. 质量检查：记录成品 pH 值、澄清度、颜色、气味。

4. 作用与用途：用于治疗沙眼、急性或慢性结膜炎、角膜炎、眼睑炎等。

5. 注意事项：具体如下。

(1)氯霉素 25℃ 时在水中的溶解度为 1∶400，微溶。配制时，用热蒸馏水可加速溶解，处方中硼砂、硼酸盐缓冲液可增加氯霉素的溶解度，同时可调节 pH 和渗透压。

(2)氯霉素在弱酸性或中性溶液中稳定，在 pH 值为 6.0 时最稳定，本处方 pH 值为 6.4，有效期约为 9 个月。磷酸盐对氯霉素能催化水解，故选用硼酸盐为缓冲液。

(3)氯霉素滴眼液灭菌后含量明显下降，下降幅度随温度升高而递增，因此宜采用流通蒸汽灭菌(100℃ 30 分钟)，而不用高压灭菌(115℃ 30 分钟)。

(二)人工泪液的制备

1. 处方：羟丙甲纤维素(4500)0.3g，氯化钾 0.37g，苯扎氯铵溶液 0.02mL，氯化钠 0.45g，硼酸 0.19g，硼砂 0.19g；以注射用水加至 100mL。

2. 制法：称取羟丙甲纤维素，溶于适量注射用水中，依次加入硼砂、硼酸、氯化钠、氯化钾、苯扎氯铵溶液，再添加注射用水至全量，搅拌均匀；测定 pH 值合格后，用 G3 垂熔玻璃漏斗过滤至澄明，将滤液灌装于洁净的输液瓶中，100℃流通蒸汽灭菌 30 分钟。在无菌操作柜中，将灭菌的人工泪液分装于已消毒的滴眼剂瓶中，加塞，即得。

3. 质量检查：记录成品 pH 值、澄清度、颜色、气味。

4. 作用与用途：提高眼表湿度和润滑性，消除眼部不适，治疗眼干燥症。

5. 注意事项：具体如下。

(1)羟丙甲纤维素为增稠剂，其 2% 溶液在 20℃时的黏度为 3750 ~5250MPa · s。

(2)处方中的苯扎氯铵溶液是苯扎氯铵的 50% 水溶液。

五、思考题

1. 调节 pH 和渗透压时应注意哪些方面?

2. 滴眼剂中选择抑菌剂应考虑哪些问题?

实验六 散剂的制备

一、实验目的

1. 知识目标：掌握散剂的制备方法及等量递增混合法，熟悉散剂的常规质量检查方法。

2. 技能目标：能够正确制备不同类型的散剂，能够对散剂进行常规质量检查。

3. 素质目标：通过对等量递增法的学习，培养学生科学严谨的工作态度以及良好的职业规范；培养学生良好的团队合作能力和沟通协调能力，能运用辩证思维分析和解决问题。

二、实验原理

散剂是指药物与适宜的辅料经粉碎、均匀混合而制成的干燥粉末状制剂，分为内服散剂和外用散剂。散剂按药物性质可分为一般散剂、含毒性成分散剂、含液体成分散剂、含低共熔成分散剂。其外观应干燥、疏松、混合均匀、色泽一致，且装量差异限度、水分及微生物限度应符合规定。一般内服散剂应通过 5 ~ 6 号筛；用于消化性溃疡的散剂、儿科和外用散剂应通过 7 号筛；眼用散剂则应通过 9 号筛。

散剂制备工艺包括粉碎、过筛、混合、分剂量、质量检查、包装。混合操作是制备散剂的关键，它直接关系到剂量准确、用药安全与有效。目前常用的混合方法有搅拌混合、过筛混合和研磨混合等。混合均匀度是散剂质量的重要指标，含有少量毒性药品及贵重药品的散剂，为保证混合均匀，应采用等量递增法(配研法)混合；对含有少量挥发油及共熔成分的散剂，可用处方中其他固体成分吸收，再与其他成分混合。散剂一般采取密封包装与密闭贮藏，避免贮藏过程中吸潮、变质。

三、实验用品

1. 器材：电子天平、药匙、标签纸、称量纸、研钵、药筛、搪瓷盘、烧杯、电烘箱。

2. 药品与试剂：氧化锌、滑石粉、冰片、硼砂、朱砂、玄明粉、氯化钠、碳酸氢钠、氯化钾、葡萄糖、樟脑、薄荷脑、水杨酸、硼酸。

四、实验内容

(一)口服补液盐的制备

1. 处方：氯化钠 3.18g，碳酸氢钠 2.27g，氯化钾 1.36g，葡萄糖 20g。

2. 制法：称取葡萄糖、氯化钠并粉碎成细粉，混匀，分装于大袋中；另将氯化钾、碳酸氢钠粉碎成细粉，混匀，分装于小袋中；将大、小袋同装一包。

3. 质量检查：成品外观均匀度、粒度、水分(%)、干燥失重(%)。

4. 作用与用途：补充体内电解质和水分，用于腹泻、呕吐等引起的轻度和中度脱水。

5. 注意事项：具体如下。

(1)本品系将几种盐类电解质配成散剂，用时加水口服，可以补充机体的脱水与调整电解质紊乱，并能部分代替脱水时静脉补液之用；应用方便、安全、经济、有效。

(2)口服补盐液Ⅱ，其处方组成为氯化钠 1750g、枸橼酸钠 1450g、氯化钾 750g、无水葡萄糖 10000g，共制成 1000 包。

(3)本品易吸潮，故应密封，于干燥处保存。

(4)心力衰竭，高钾血症，急、慢性肾功能衰竭少尿期患者禁用。

(二)脚气粉的制备

1. 处方：樟脑 0.4g，薄荷脑 0.2g，水杨酸 1g，硼酸 2g，氧化锌 2g；用滑石粉加至 20g。

2. 制法：称取樟脑、薄荷脑并研磨成低共熔物，加少量滑石粉研匀，再分次将已过筛的水杨酸、硼酸及氧化锌加入研磨均匀，再逐次加入滑石粉至 20g，过筛混合即得。

3. 质量检查：成品外观均匀度、粒度、水分(%)、干燥失重(%)、装量差异。

4. 作用与用途：外用撒布，具有止痒、吸湿、收敛及杀真菌作用。

5. 注意事项：薄荷脑、樟脑为共熔组分，混合研磨时会形成共熔混合物并产生液化现象；液化后易挥发，需先以少量滑石粉吸收后，再与其他组分混匀。

(三)冰硼散的制备

1. 处方：冰片 1g，硼砂 10g，朱砂 1.2g，玄明粉 10g。

2. 制法：取朱砂，以水飞法粉碎成细粉，干燥后备用。另将硼砂研细，与研细的冰片、玄明粉混匀，然后将朱砂与上述混合粉末按配研法研磨混匀，过 7 号筛即得。

3. 质量检查：成品外观均匀度、粒度、水分(%)、干燥失重(%)、装量差异。

4. 作用与用途：清热解毒，消肿止痛；用于咽喉、牙龈肿痛，口舌生疮。

5. 注意事项：具体如下。

(1)朱砂水飞法是将朱砂碎块置于研钵中，加入适量清水，研磨成糊状，再加多量水搅拌，粗粒即下沉，立即倾出混悬液，将下沉的粗粒再研磨，如此反复操作，直至全部研细。合并混悬液，静置，待沉淀后，倾去上面的清水，再将湿粉干燥，研散，得极细粉。

(2)处方中各组分量相差悬殊，采用常规方法不易混匀，因此采用配研法即等量递增法混合，先称取量小的药物细粉，然后加入等体积其他细粉混匀，依此倍量增加混合至全部混匀，再过筛混合即成。

五、思考题

1. 等量递增法的原则是什么？

2. 何谓低共熔？常见的低共熔组分有哪些？

3. 散剂中药物在粉碎时需注意哪些问题？

实验七　中药浸出制剂的制备

一、实验目的

1. 知识目标：掌握煎煮法、渗漉法、水蒸气蒸馏法及水提醇沉法的操作方法和适用范围，熟悉影响中药浸出制剂质量的因素。

2. 技能目标：能描述不同浸提方法的优缺点、适用范围、操作要点，能分析影响中药浸出制剂质量的因素。

3. 素质目标：培养学生科学严谨的工作态度，具备中药制药生产工艺的创新能力；培养学生良好的团队合作能力和沟通协调能力。

二、实验原理

中药浸出制剂包括汤剂、合剂、口服液、糖浆剂、煎膏剂、酒剂、酊剂、流浸膏剂与浸膏剂等。浸提指用适当的溶剂和方法，从药材中将可溶性有效成分浸出的过程。浸提过程包括浸润与渗透、解吸与溶解、扩散等。浸提溶剂对浸提效果有显著影响，药材的粉碎度、溶剂的 pH 以及浸提方法、温度、时间等与浸提效果也有密切的关系。常用的浸提方法有煎煮法、浸渍法、渗漉法、回流法、水蒸气蒸馏法等。

为去除杂质、减小服用剂量、提高疗效、增加制剂稳定性及便于制剂成型，中药浸提液常需进一步分离和精制。提取液中固体与液体的分离方法主要有过滤分离法、离心分离法和沉降分离法。常用精制方法有水提醇沉法、醇提水沉淀法、酸碱法、大孔树脂吸附法等，应根据浸提液的性质选用。

三、实验用品

1. 器材：电子天平、药匙、标签纸、称量纸、渗漉筒、挥发油提取器、漏斗、烧杯、量筒、电炉、药筛、滤纸、脱脂棉、玻璃棒。

2. 药品与试剂：益母草、远志、黄芪、防风、白术、红糖、蔗糖、60% 乙醇、蒸馏水、浓氨试液。

四、实验内容

（一）益母草膏的制备

1. 处方：益母草 200g，红糖 50g。

2. 制法：具体如下。

（1）取益母草，切碎，加水煎煮 2 次，每次 2 小时，过滤，合并滤液，将滤液浓缩至相对密度为 1.21～1.25（80℃）的清膏。

（2）称取红糖，加入糖量 1/2 的水，加热熬炼，不断搅拌，至糖呈深红色时，停止加热，将清膏缓慢加入其中，搅拌混匀，继续用文火加热浓缩至规定的相对密度，即得。

3. 质量检查：成品的外观性状。

4. 作用与用途：活血调经，用于闭经、痛经及产后瘀血腹痛等病症。

5. 注意事项：本品提取时间长，故浓缩时应不断搅拌，注意防止糊化；本品的相对密度应为1.1～1.12。

(二)远志流浸膏的制备

1. 处方：远志50g，60%乙醇适量；制成500mL。

2. 制法：取远志粗粉，用60%乙醇作为溶剂，按渗漉法制备，浸渍24小时后，以每分钟1～3mL的速度缓缓渗漉，收集初漉液420mL，另器保存，继续渗漉，待有效成分完全漉出，收集续漉液，在60℃以下浓缩至稠膏状，加入初滤液，混匀，滴加浓氨试液适量使微显碱性，并有氨臭，用60%乙醇调整浓度至每1mL相当于原药材1g，静置，等澄清后，过滤，即得。

3. 质量检查：成品的外观性状。

4. 作用与用途：安神，祛痰，消痈；主治咳嗽痰多、痰迷神昏、惊悸、失眠等。

5. 注意事项：具体如下。

(1)远志含三萜酸性皂苷——远志皂苷，水解后生成远志皂苷元及糖。为避免远志酸性皂苷的水解，在渗漉过程中需加入氨溶液，防止皂苷元沉淀析出。

(2)装筒前，应先用溶剂将药粉充分润湿；装筒时，应分次投入，逐层压平，做到松紧均匀；投料完毕，用滤纸或纱布覆盖，加少许干净碎石，以防止药材松动。应将筒中的空气尽量排除干净。

(3)本品含醇量应为38%～48%。

(三)玉屏风口服液的制备

1. 处方：黄芪60g，防风20g，白术(炒)20g。

2. 制法：以上三味，将防风碎断，提取挥发油，将蒸馏后的药液另器收集，备用；药渣与黄芪、白术混合，加水煎煮2次，第一次1.5小时，第二次1小时，合并煎液，过滤，将滤液浓缩至适量，加乙醇使含醇量为60%，静置，过滤，滤液回收乙醇，加水搅匀，静置，取上清液过滤，将滤液浓缩。取蔗糖40g，制成糖浆，与上述浓缩液合并，再加入挥发油及蒸馏后的药液，调节总量至100mL，混匀，过滤，灌封(每支10mL)，灭菌，即得。

3. 质量检查：成品的外观性状。

4. 作用与用途：益气，固表，止汗；用于表虚不固、自汗恶风、面色㿠白，或体虚易感风邪者。

5. 注意事项：本品相对密度应不低于1.16，pH值应为4.0～5.5。

五、思考题

1. 比较浸渍、渗漉、回流等中药提取方法的优缺点，各自的适用范围以及操作关键。

2. 煎膏剂制备过程中应注意哪些问题？如何防止煎膏剂的“返砂”？

实验八　微囊的制备

一、实验目的

1. 知识目标：掌握复凝聚法制备微囊的原理、工艺及操作要点，熟悉微囊的成囊条件、影响因素及质量控制方法。

2. 技能目标：能描述以复凝聚法制备微囊的操作要点，能分析微囊的成囊条件、影响因素，能够对微囊质量进行检查评定。

3. 素质目标：微囊是一种新型制剂，通过对这种剂型的制备，培养学生科学严谨的工作态度，具备创新能力和自主学习能力；具有良好的团队合作精神和沟通协调能力，树立良好的职业责任感。

二、实验原理

微囊是用天然、合成或合成高分子材料作为囊膜将固体或液体药物包囊而形成的微小胶囊，粒径为 1～250μm。根据需要，可将微囊进一步制成散剂、胶囊剂、片剂、注射剂、软膏剂、凝胶剂等剂型。

药物微囊化后具有如下优势：①掩盖药物的不良臭味；②提高药物的稳定性；③防止药物在胃内失活或减少药物对胃的刺激性；④使液体药物固体化，便于应用和贮藏；⑤减少复方药物的配伍禁忌；⑥可制备缓释或控释制剂；⑦使药物浓集于靶区，提高疗效。

常见的微囊制备方法有 3 种：物理化学法、物理机械法、化学法，可根据药物的性质、囊材的性质、微囊的粒径、释放和靶向要求、设备等条件选择不同的制备方法。在实验室内常采用物理化学法中的凝聚法制备微囊。凝聚法有单凝聚法和复凝聚法之分，后者更常用。复凝聚法是采用带相反电荷的两种高分子材料作为囊材，在一定条件下交联且与药物凝聚成囊的方法。复凝聚法具有操作简便、容易掌握的优点，适合于难溶性固体药物和液体药物微囊的制备。

常见的囊材有天然、合成、半合成的高分子材料。明胶和阿拉伯胶是最常用的天然高分子材料。明胶是胶原蛋白经不可逆的加热水解反应的产物。根据制备时水解方法的不同，明胶有酸法明胶（A 型）和碱法明胶（B 型）之分。两种明胶在成囊性能上无明显差异，可生物降解，几乎无抗原性，通常可根据药物对酸碱性的要求选用 A 型、B 型明胶。

复凝聚法制备微囊是将溶液的 pH 值调至明胶的等电点以下，使明胶带正电荷（pH 值为 4.0～4.5 时明胶带正电荷最多）、阿拉伯胶带负电荷。由于正、负电荷相互吸引交联形成正、负离子的络合物、溶解度降低而凝聚成囊，加水稀释，甲醛交联固化，用水洗至无甲醛味，即得微囊。

囊材品种、胶液浓度、成囊温度、搅拌速度及 pH 等因素对成囊过程和成品质量有重要影响，制备时应从严把握成囊条件。

微囊的质量评价项目包括外观形态、粒径、载药量、包封率、微囊中药物的释放速率、有机溶剂残留量等。

三、实验用品

1. 器材：电子天平、药匙、称量纸、标签纸、组织捣碎机、磁力加热搅拌器、光学显微镜、水浴锅、烘箱、抽滤装置、2 号筛、透射电子显微镜、广泛 pH 试纸、精密 pH 试纸、烧杯(500mL、1000mL)、量筒、载玻片、盖玻片、擦镜纸、玻璃棒、冰水浴容器。

2. 药品与试剂：液体石蜡、A 型明胶、阿拉伯胶、37% 甲醛溶液、10% 醋酸溶液、20% 氢氧化钠溶液、蒸馏水。

四、实验内容

液体石蜡微囊的制备。

1. 处方：液体石蜡 6mL，A 型明胶 5g，阿拉伯胶 5g，37% 甲醛溶液 2.5mL，10% 醋酸溶液适量，20% 氢氧化钠溶液适量，蒸馏水适量。

2. 制法：具体如下。

(1)5% 明胶溶液的配制：取明胶 5g，用蒸馏水适量浸泡溶胀后，微热溶解；加蒸馏水至 100mL，搅匀，50℃保温备用。

(2)5% 阿拉伯胶溶液的配制：取蒸馏水 80mL，置小烧杯中，加阿拉伯胶粉末 5g，加热至 80℃左右，轻轻搅拌溶解，加蒸馏水至 100mL。

(3)液体石蜡乳的制备：取液体石蜡 6mL 和 5% 阿拉伯胶溶液 100mL，置组织捣碎机中，乳化 5 分钟，即得液体石蜡乳，备用。

(4)乳剂镜检：取液体石蜡乳 1 滴，置载玻片上，镜检，绘制乳剂外观形态图。

(5)混合：将液体石蜡乳转入 1000mL 烧杯中，置 50～55℃水浴，加入 5% 明胶溶液，轻轻搅拌，使之混合均匀。

(6)微囊的制备：在不断搅拌下，滴加 10% 醋酸溶液于混合液中，调节 pH 值至 3.8～4.0。

(7)微囊的固化：在不断搅拌下，将 400mL 蒸馏水(30℃)加至微囊液中，将含微囊液的烧杯自 50～55℃水浴取下，不停搅拌，使之自然冷却，待温度降至 32～35℃时，加入冰块，继续搅拌至温度降至 10℃以下，加入 37% 甲醛溶液 2.5mL(用蒸馏水稀释 1 倍)，搅拌 15 分钟，再用 20% 氢氧化钠溶液调节 pH 值至 8～9，继续搅拌 20 分钟，观察有析出为止，静置，使微囊沉降。

(8)镜检：在显微镜下观察微囊的形态，绘制外观形态图。

3. 质量检查：包括以下项目。

(1)观察微囊的外观、颜色。

(2)用光学显微镜、扫描或透射电子显微镜观察微囊外观形态，并绘图。

(3)用校正过的带目镜测微仪的光学显微镜测定微囊大小，亦可用库尔特计数器测定微囊大小及粒度分布。

4. 注意事项：包括以下 6 个方面。

(1)实验所用的水为蒸馏水或去离子水，避免水中的离子影响凝聚过程。

(2)配制 5% 明胶溶液时，应先使明胶充分溶胀至溶解(必要时加热)，以免结块不易溶解。

(3)在微囊的制备过程中，始终伴随搅拌，搅拌速度要适中。搅拌速度太慢，微囊易粘连；搅拌速度过快，微囊易变形。搅拌速度以泡沫产生最少为佳，必要时可加入几滴戊酸或辛醇消泡。固化前勿停止搅拌，以防止微囊粘连。

(4)用 10% 醋酸溶液调 pH 值时，应逐滴加入，特别是当 pH 值接近 4 时应更小心，并随时取样在显微镜下观察微囊的形成。

(5)实验过程中应注意温度的控制。当温度接近凝固点时，微囊容易粘连，故加 30℃ 400mL 蒸馏水的目的是稀释凝聚囊，以改善微囊形态；应搅拌至 10℃ 以下后，再加入甲醛，有利于交联固化。

(6)采用复凝聚法制备微囊时，应在 50℃ 左右将其烘干，不宜室温或低温干燥，防止其粘连结块。

五、思考题

1. 简述复凝聚法制备微囊的工艺过程及操作要点。

2. 微囊制备的方法有哪些?

实验九　颗粒剂的制备

一、实验目的

1. 知识目标：掌握颗粒剂的定义与分类。

2. 技能目标：掌握颗粒剂的制备方法与质量要求。

3. 素质目标：通过对颗粒剂常见剂型的制备，培养学生严谨、务实的工作态度；理解科学实验的严肃性和精确性。

二、实验原理

1. 定义与分类：颗粒剂系指药物与适宜的辅料配合而制成的颗粒状制剂，一般可分为可溶性颗粒、混悬性颗粒、泡腾性颗粒、肠溶性颗粒、缓释颗粒和控释颗粒等，供口服用。

2. 制备方法：将处方中药物（或中草药提取物）与辅料混合，用黏合剂或润湿剂制成软材，制粒，干燥后分装即得。一般中草药浸膏黏性大，在用糊精和糖粉作为赋形剂时，不宜用水为润湿剂制软材，因为发黏不易制粒，同时因黏性大而使颗粒重新黏结。制粒时，应根据物料性质选用不同浓度的乙醇作为润湿剂制软材。

三、实验用品

1. 器材：制粒与整粒用筛网（12 目筛网、100 目筛网、16 目尼龙筛）、搪瓷盘、电烘箱。

2. 药品与试剂：维生素 C、黄芪、桔梗、糊精、糖粉、酒石酸、50% 乙醇（适量）、甜蜜素。

四、实验内容

（一）维生素 C 颗粒剂的制备

1. 处方：维生素 C（1.5g），糊精（15.0g），糖粉（13.0g），酒石酸（0.5g），50% 乙醇（适量）；制成 15 袋。

2. 制法：具体如下。

（1）将维生素 C、糊精、糖粉分别过 100 目筛。

（2）按等量递加法，将维生素 C 与辅料混匀，再将酒石酸溶于 50%（体积分数）乙醇中，一次性加入上述混合物中，混匀，制软材，过 16 目尼龙筛制粒，于 60℃以下干燥。

（3）以 12 目筛整粒，分装成 15 袋（每袋 2g）。

3. 质量检查：外观、粒度、水分（%）、干燥失重（%）、溶化性、装量差异等。

4. 用途：维生素类药可参与体内多种代谢过程，降低毛细血管脆性，增加机体抵抗力；用于防治维生素 C 缺乏症，也可用于各种急、慢性传染性疾病及紫癜等的辅助治疗。

5. 注意事项：包括以下几点。

（1）维生素 C 用量较小，故混合时应采用等量递加法，以保证混合均匀。

（2）维生素 C 易氧化变色，制粒时间应尽量缩短。

（3）实验中应避免与金属器皿接触，同时加入酒石酸作为金属离子螯合剂。

（4）糊精、糖粉为辅料，其中糖粉能增加颗粒硬度，兼有矫味作用；50% 乙醇为润湿剂。

（二）黄芪颗粒（含糖型）的制备

1. 处方：黄芪（60g），糊精（适量），糖粉（适量）；制成 4 袋。

2. 制法：具体如下。

（1）称取处方量药材（黄芪），洗净，加水煎煮 2 次，第一次加 10 倍量水煎 1.5

小时，第二次加 8 倍量水煎 1 小时，合并两次煎液，过滤。

(2)浓缩滤液(相对密度为 1.35 ~ 1.38g/mL，60℃测)，加适量糊精、糖粉(浸膏∶糊精、糖粉≈1∶3 ~ 1∶4)，用乙醇制软材，过 16 目尼龙筛制颗粒，于 40℃以下干燥。

(3)以 12 目筛整粒，分装成 4 袋(每袋 15g)。

3. 质量检查：外观、粒度、水分(%)、干燥失重(%)、溶化性、装量差异等。

4. 用途：补气固表，用于气短、心悸、自汗。

5. 注意事项：黄芪颗粒是用水煎法提取水溶性成分加糊精、糖粉等辅料制成的口服制剂，具有强心利尿、增强机体免疫功能的作用。糖粉能增加颗粒硬度，兼有矫味作用。糊精使颗粒易于成型，用量不宜过大，会影响溶液澄明度。

(三)桔梗颗粒(无糖型)的制备

1. 处方：桔梗(100g)，糊精(适量)，甜蜜素(0.1%)；制成 4 袋。

2. 制法：具体如下。

(1)称取处方量桔梗，洗净，加水煎煮 2 次，第一次加 10 倍量水煎 1 小时，第二次加 8 倍量水煎 1 小时，合并两次煎液，过滤。

(2)浓缩滤液(相对密度为 1.35 ~ 1.38g/mL，60℃测)，加适量糊精、甜蜜素(浸膏∶糊精≈1∶3 ~ 1∶4)，用乙醇制软材，过 16 目筛制颗粒，于 40℃以下干燥。

(3)以 12 目筛整粒，分装成 10 袋(每袋 10g)。

3. 质量检查：粒度、水分(%)、溶化性、装量差异等。

4. 用途：开宣肺气，祛痰排脓；治外感咳嗽、咽喉肿痛。

5. 注意事项：桔梗颗粒系以桔梗科植物桔梗的根为原料，用水煎煮法提取其中皂苷等成分制成的口服制剂。制备中亦可将水煎滤液浓缩至相对密度为 1.35 ~ 1.38(60℃测)，经减压干燥、粉碎、过筛，再与糊精(膏粉∶糊精 = 1∶1)混匀，用 85%乙醇制软材(甜蜜素溶于其中)，可减少服用量。

五、思考题

1. 中药颗粒剂的制备为何选用乙醇制粒？

2. 维生素 C 颗粒剂处方中酒石酸的作用是什么？

实验十　片剂的制备

一、实验目的

1. 知识目标：掌握片剂的定义与分类。

2. 技能目标：掌握湿法制粒压片法与干法制粒压片法的制备工艺以及片剂的质量检测方法。

3. 素质目标：具备良好的沟通能力和合作精神，了解自己的职责和角色，能够按照团队的分工完成自己的任务；注重环保，培养绿色实验意识，推动制药行业的可持续发展。

二、实验原理

(一)定义与分类

片剂指药物与辅料均匀混合后压制而成的片状制剂。片剂具有剂量准确、化学稳定性好、携带方便、制备的机械化程度高等特点，因此在现代药物制剂中应用最为广泛。

片剂的分类方法有多种，其中根据给药途径分为口服用片剂、口腔用片剂、非口服片剂、外用片剂等。口服用片剂有普通片、包衣片(糖衣片、薄膜衣片、肠溶衣片)、泡腾片、咀嚼片、分散片、缓释片、控释片、多层片、口腔速崩片等；口腔用片剂有舌下片、含片、口腔贴片等；外用片剂有溶液片(用于漱口、消毒、洗涤伤口等)、阴道片。

(二)制备工艺路线

片剂的制备方法按制备工艺分为制粒压片法、直接压片法。制粒压片法分为湿法和干法两种方法，直接压片法分为直接粉末(结晶)压片法和半干式颗粒(空白颗粒)压片法。制备工艺流程见图2－4－6～图2－4－9。

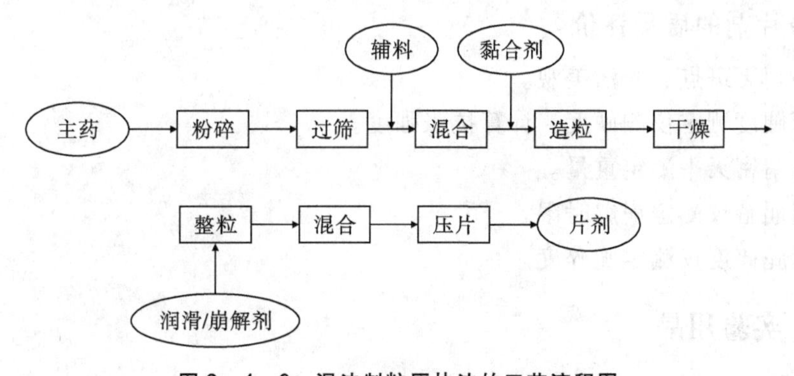

图2－4－6　湿法制粒压片法的工艺流程图

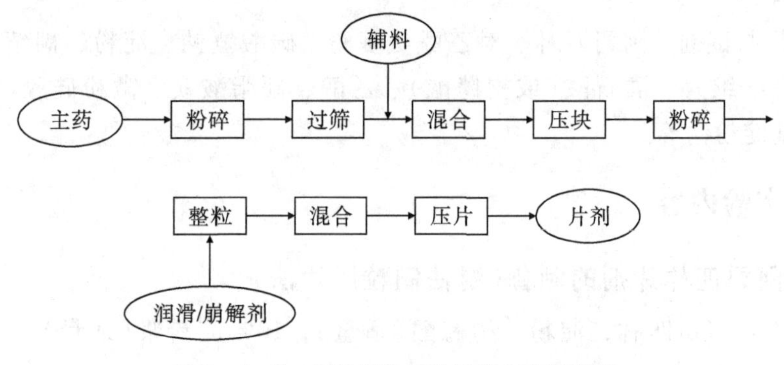

图2－4－7　干法制粒压片法的工艺流程图

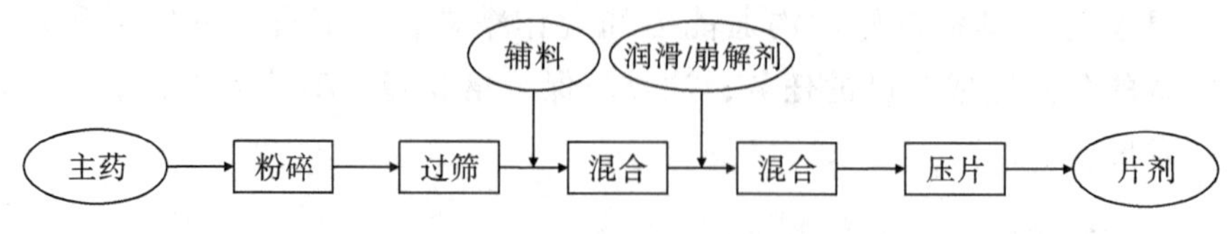

图2-4-8　直接粉末压片法的工艺流程图

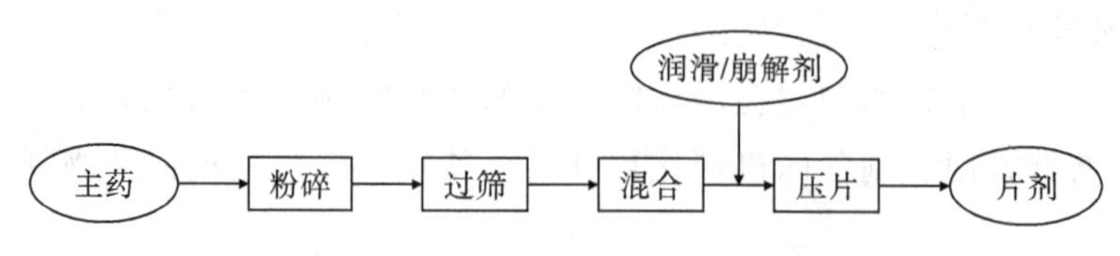

图2-4-9　半干式颗粒压片法的工艺流程图

无论采用何种制备工艺制备片剂，首先都需将原料药物进行粉碎和过筛处理，以保证固体物料的混合均匀性和药物的溶出度。药物的粉末细度一般要求在80～100目以下。在压片过程中，需要施加的压片力随物料的性质而不同，而润滑剂、崩解剂的种类和用量都会影响片剂的质量(硬度或崩解时限等)。在片剂的处方设计中，必须考虑物料的流动性(影响重量差异)、压缩成形性(防止裂片，提高硬度)和润滑性(防止黏冲)。

一般在压片前都要对混合物料进行含量测定，然后根据每片标示量计算片重。

片重＝每片应含主药量(标示量)/干颗粒中主药百分含量测得值。

(三)片剂的质量评价

1. 外观无斑点、光洁美观。
2. 用硬度测定仪测硬度，计算抗张强度。
3. 用精密天平测定重量。
4. 用崩解仪测定崩解时限。
5. 用脆碎度仪测定脆碎度。

三、实验用品

1. 器材：单冲压片机、干燥器、崩解仪、硬度计、粉碎机(或研钵)、制粒与整粒用筛网。

2. 药品与试剂：阿司匹林、对乙酰氨基酚、碳酸氢钠、淀粉、糊精、滑石粉、乳糖、微晶纤维素、酒石酸(或枸橼酸)、乙醇、硬脂酸镁、微粉硅胶、聚山梨酯80、羧甲基淀粉钠等。

四、实验内容

(一)阿司匹林片剂的制备(湿法制粒压片法)

1. 处方：阿司匹林，淀粉，枸橼酸(适量)，10%淀粉浆(适量)，滑石粉(适量)；压制 45 片。

2. 制法：采用湿法制粒压片法。

(1)黏合剂(10%淀粉浆)的制备：将 0.2g 枸橼酸(或酒石酸)溶于约 20mL 蒸馏水中，再加入淀粉约 2g 分散均匀，加热糊化(80～85℃)，即得。

(2)湿颗粒的制备：取处方量阿司匹林与淀粉混合均匀，加适量 10%淀粉浆制软材，过 16 目筛制粒，将湿颗粒于 40～60℃干燥，过 16 目筛整粒，将干颗粒称重，加入颗粒量 3%的滑石粉，混匀。

(3)压片：片剂直径为 9mm，分别在高、低两个不同压力下压片(分别控制片剂硬度为 40N 左右和 70N 左右)。

3. 质量检查：性状、重量差异、崩解时限、脆碎度、溶出度。

4. 用途：用于治疗发热、疼痛和类风湿关节炎。

5. 注意事项：阿司匹林的稳定性差，主要表现为水解，因此应注意以下几个方面。

(1)处方中加入稳定剂：本处方中枸橼酸作为稳定剂，为了保证与药物的混合均匀而溶于淀粉浆的制备过程中。

(2)尽量避免药物与金属的接触：金属对阿司匹林有加速降解作用，特别是在润湿状态下，阿司匹林遇铁器易变为淡红色，因此尽量使用非金属容器，如制粒时宜用尼龙筛网；硬脂酸镁是较好的润滑剂，但镁离子加速对该药物的降解，因此在本处方中加入滑石粉作为助流剂和润滑剂。

(3)加淀粉浆制粒时，以温浆为宜：温度太高不利于药物的稳定，太低不利于分散均匀。

(4)制粒后迅速干燥：干燥温度为 50℃左右，不宜高，以避免药物加速水解。

(二)阿司匹林片剂的制备(干法制粒压片法)

1. 处方：阿司匹林(10g)，乳糖(20g)，微晶纤维素(20g)，润滑剂(0.5g)；制成 50 片。

2. 制法：采用干法制粒压片法。

(1)制备大片：称取处方量阿司匹林、乳糖、微晶纤维素，混合均匀，在 20MPa 以上的压力下压制成直径为 2～2.5cm 的大片。

(2)粉碎制粒：用粉碎机或研钵将上述大片压碎，过 18 目筛。

(3)加润滑剂：分别加入处方量硬脂酸镁、微粉硅胶、滑石粉，混合均匀。

(4)压片：分别测定颗粒药物含量，按标示量 200mg 计，计算片重，在相同压力下压片。

3. 质量检查：性状、重量差异、崩解时限、脆碎度、溶出度。

4. 用途：用于治疗发热、疼痛和类风湿关节炎。

5. 注意事项：将大块片剂压碎成颗粒时不宜细粉太多，以免发生较大重量差异、裂片等现象。

（三）对乙酰氨基酚片的制备（湿法制粒压片法）

1. 处方：对乙酰氨基酚（20g），15%淀粉浆（适量），干淀粉，崩解剂，聚山梨酯80淀粉（6%），硬脂酸镁（1%）；制成40片。

2. 制法：采用湿法制粒压片法。

（1）聚山梨酯80淀粉的制备：称取0.5g聚山梨酯80，溶于15mL乙醇中，加15g淀粉，搅拌均匀，于70℃干燥，过100目筛，备用。

（2）干淀粉的制备：将淀粉在105℃干燥约2小时，使含水量为8%～10%。

（3）黏合剂的制备：本实验使用15%淀粉浆。称取淀粉6g，于40mL蒸馏水中均匀分散，70℃加热糊化，即得。

（4）湿颗粒的制备：取处方量对乙酰氨基酚，加入淀粉浆适量，制软材，过16目筛制粒，湿粒在60℃干燥，干颗粒过16目筛整粒。

（5）加入崩解剂和润滑剂：先将（4）中的对乙酰氨基酚干颗粒平均分为3份，称重。在3份干颗粒中采用外加法分别加入6%干淀粉、6%聚山梨酯80淀粉、6%羧甲基淀粉钠，混匀，然后每份中再分别加入颗粒重量的1%硬脂酸镁，混匀。

（6）压片：将3份上述物料分别在相同压力下压片。

3. 质量检查：性状、重量差异、崩解时限、脆碎度、溶出度。

4. 用途：用于治疗发热、疼痛和类风湿关节炎。

5. 注意事项：先把崩解剂混合均匀后，再加入硬脂酸镁混合均匀。

五、思考题

1. 制备阿司匹林片剂时，如何避免阿司匹林的分解？从处方和工艺角度加以说明。

2. 各种片剂的制备方法有什么特点？

3. 干法制粒压片法的优缺点是什么？

实验十一　滴丸的制备

一、实验目的

1. 知识目标：掌握滴丸的定义，了解滴丸常用的基质类型。

2. 技能目标：掌握溶剂－熔融法及熔融法制备滴丸的方法，熟悉影响滴丸质量的主要因素及其控制方法。

3. 素质目标：学生能感受到科学研究的魅力，培养对科学的热爱；认识到安全操作的重要性，严格遵守操作规程，确保实验过程的安全。

二、实验原理

滴丸是指固体或液体药物与适宜的基质加热熔融后溶解、乳化或混悬于基质中，再滴入不相混溶、互不作用的冷却液中，由于表面张力的收缩作用，使液滴收缩成球状而制成的制剂。滴丸主要供口服用。将药物制成滴丸后，可增加药物的溶解度和溶出速率，提高药物的生物利用度，使液态药物固体化，以便于应用，也可具有缓释作用等。

目前常用的基质分为水溶性与非水溶性两大类。水溶性基质有聚乙二醇(PEG)类硬脂酸类、甘油明胶等。非水溶性基质有硬脂酸、单硬脂酸甘油酯、氢化植物油等，可使药物缓慢释放，也可与水溶性基质合用，以调节药物的释放速率，利于滴丸的成形。

滴丸的制备采用滴制法，分为溶剂－熔融法和熔融法。对热易敏感的药物不易制成滴丸。一些不稳定的药物在制备滴丸时，可添加适量抗氧剂和络合剂等，以提高药物稳定性。

滴丸的主要质量评价指标有丸重差异、溶散时限等。

三、实验用品

1. 器材：恒温水浴锅、滴丸机、电子天平、崩解时限测定仪、紫外－可见分光光度计、硅胶干燥器、量瓶、烧杯、量筒、吸量管、玻璃棒。

2. 药品与试剂：吲哚美辛、PEG6000、pH6.8 磷酸盐缓冲液、水飞蓟素、无水乙醇、液体石蜡。

四、实验内容

(一)吲哚美辛滴丸的制备

1. 处方：吲哚美辛(1g)，PEG6000(9g)；制成滴丸。

2. 制法：采用溶剂－熔融法。

(1)吲哚美辛与 PEG6000 熔融液的制备：按处方量称取吲哚美辛，加入适量无水乙醇，微热溶解后，加入处方量的 PEG6000(60℃水浴保温)，搅拌混合均匀，直至乙醇挥发尽，继续静置于 60℃水浴中保温 30 分钟，待气泡除尽，备用。

(2)滴丸的制备；将上述除尽气泡的吲哚美辛－PEG6000 混匀熔融液在保温 70～80℃的条件下，控制滴速，逐滴滴入冷凝液中，待冷凝完全，倾去冷凝液，将形成的滴丸沥尽，并用滤纸擦去冷凝剂，放置于硅胶干燥器中(或自然干燥)，24 小时后称重，计算得率。记录吲哚美辛滴丸的外观、重量差异、药物含量和溶散时限。

3. 质量检查：包括以下几个方面。

(1)外观：应呈球状，大小均匀，色泽一致。

(2)重量差异与溶散时限。

(3)丸中药物含量的测定：精密称取滴丸适量(含吲哚美辛约4mg)，置25mL量瓶中，加少量无水乙醇溶解，加pH6.8磷酸盐缓冲液稀释至刻度，摇匀；精密吸取5mL，置25mL量瓶中，用pH6.8磷酸盐缓冲液稀释至刻度，摇匀。以pH6.8磷酸盐缓冲液为空白，于320nm波长处测定吸光度(A)，可按照标准曲线回归方程计算滴丸中吲哚美辛的含量。

4. 作用：抗炎，解热，镇痛。

5. 注意事项：熔融液内的乙醇与气泡必须除尽，才能使滴丸呈高度分散状态且外形光滑。冷凝液的高度、滴口离冷凝液的距离以及冷凝液的温度均可影响滴丸的外形、粘连程度以及拖尾等，应控制条件，以圆整为宜。

(二)水飞蓟素滴丸的制备

1. 处方：水飞蓟素1g，PEG6000 4g；制成滴丸。

2. 制法：采用熔融法。

(1)取处方量PEG6000置蒸发皿中，水浴加热至熔融，加入水飞蓟素搅拌均匀至熔化。

(2)将上述熔融液移至贮液器中，保温80℃，调节滴速(30滴/分)及滴距，滴入液体石蜡中。待冷凝完全，倾去冷凝液，将形成的滴丸沥尽并用滤纸擦去液体石蜡，放置于硅胶干燥器中，称重，每粒滴丸重约35mg。描述水飞蓟素滴丸的外形和重量差异。

3. 质量检查：外观、重量差异。

4. 功效：疏肝解郁，清热解毒，利胆祛湿。

5. 注意事项：水飞蓟素在与基质混匀前应在研钵中研细。

五、思考题

1. 滴丸在应用上有何特点？

2. 滴丸在制备过程中的关键是什么？如何才能使滴丸形成固体分散体？

3. 影响滴丸成型、形状和重量的因素有哪些？在实际操作中是如何控制的？

实验十二　膜剂的制备

一、实验目的

1. 知识目标：掌握膜剂的定义，了解膜剂常用的成膜材料。

2. 技能目标：掌握少量制备膜剂的方法和操作要点，熟悉常用成膜材料的性质与特点，了解膜剂的质量评价方法。

3. 素质目标：培养学生科学的思维方式，不轻易放弃，勇于面对挑战；了解废料对环境的影响，并学会合理处理和减少废料的方法。

二、实验原理

膜剂是指药物溶解或均匀分散于成膜材料中加工成的薄膜制剂，可供口服、口含舌下给药或黏膜给药。一般膜剂的厚度为0.1～0.2mm，面积依临床应用而有差别，如面积为1cm^2 的可供口服，0.5cm^2 的供眼用。膜剂按结构分为单层膜、多层膜与夹心膜等。

膜剂的形成主要取决于成膜材料，常用的天然高分子材料有明胶、纤维素衍生物等。常用的合成高分子材料有丙烯酸树脂类、乙烯类高分子聚合物，如聚乙烯醇(PVA)及聚乙烯醇缩乙醛、聚乙烯吡咯烷酮(PVP)、乙烯－醋酸乙烯共聚物(EVA)及丙烯酸类等。膜剂处方中除主药和成膜材料外，一般还需加入增塑剂、表面活性剂、填充剂、着色剂等附加剂，制备时需根据成膜材料性质加入适宜的脱膜剂，如以水溶性成膜材料 PVA 为膜材时，可采用液体石蜡作为脱膜剂。

膜剂的制备方法有多种，一般采用匀浆制膜法。其工艺过程为：将成膜材料溶解于水，过滤，将主药加入，充分搅拌溶解。不溶于水的主药可以预先制成微晶或粉碎成细粉，用搅拌或研磨等方法均匀分散于浆液中，脱去气泡。小量制备时，倾于平板玻璃上，涂成宽厚一致的涂层；大量生产时，可用涂膜机涂膜。

膜剂的外观应完整光洁，厚度一致，色泽均匀，无明显气泡。多剂量膜剂，分格压痕应均匀清晰，并能按压痕撕开。膜剂质量检查项目有外观、成膜性质、黏附性质、含量、重量差异等。

三、实验用品

1. 器材：水浴锅、玻璃板、天平、烧杯、量筒、玻璃棒、80 目筛网、研钵、药匙、恒温干燥箱。

2. 药品与试剂：氢溴酸东莨菪碱、聚乙烯醇(05－88 型)、聚乙烯醇(17－88 型)、甘油、蒸馏水、替硝唑、盐酸利多卡因、羧甲基纤维素纳(CMC－Na)、糖精钠。

四、实验内容

(一)氢溴酸东莨菪碱膜剂

1. 处方：氢溴酸东莨菪碱 1g，聚乙烯醇(05－88 型)5.6g，聚乙烯醇(17－88 型)5.6g，甘油 0.6g，蒸馏水 30mL。

2. 制法：具体如下。

(1)取聚乙烯醇、甘油、蒸馏水置于容器中，搅拌、浸泡、溶胀后，于 90℃ 水浴上加热溶解，趁热用 80 目筛网过滤。

(2)将滤液放冷后，加入氢溴酸东莨菪碱，搅拌溶解，静置一定时间，除去气泡。

(3)用刮板法制膜，厚度约0.3mm，于80℃干燥。

(4)抽样含量测定后，计算出单剂量分割面积(每格面积约0.5cm×1cm)，热烫划痕或剪切。每格内含氢溴酸东莨菪碱0.5mg。

3. 质量检查：性状、成膜性能。

4. 用途：治疗急性胃肠炎引起的腹泻、腹部绞痛等。

5. 注意事项：防止产生气泡；注意控制干燥温度，温度太高可导致药膜不易剥离。

(二)替硝唑口腔膜剂

1. 处方：替硝唑1.0g，盐酸利多卡因0.5g，聚乙烯醇(17－88型)6g，羧甲基纤维素钠(CMC－Na)4g，甘油5mL，糖精钠0.02g，蒸馏水。

2. 制法：具体如下。

(1)胶浆制备：取聚乙烯醇(17－88型)，加蒸馏水适量浸泡，待充分溶胀后，置80～90℃水浴上加热，再加入CMC－Na，搅拌溶解，趁热用80目筛网过滤，加入糖精钠溶解。

(2)取替硝唑、盐酸利多卡因、甘油，加适量蒸馏水研匀，加入上述胶浆中，搅匀，保温放置一定时间，除尽气泡。

(3)将上述胶浆倒在涂有适量液体石蜡的玻璃板上，用刮板法制膜，面积约600cm^2。

(4)60℃干燥后，切成2cm×1.5cm的小片备用，每片含替硝唑约5mg，将药膜烫封在聚乙烯薄膜或铝箔中备用。

3. 质量检查：性状、成膜性能。

4. 用途：广泛用于牙周病治疗。

5. 注意事项：具体如下。

(1)成膜材料PVA与CMC－Na在水中浸泡时间必须充分，且水温不宜超过40℃，才能保证充分溶胀、溶解。

(2)PVA加热温度以80～90℃为宜，温度过高可影响膜的溶解度和澄明度，并使膜的脆性增加。

(3)在膜剂的制备过程中，保温静置时要使材料中的空气逸尽。制膜时不得搅拌，否则易成气泡膜。

(4)玻璃板上制备膜剂技术：将适宜大小、平整的玻璃板清洗干净，擦干，撒少许滑石粉或涂少许液体石蜡等脱膜剂，用清洁纱巾擦去，然后将浆液倾倒于上，用有一定距离的刮刀(或用固定厚度的推杆)将其涂铺均匀，将其自然干燥或置一定温度的烘箱中干燥、脱膜。记录两种膜剂的外观、成膜性质、黏附性质。

五、思考题

1. 小量制备膜剂时，常用哪种成膜方法？其操作要点及注意事项有哪些？
2. 处方中的甘油起什么作用？膜剂中还有哪些辅料？它们各起什么作用？
3. 制备膜剂时，如何防止气泡的产生？

实验十三　软膏剂的制备

一、实验目的

1. 知识目标：掌握软膏剂的定义，了解软膏基质的分类。

2. 技能目标：掌握不同类型软膏基质的制备方法，了解软膏剂中药物释放的测定方法。

3. 素质目标：具备良好的沟通能力，准确表达自己的意见和观点，与团队成员进行有效沟通和交流；通过软膏剂的制备，学生能够具备创造性思维、勇于挑战传统观念和做法。

二、实验原理

软膏剂系指药物与适宜基质均匀混合而制成的半固体外用制剂。软膏剂既可起局部作用，也可使药物透过皮肤吸收进入体循环，产生全身治疗作用。软膏剂中，基质占绝大部分。基质不仅是软膏的赋型剂，同时也是药物载体，对软膏剂的质量、药物的释放以及药物的吸收都有重要影响。

常用的软膏基质根据组成可分为油脂性基质、乳剂型基质及水溶性基质。油脂性基质包括烃类、类脂及动植物油脂。其中，除植物油和蜂蜡加热熔合制成的单软膏和凡士林可单独用作软膏基质外，大多数应混合使用。乳剂型基质由半固体或固体油溶性成分、水溶性成分和乳化剂制备而成。根据所用乳化剂的不同，可制得O/W 型和 W/O 型软膏基质。水溶性基质由天然或合成的水溶性高分子物质所组成。

软膏剂的质量评价中，除应检查其熔点、酸碱度、黏度、稳定性和刺激性外，其释药性能也是重要检查项目。软膏剂中药物的释放及透皮吸收主要依赖于药物本身的性质，但基质在一定程度上影响药物的这些特性。一般情况下，水溶性基质和乳剂型基质中药物的释放较快，烃类基质中药物的释放最慢。因此，利用不同基质处方和制备工艺条件可得到药物不同释放特性的软膏剂。

软膏剂中药物释放的测定可通过测定软膏剂中药物透过无屏障性半透膜到释放介质的速度来评定，也可采用凝胶扩散法来评定。

三、实验用品

1. 器材：蒸发皿、研钵、水浴锅、玻璃纸、量瓶、移液管、洗耳球、烧杯、量筒、电子天平、玻璃棒。

2. 药品与试剂：蜂蜡、植物油、硬脂醇、液体石蜡、月桂醇硫酸钠、尼泊金乙酯、甘油、蒸馏水、聚山梨酯 80、单硬脂酸甘油酯、司盘 80、卡波姆 940、苯甲酸钠、三乙醇胺、白凡士林、固体石蜡。

四、实验内容

(一)单软膏制备

1. 处方：蜂蜡 6.6g，植物油 6.7g。

2. 制法：取处方量蜂蜡于蒸发皿中，置水浴上加热，熔化后，缓缓加入植物油，搅拌均匀，自水浴上取下，不断搅拌至冷凝，即得。

3. 质量检查：软膏均匀性、细腻度、黏稠性及涂布性。

4. 用途：对皮肤、黏膜或创面起保护、润滑和局部治疗作用。

5. 注意事项：加入植物油后应不断搅拌混匀，再从水浴取下搅拌至冷凝，否则容易分层，混合不匀。

(二)乳剂型软膏基质制备

1. O/W 型乳剂型软膏基质的制备。

(1)处方：硬脂醇 1.8g，白凡士林 2.0g，液体石蜡 1.3mL，月桂醇硫酸钠 0.2g，尼泊金乙酯 0.02g，甘油 1.0g，蒸馏水适量；制成 20.0g。

(2)制法：取油相成分(硬脂醇、白凡士林和液体石蜡)于蒸发皿中，置水浴上加热至 70～80℃使其熔化；取水相成分(月桂醇硫酸钠、尼泊金乙酯、甘油和蒸馏水)于蒸发皿(或小烧杯)中加热至 70～80℃；在搅拌下将水相成分以细流状加入油相成分中，在水浴上继续保持恒温并搅拌几分钟，然后在室温下继续搅拌至冷凝，即得 O/W 型乳剂型软膏基质。

(3)质量检查：软膏均匀性、细腻度、黏稠性及涂布性。

(4)注意事项：油相和水相混合前应保持温度约 80℃，将水相缓缓加到油相溶液中，沿一个方向搅拌。需考虑处方中油相、水相的用量比例，处方中水相量比油相量少时，难以得到稳定的 O/W 型乳剂型软膏基质。

2. W/O 型乳剂型软膏基质的制备。

(1)处方：单硬脂酸甘油酯 6.0g，白凡士林 2.0g，聚山梨酯 80 0.4g，蜂蜡 2g，液体石蜡 10g，尼泊金乙酯 0.04g，固体石蜡 2.0g，司盘 80 0.8g，蒸馏水适量；制成 40.0g。

(2)制法：取油相成分(单硬脂酸甘油酯、白凡士林、蜂蜡、液体石蜡、固体石蜡、司盘80)于蒸发皿中，水浴加热至80℃，使其熔化；取水相成分(聚山梨酯80、尼泊金乙酯、蒸馏水)于小烧杯中，加热至80℃，搅拌下将水相缓缓加入油相，恒温搅匀几分钟，在室温下搅拌至冷凝，即得。

(3)质量检查：软膏均匀性、细腻度、黏稠性及涂布性。

(4)注意事项：制备中应控制温度。

(三)水溶性软膏基质(卡波姆凝胶基质)制备

1. 处方：卡波姆940 0.75g，甘油25g，蒸馏水19mL，1%苯甲酸钠水溶液1mL，15%三乙醇胺水溶液5mL。

2. 制法：具体如下。

(1)称取卡波姆940，在搅拌下缓慢加于甘油中，充分搅拌至卡波姆940全部分散。

(2)加入处方量的蒸馏水，搅拌均匀后，加三乙醇胺溶液，搅拌均匀，再加入苯甲酸钠水溶液，搅拌均匀，即得。

3. 质量检查：软膏均匀性、细腻度、黏稠性及涂布性。

4. 用途：水性凝胶基质。

5. 注意事项：具体如下。

(1)将卡波姆940分散在甘油中时，应注意分散均匀，不宜成团或有白色颗粒。

(2)15%三乙醇胺溶液的配制：称取三乙醇胺15g，加蒸馏水稀释至100mL，即得。

(3)1%苯甲酸钠溶液的配制：称取苯甲酸钠1g，置100mL量瓶中，用蒸馏水溶解并稀释至刻度，摇匀，即得。

五、思考题

1. 油脂性、乳剂型和水溶性软膏基质的作用特点有哪些？

2. 试比较乳剂型软膏基质与乳剂在组成和作用等方面有何不同。

3. 在软膏剂的制备过程中，药物如何加入？

实验十四　栓剂的制备

一、实验目的

1. 知识目标：掌握栓剂的定义与分类，了解栓剂基质的分类。

2. 技能目标：掌握热熔法制备栓剂的工艺和操作要点，置换价测定方法及应用；了解栓剂的质量评价。

3. 素质目标：具备强烈的实践意识，通过反复实践，不断提高技能水平；具备批判性思维和独立思考的能力，通过科学实验和实践验证法不断完善栓剂的制备工艺。

二、实验原理

1. 栓剂的定义和分类：栓剂是指药物与适宜基质制成供腔道给药的固体制剂。栓剂因施药腔道不同，分为直肠栓、阴道栓和尿道栓；因药物释放的不同，分为普通栓和持续释药的缓释栓。栓剂既可以发挥局部作用，也可以发挥全身作用。目前，常用的栓剂有肛门栓（直肠栓）和阴道栓。

2. 栓剂的一般质量要求：栓剂的制备方法有搓捏法、冷压法和热熔法 3 种，其中以热熔法最为常用。栓剂中的药物与基质应混合均匀，外形完整光滑，常温下应为固体，但塞入腔道遇体温时，应能融化、软化或溶化，并与分泌液混合，逐渐释放出药物，发挥局部或全身作用；应无刺激性，有适宜的硬度，以便于使用、包装、贮藏。

3. 栓剂基质的种类：栓剂基质分为油脂性基质和水溶性基质。常见的油脂性基质有可可豆脂、半合成或全合成脂肪酸甘油酯，水溶性基质有甘油明胶、聚乙二醇（PEG）、聚氧乙烯（40）单硬脂酸脂、泊洛沙姆 188 等。在栓剂的处方中，根据不同目的，可加入相应的附加剂，如表面活性剂、稀释剂、吸收促进剂、抗氧剂、润滑剂及防腐剂等。

4. 置换价：为了确定基质用量以保证栓剂剂量的准确，需预测药物的置换价（f）。置换价是主药的重量与同体积基质的重量比值。即 f = 药物密度/基质密度。当基质和药物的密度未知时，可用以下公式计算：

$$f=\frac{W}{G-(M-W)}$$

式中，W 为每粒含药栓剂中主药的重量；G 为每粒纯基质栓剂的重量；M 为每粒含药栓剂的重量。

根据求得的置换价，可用以下公式计算出每粒栓剂中应加的基质质量（E）。

$$E=G-\frac{W}{f}$$

三、实验用品

1. 器材：蒸发皿、水浴锅、栓模、栓剂融变实验仪、烧杯、电子天平、玻璃棒、研钵、100 目筛。

2. 药品与试剂：阿司匹林、半合成脂肪酸酯、甘油、硬脂酸、氢氧化钠、蒸馏水、硬脂酸钠、液体石蜡。

四、实验内容

（一）置换价的测定

以阿司匹林为模型药物，用半合成脂肪酸甘油酯为基质，进行置换价的测定。

1. 纯基质栓的制备。

(1)处方：半合成脂肪酸酯10g。

(2)制法：称取半合成脂肪酸酯10g，置蒸发皿中，于水浴上加热，待2/3基质熔化时停止加热，搅拌使全熔；待基质呈稍黏稠状态时，灌入已涂有润滑剂的栓剂模型内；冷却凝固后，削去模口上的溢出部分，脱模，得到完整的纯基质栓数枚，称重，并计算每枚纯基质栓的平均重量 G(g)。

(3)质量检查：外观、重量差异、融变时限。

(4)注意事项：浇模应一次性浇铸。

2. 含药栓的制备。

(1)处方：阿司匹林3g，半合成脂肪酸酯6g。

(2)制法：称取半合成脂肪酸酯6g，置蒸发皿中，于水浴上加热，待2/3基质熔化时停止加热，搅拌使全熔；另称取研细的阿司匹林粉末(100目)3g，分次加至熔融的半合成脂肪酸酯中，不断搅拌，使药物均匀分散；待呈黏稠状态时，灌入已涂有润滑剂的模型内，冷却凝固后，削去模口上的溢出部分，脱模，得到完整的含药栓数枚，称重，并计算每枚平均重量 M(g)，含药量 $W = M \times X\%$。$X\%$ 为药物百分含量；将上述得到的 G、M、W 代入计算式中，即可求得阿司匹林的半合成脂肪酸酯的置换价。

(3)质量检查：外观、重量差异、融变时限。

(4)注意事项：半合成脂肪酸酯为油溶性基质，随着温度升高，其体积增大，灌模时应注意混合物的温度。温度太高，冷却后栓剂易发生中空和顶端凹陷；温度太低，难以一次性完成灌模。灌好的模型应置适宜的温度下冷却一定时间，冷却的温度不足或时间短，常发生黏模；相反，冷却温度过低或时间过长，则又可产生栓剂破碎。为了保证所测得置换价的准确性，制备纯基质栓和含药栓时应采用同一模具。

(二)阿司匹林(乙酰水杨酸)栓剂的制备

1. 处方：阿司匹林(100目)6g，半合成脂肪酸酯适量；制成10枚。

2. 制法：具体如下。

(1)按上述已求得的阿司匹林对半合成脂肪酸酯的置换价，计算每粒栓剂需加的基质重量及10枚栓剂需用的基质重量。

(2)称取计算量的半合成脂肪酸酯，置蒸发皿中，于水浴上加热，待2/3基质熔化时停止加热，搅拌使全熔。

(3)另称取研细的阿司匹林粉末(100目)6g，分次加至熔融的半合成脂肪酸酯中，不断搅拌，使药物均匀分散。

(4)待此含药基质呈黏稠状态时，灌入已涂有润滑剂的模型内，冷却凝固后，削去模口上的溢出部分，脱模，即得。

3. 质量检查：栓剂的外观(包括外表和内部)、重量差异、融变时限等。

4. 用途：本品为直肠栓发挥全身作用，可用于普通感冒或流行性感冒引起的发热；也可用于缓解轻至中度疼痛，如头痛、牙痛、神经痛、肌肉痛、痛经及关节痛等。

5. 注意事项：同“含药栓的制备”。

（三）甘油栓的制备

1. 处方 1：甘油 10g，硬脂酸 0.8g，氢氧化钠 0.12g，蒸馏水 1.4mL；制成 5 枚圆锥形肛门栓。

制法：取处方量的水，加入氢氧化钠，搅拌溶解，加入甘油混合均匀，在水浴上加热至 100℃，缓缓加入研细的硬脂酸，不断搅拌，在 85～95℃温度下保温，直至溶液澄清，趁热灌入涂有润滑剂的模型内，冷却凝固后，削去模口上的溢出部分，脱模，得甘油栓。

质量检查：外观、重量差异、融变时限。

用途：本品可用于通便。

注意事项：制备时应避免温度过高，搅拌不宜太快，否则可形成气泡，使成品混浊不澄明。有些处方中，通过硬脂酸与氢氧化钠的皂化反应而形成硬脂酸钠。

2. 处方 2：甘油 9.1g，硬脂酸钠 0.9g；制成 5 枚。

制法：取处方量的甘油于蒸发皿中，置于水浴上加热，缓缓加入硬脂酸钠细粉，随加随搅拌，并在 85～95℃温度下保温，直至溶液澄清；将此溶液趁热注入涂有润滑剂（液体石蜡）的栓模中，冷却凝固后，削去模口上的溢出部分，脱模，即得。

质量检查：外观、重量差异、融变时限。

注意事项：制备时应避免温度过高，搅拌不宜太快，否则可形成气泡，使成品混浊不澄明。

五、思考题

1. 采用热熔法制备阿司匹林栓剂应注意什么问题？

2. 什么情况下要计算置换价？置换价的计算还有哪些方法？

实验十五　缓释制剂的制备

一、实验目的

1. 知识目标：了解缓释制剂的基本原理与设计方法，掌握常见缓释制剂的种类，熟悉缓释制剂的质量控制和评价方法。

2. 技能目标：掌握溶蚀性和亲水凝胶骨架型缓释片的制备工艺，学会对缓释制剂进行质量评价，掌握制备过程中的常见问题及解决方法。

3. 素质目标：在缓释制剂制备的实验过程中，学生能严格遵守实验室规章制度和操作规程，确保实验的规范性；培养其创新思维和实践能力。

二、实验原理

缓释制剂系指在规定释放介质中按要求缓慢地非恒速释放药物，其与相应的普通制剂比较，给药频率比普通制剂减少一半或给药频率比普通制剂有所减少，且能显著增加患者依从性的制剂。缓释制剂设计要求考虑药物的理化因素、生物因素、制剂的生物利用度，以及峰、谷浓度比；缓释、控释制剂与普通制剂比较，药物可缓慢地释放进入体内，用药次数减少，药物治疗作用持久，毒副作用低。

缓释制剂分为骨架型缓释制剂、膜控型缓释制剂两大类。骨架型缓释制剂是指药物和一种或多种骨架材料通过压制、融合等技术手段制成的片状、粒状或其他形式的制剂；药物以分子或结晶状态均匀分散在骨架结构中。骨架材料、制片工艺对骨架片的释药行为有重要影响。按照所使用的骨架材料不同，骨架可分为亲水性凝胶骨架片（丸）、蜡质类骨架片（丸）、不溶性骨架片（丸）。

亲水性凝胶骨架材料分为天然高分子材料类、纤维素类、非纤维素多糖、乙烯聚合物类四类；以上材料遇水形成凝胶层，随着凝胶层继续水化，骨架膨胀，药物可通过水凝胶层扩散释出，延缓了药物的释放。蜡质类骨架片又称为溶蚀性骨架片，是由生物溶蚀性骨架材料制备而得，材料分为蜡类、脂肪酸及其酯类。本实验以布洛芬为模型药物制备溶蚀性和亲水性凝胶骨架片。

三、实验用品

1. 器材：单冲压片机、智能溶出仪、紫外－可见分光光度仪、药筛（80 目、100 目）、分样筛（16 目、18 目）、量瓶、烧杯、电子天平、玻璃棒、研钵、蒸发皿。

2. 药品与试剂：布洛芬、硬脂酸镁、乙醇、布洛芬、硬脂醇、羟丙基甲基纤维素、乙基纤维素、乳糖等。

四、实验内容

（一）布洛芬溶蚀性骨架片的制备

1. 处方：布洛芬 15g，硬脂醇 1.5g，羟丙基甲基纤维素 1.2g，硬脂酸镁 0.6g；制得 50 片。

2. 制法：具体如下。

（1）取布洛芬，过 100 目筛，另将硬脂醇置于蒸发皿中，于 80℃ 水浴上加热融化，加入布洛芬搅匀，冷却，置研钵中研碎。

（2）加羟丙基甲基纤维素胶浆（以 3mL 80% 乙醇制得）制成软材（若胶浆量不足，可再加 80% 乙醇适量），过 18 目筛制粒。

(3)将颗粒于35～45℃干燥，过16目筛整粒，称重，加入硬脂酸镁，混匀。

(4)计算片重，压片即得。每片含布洛芬300mg。

3. 质量检查：释放度。

4. 注意事项：溶蚀性骨架片主要以硬脂醇为骨架材料，释放以骨架溶蚀为主。骨架材料遇水形成凝胶层，随着凝胶层水化，骨架膨胀，凝胶层会增厚。

(二)布洛芬亲水性凝胶骨架片的制备

1. 处方：布洛芬1.5g，乙基纤维素0.2g，羟丙基甲基纤维素1.2g，乳糖11.5g，硬脂酸镁0.6g，95%乙醇溶液适量；制得50片。

2. 制法：具体如下。

(1)将布洛芬、乳糖分别过100目筛，羟丙基甲基纤维素过80目筛，混合均匀；将乙基纤维素加入95%乙醇溶液中制成黏合剂，加入混合粉末中，制备软材，过18目筛制粒。

(2)将颗粒于40～60℃干燥，过16目筛整粒，称重，加入硬脂酸镁，混匀。

(3)计算片重，压片即得；每片含布洛芬300mg。

3. 质量检查：释放度。

4. 用途：用于减轻中度疼痛，如关节痛、神经痛、肌肉痛、偏头痛、头痛、痛经、牙痛；也可用于感冒和流感引起的发热。

5. 注意事项：软材湿度要适中，否则颗粒不能成功制备；颗粒要充分干燥，否则会产生黏冲现象。

五、思考题

1. 测定缓释制剂的释放度有何意义？如何使其具有实用价值？

2. 设计口服缓释制剂时主要考虑哪些因素？

实验十六　综合训练的开放性实验——剂型设计与评价

一、实验目的

1. 知识目标：了解剂型的定义和分类，掌握常见剂型的制备方法，掌握剂型评价的方法和原则。

2. 技能目标：熟悉不同剂型中辅料的选择原则及其用量的确定方法，各种剂型的制备工艺流程和技术要点；掌握剂型稳定性的基本原理，能够对不同剂型的稳定性进行评估。

3. 素质目标：在开放性实验中，应具备实验安全意识，掌握个人防护措施和应急处理方法；具备团队协作精神。

二、实验原理

药剂学是研究药物制剂的基本理论、处方设计、制备工艺、质量控制和合理应用的综合性应用技术学科。剂型是为适应治疗或预防的需要而制备的不同给药形式。剂型与给药途径、临床治疗效果有着非常密切的关系。剂型设计关系到一种有效的药物在临床上是否能够充分发挥其应有作用、保证用药安全的问题。在剂型确定以后，处方设计与处方筛选就成为临床用药成败的关键。

本实验需在给定的几种药物中选择一种药物，通过查阅文献了解药物的理化性质、生物学性质、药理作用及临床应用。根据药物的理化性质、药理作用及临床应用，选择适宜的给药途径和剂型。在口服溶液剂、口服乳剂、口服混悬剂、片剂、软膏、栓剂和注射剂等剂型中选择任意一种剂型进行设计与制备。根据文献资料和预实验选择适宜辅料和用量，最终制备出具有实际应用价值的药物剂型，满足各剂型项下的质量要求，达到综合运用所学各种知识的目的。

三、实验用品

1. 器材：制粒与整粒用筛网、搪瓷盘、电烘箱、单冲压片机、崩解仪、硬度计、粉碎机、恒温水浴锅、滴丸机、天平、玻璃板、蒸发皿、研钵、玻璃纸、栓模、栓剂融变实验仪、溶出仪、紫外-可见分光光度计、药筛、分样筛、量瓶、干燥器、渗透压测定仪等。

2. 药品与试剂：原料药(布洛芬、对乙酰氨基酚、维生素 C、黄芪、桔梗、吲哚美辛、水飞蓟素、氢溴酸东莨菪碱、替硝唑、盐酸利多卡因、阿司匹林、醋酸氯己定)；辅料(糊精、糖粉、酒石酸、甜蜜素、聚山梨酯 80、糖精钠、司盘 80、明胶、PEG400、淀粉、液体石蜡、枸橼酸、卡波姆 940、白凡士林、乳糖、微晶纤维素、石蜡、硬脂酸、羟丙甲基纤维素、甘油、羧甲基淀粉钠、三乙醇胺、硬脂酸镁、滑石粉、PEG6000、微粉硅胶、单硬脂酸甘油酯、乙醇、甲基纤维素、乙基纤维素)。

四、实验内容

实验方法与步骤：①从“药品与试剂”中确定选择的药物。②查阅文献，获得所选择药物的理化性质、生物学性质、药理作用及临床应用等与剂型设计、质量评价相关的处方前研究资料。③确定给药途径，选择剂型，说明选择剂型和确定剂量的依据。④设计处方及制备方法。⑤进行处方筛选与制备方法的优化，获得优化处方和制备方法。⑥对所制备的药物制剂进行质量评价。

以下是各剂型处方设计与制备需重点关注和解决的问题。

(一)溶液剂

1. 剂型处方设计与制备：需重点关注和解决以下问题。

(1)溶剂的种类、用量。
(2)pH 调节剂的种类、用量。
(3)增溶剂、助溶剂的种类、用量。
(4)其他稳定剂的种类、用量。
(5)防腐剂的种类、用量。
(6)矫味剂的种类、用量。
2. 质量检查：规格、外观、药物含量、澄明度、稳定性、pH。

(二)混悬剂

1. 剂型处方设计与制备：需重点关注和解决以下问题。
(1)溶剂的种类、用量。
(2)pH 调节剂的种类、用量。
(3)助悬剂的种类、用量。
(4)絮凝剂的种类、用量。
(5)混悬粒子的粒径。
(6)矫味剂的种类、用量。
2. 质量检查：规格、外观、药物含量、沉降体积比、稳定性、pH、粒子大小。

(三)乳剂

1. 剂型处方设计与制备：需重点关注和解决以下问题。
(1)油相的种类、用量。
(2)乳化剂的种类、用量。
(3)HLB 值的确定。
(4)矫味剂的种类、用量。
(5)其他附加剂的种类、用量。
(6)药物的加入方式。
2. 质量检查：规格、外观、药物含量、稳定性、pH、粒子大小。

(四)注射剂

1. 剂型处方设计与制备：需重点关注和解决以下问题。
(1)溶剂的种类、用量。
(2)增溶剂、助溶剂的种类和用量。
(3)pH 调节剂的种类、用量。
(4)抗氧剂、金属离子络合剂的种类。
(5)其他附加剂的种类、用量。
2. 质量检查：规格、外观、药物含量、澄明度、稳定性、pH、渗透压、热原。

(五)滴眼剂

1. 剂型处方设计与制备：需重点关注和解决以下问题。

(1)溶剂的种类、用量。

(2)增溶剂、助溶剂的种类和用量。

(3)pH 调节剂的种类、用量。

(4)抗氧剂、金属离子络合剂的种类。

(5)缓冲剂的种类、用量。

(6)抑菌剂的种类、用量。

(7)其他附加剂的种类、用量。

2. 质量检查：规格、外观、药物含量、澄明度、稳定性、pH、张力、黏度、渗透压。

(六)微囊

1. 剂型处方设计与制备：需重点关注和解决以下问题。

(1)囊材的种类、用量。

(2)囊心物粒径大小。

(3)囊材与囊心物的比例。

(4)固化剂的种类、用量。

(5)其他稳定剂的种类、用量。

2. 质量检查：规格、外观、药物含量、粒径、形态、载药量与包封率、释放速度。

(七)片剂

1. 剂型处方设计与制备：需重点关注和解决以下问题。

(1)粉末直接压片、干法制粒压片、湿法制粒压片。

(2)填充剂的种类、用量。

(3)黏合剂(或润湿剂)的种类、用量。

(4)崩解剂的种类、用量及加入方法。

(5)其他附加剂的种类、用量。

2. 质量检查：规格、外观、药物含量、片重差异、硬度、脆碎度、崩解时限、溶出度。

(八)滴丸剂

1. 剂型处方设计与制备：需重点关注和解决以下问题。

(1)基质的种类、用量。

(2)滴制管径的大小。

(3)冷凝液的种类、用量。

(4)其他附加剂的种类、用量。

2. 质量检查：规格、外观、药物含量、重量差异、溶散时限、含量均匀度。

（九）膜剂

1. 剂型处方设计与制备：需重点关注和解决以下问题。

（1）成膜材料的种类、用量。

（2）增塑剂的种类、用量。

（3）着色剂的种类、用量。

（4）其他附加剂的种类、用量。

（5）药物的加入方式。

2. 质量检查：规格、外观、药物含量、含量差异限度、重量差异、溶化时限。

（十）软膏剂

1. 剂型处方设计与制备：需重点关注和解决以下问题。

（1）基质的类型、用量。

（2）乳剂型基质中乳化剂的类型、用量。

（3）不同基质对药物释放的影响。

（4）抑菌剂的种类、用量。

（5）其他附加剂的种类、用量。

2. 质量检查：规格、外观、药物含量、药物释放、熔程、稠度、耐热及耐寒试验。

（十一）栓剂

1. 剂型处方设计与制备：需重点关注和解决以下问题。

（1）基质的种类、用量。

（2）不同基质对药物溶出速度的影响。

（3）渗透促进剂的种类、用量。

（4）表面活性剂的种类、用量。

（5）其他附加剂的种类、用量。

2. 质量检查：规格、外观、药物含量、药物溶出速度、重量差异、融变时限。

五、思考题

1. 药物剂型设计的基本原则有哪些？

2. 你从本实验中可得到哪些启示？

（刘荣利　程薇薇　张　宣　韩　君　吴夏青）

第五篇　药物分析与检验实验

实验一　葡萄糖原料药及其注射液的质量分析

一、实验目的

1. 知识目标：了解药物鉴别检查的目的及意义，掌握氯化物、硫酸盐、铁盐等一般杂质检查的基本原理、操作方法及杂质限量计算，掌握旋光度法和快速分析法（剩余碘量法）测定葡萄糖含量的方法与原理，熟悉旋光仪的使用。

2. 技能目标：会用纳氏比色管遵循平行操作原则比色、比浊，会计算杂质限量，会使用旋光仪测物质的旋光度。

3. 素质目标：在葡萄糖鉴别试验中加入碱性酒石酸酮可看到红色沉底，这是由物质自身结构决定的，结构决定性质，不以人的意识为转移，以此提高学生的辩证唯物主义观。在强调实验报告的撰写时，提醒同学们在以后出具检验报告书时要实事求是、严谨细致，不可马虎大意，更不能随意修改或篡改，增强学生的职业素养和法制意识。

二、实验原理

葡萄糖的化学式为 $C_6H_{12}O_6 \cdot H_2O$，分子量为198.17，结构如图2-5-1所示，为D-(+)-吡喃葡萄糖一水合物。葡萄糖是光学活性化合物，有一定的旋光度，可以通过测定比旋度检查其纯杂程度。

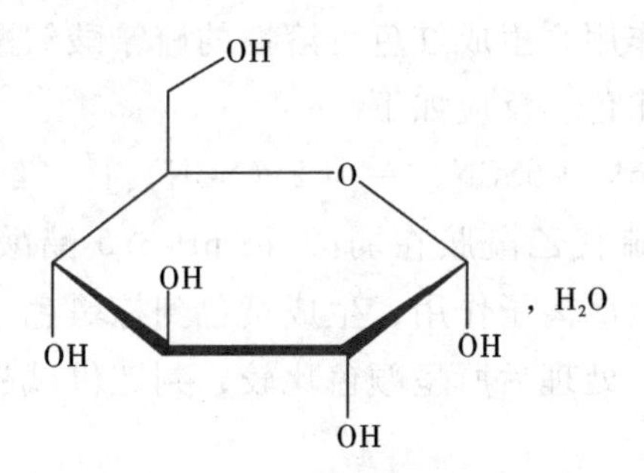

图2-5-1　葡萄糖的结构式

（一）葡萄糖鉴别反应的原理

葡萄糖的醛基具有还原性，可将斐林试剂（Fehling）即碱性酒石酸铜试液中的铜离子还原，生成红色的氧化亚铜沉淀，可供鉴别，反应式如图2-5-2所示。

```
  H—C=O         COONa                    COOH         COONa
    |             |                        |            |
  H—C—OH        CHO                    H—C—OH        CHOH
    |           |    \                     |            |
 HO—C—H    +    |     >Cu    ——→      HO—C—H     +   CHOH     + Cu(OH)2
    |           |    /                     |            |
  H—C—OH        CHO                    H—C—OH        COOK
    |             |                        |
  H—C—OH        COOK                   H—C—OH
    |                                      |
    CH2OH                                  CH2OH
```

$$CuOH_2 \xrightarrow{\Delta} Cu_2O\downarrow + H_2O$$

图2-5-2　葡萄糖与碱性酒石酸酮反应式

(二)葡萄糖的杂质限度检查原理

药用葡萄糖一般是淀粉经酸水解或酶水解制得。因此，葡萄糖的质量要求严格，质量标准中规定应检查的项目有酸度、溶液的澄清度、乙醇溶液的澄清度、蛋白质、氯化物、硫酸盐、铁盐、重金属、砷盐、干燥失重、炽灼残渣及微生物限度等。

1. 氯化物检查法：药物中的微量氧化物在硝酸酸性条件下与硝酸银反应，生成氯化银胶体微粒而显白色混浊，与一定量的标准氯化钠溶液在相同条件下产生的氧化银混浊程度比较，判定供试品中氯化物是否符合限量规定，反应如下。

$$Cl^- + Ag^+ \longrightarrow AgCl\downarrow\text{(白)}$$

2. 硫酸盐检查法：药物中微量的硫酸盐在稀盐酸酸性条件下与氯化钡反应，生成硫酸钡微粒显白色混浊，与一定量标准硫酸钾溶液在相同条件下产生的硫酸钡混浊程度比较，判定供试品硫酸盐是否符合限量规定，反应如下。

$$SO_4^{2-} + Ba^+ \longrightarrow BaSO_4\downarrow\text{(白)}$$

3. 铁盐检查法：微量铁盐的存在可能会加速药物的氧化和降解。铁盐在盐酸酸性溶液中与硫氰酸盐作用，生成红色可溶性的硫氰酸铁配离子，与一定量标准铁溶液用同法处理后进行比色，反应如下。

$$Fe^{3+} + 6SCN^- \longrightarrow [Fe(SCN)_6]^{3-}\text{(红)}$$

4. 重金属检查法：硫代乙酰胺在弱酸性(pH 3.5 醋酸盐缓冲液)溶液中水解，产生硫化氢，与微量重金属离子作用，生成黄色到棕黑色的硫化物均匀混悬液，与一定量标准铅溶液经同法处理后所呈颜色比较，判定供试品重金属是否符合限量规定，反应如下。

$$CH_3CSNH_2 \longrightarrow CH_3CONH_2 + H_2S$$

$$Pb^{2+} + H_2S \longrightarrow PbS\downarrow\text{(黑色)}$$

5. 砷盐检查法：采用古蔡法检查砷盐。金属锌与酸作用产生新生态氢，与药物中微量砷盐反应生成具有挥发性的砷化氢，遇溴化汞试纸产生黄色至棕色的砷斑，与同条件下一定量标准砷溶液所生成的砷斑比较，判定药物中砷盐的限量，反应如下。

$$As^{3+} + 3Zn + 3H^+ \longrightarrow 3Zn^{2+} + H_3As \uparrow$$

$$AsO_3 + 3Zn + 9H^+ \longrightarrow 3Zn^{2+} + 3H_2O + H_3As \uparrow$$

$$H_3As + 3HgBr_2 \longrightarrow 3HBr + As(HgBr)_3\text{(黄色)}$$

$$H_3As + 2As(HgBr)_3 \longrightarrow 3AsH(HgBr)_2\text{(棕色)}$$

$$H_3As + As(HgBr)_3 \longrightarrow 3HBr + Hg_3As_2\text{(黑色)}$$

6. 炽灼残渣检查法：有机药物经炽灼炭化，再加硫酸湿润、低温加热至硫酸蒸气除尽后，于高温(700～800℃)炽灼至完全灰化，使有机物质破坏分解变为挥发性物质逸出，残留的非挥发性无机杂质成为硫酸盐，即为炽灼残渣。

(三)葡萄糖注射液含量测定的原理

葡萄糖注射液为葡萄糖或无水葡萄糖的灭菌水溶液，含葡萄糖($C_6H_{12}O_6 \cdot H_2O$)应为标示量的95.0%～105.0%。

葡萄糖分子结构中含有多个手性碳原子，具有旋光性。《中国药典》(2020年版)采用旋光法测定葡萄糖注射液的含量。葡萄糖的水溶液具有右旋性，由于葡萄糖在水中有三种互变异构体存在，因此有变旋现象，须放置6小时以上或加热、加酸、加弱碱，使变旋反应达到平衡。用旋光法测定葡萄糖含量时，加入少量碱液(如氨试液)可加速变旋反应，促进达到平衡。平衡时，葡萄糖水溶液的比旋度为+52.6°～+53.2°(25℃)。变旋平衡反应如图2－5－3所示：

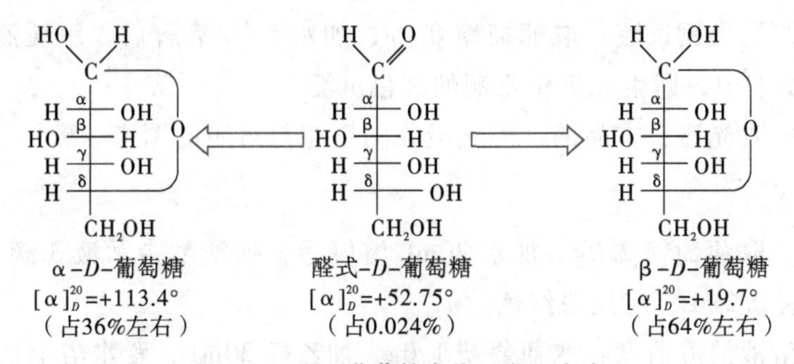

图2－5－3 葡萄糖变旋平衡反应式

葡萄糖在碱性条件下被定量过量的碘氧化成葡萄糖酸，剩余的碘在酸性条件下用硫代硫酸钠测定，从而算出葡萄糖的含量，反应如下：

$$I_2 + 2NaOH \longrightarrow NaIO + NaI + H_2O$$

$$CH_2OH(CHOH)_4CHO + I_2 + 3NaOH \longrightarrow CH_2OH(CHOH)_4COONa + 2NaI + 2H_2O$$

$$3NaIO \longrightarrow NaIO_3 + 2NaI$$

$$NaIO_3 + 5NaI + 6HCl \longrightarrow 3I_2 + 6NaCl + 3H_2O$$

$$2Na_2S_2O_3 + I_2 \longrightarrow Na_2S_4O_6 + 2NaI$$

三、实验用品

1. 器材：分析天平、旋光计、纳氏比色管、量瓶(25mL、100mL)、胶头滴管、水浴锅、球形冷凝管、铁架台、双凹夹、铁夹、圆底烧瓶、烧杯、玻璃棒、量瓶、橡胶软管、玻璃棒、pH 试纸、碱式滴定管、棕色酸式滴定管、红外光谱仪。

2. 药品与试剂：葡萄糖、氨试液、碱性酒石酸铜试液、氢氧化钠滴定液(0.02mol/L)、酚酞指示液、标准氯化钠溶液、稀硝酸、硝酸银试液、标准硫酸钾溶液、稀盐酸、硫氰酸铵溶液(30→100)、标准铁溶液、硝酸、碘液、2mol/L 氢氧化钠溶液、稀硫酸、硫代硫酸钠滴定液、95% 乙醇、磺基水杨酸溶液(1→5)、25% 氯化钡溶液、5% 葡萄糖注射液、0.05mol/L 碘滴定液、1mol/L 稀盐酸溶液、蒸馏水。

四、实验内容

(一)性状

1. 外观性状：葡萄糖为无色结晶或白色结晶性或颗粒性粉末，无臭，味甜。本品在水中易溶，在乙醇中微溶。

2. 比旋度：取葡萄糖约 10g，精密称定，置 100mL 量瓶中，加水适量与氨试液 0.2mL，溶解后，用水稀释至刻度，摇匀，放置 10 分钟，在 25℃时依法测定其比旋度为 +52.6° ~ +53.2°。

(二)鉴别

1. 碱性酒石酸铜试液：取葡萄糖 0.2g，加水 5mL 溶解后，缓缓滴入温热的碱性酒石酸铜试液中，即生成氧化亚铜的红色沉淀。

2. 红外吸收光谱：本品的红外光吸收图谱应与对照的图谱一致。

(三)检查

1. 酸度：取葡萄糖 2.0g，加水 20mL 溶解后，加酚酞指示液 3 滴与 0.02mol/L 氢氧化钠溶液 0.2mL，应显粉红色。

2. 乙醇溶液的澄清度：取葡萄糖 1.0g，加乙醇 20mL，置水浴上加热回流约 40 分钟，溶液应澄清。

3. 亚硫酸盐与可溶性淀粉：取葡萄糖 1.0g，加水 10mL 溶解后，加碘试液 1 滴，应显黄色。

4. 蛋白质：取葡萄糖 1.0g，加水 10mL 溶解后，加磺基水杨酸溶液(1→5) 3mL，不得发生沉淀(原料中杂质)。

5. 氯化物：取葡萄糖 0.6g，加水溶解使成 25mL(溶液如显碱性，可滴加硝酸使成中性)，再加稀硝酸 10mL；溶液如不澄清，应过滤；置 50mL 纳氏比色管中，加水使成约 40mL，摇匀，即得供试品溶液。再取标准氯化钠溶液(每 1mL 相当于 10μg 的 Cl^-)6.0mL，置 50mL 纳氏比色管中，加稀硝酸 10mL，加水使成约 40mL，摇匀，即得对照溶液。于供试溶液与对照溶液中分别加入硝酸银试液 1.0mL，用水稀释成 50mL，摇匀，在暗处放置 5 分钟，同置黑色背景上，从比色管上方向下观察，比较，即得。供试溶液不得比对照溶液更浓(0.01%)。

6. 硫酸盐：取葡萄糖2.0g，加水溶解使成约40mL(溶液如显碱性，可滴加盐酸使成中性)，溶液如不澄清，应过滤。置50mL纳氏比色管中，加稀盐酸2mL，摇匀，即得供试品溶液。另取标准硫酸钾溶液(每1mL相当于100μg的SO_4^{2-})2.0mL，置50mL纳氏比色管中加水使成约40mL，加稀盐酸2mL，摇匀，即得对照溶液。于供试品溶液与对照溶液中分别加入25%氯化钡溶液5mL，用水稀释至50mL，充分摇匀，放置10分钟，同置黑色背景上，从比色管上方向下观察，比浊，供试溶液不得比对照溶液更浓(0.01%)。

7. 铁盐：取葡萄糖2.0g，加水20mL溶解后，加硝酸3滴，缓慢煮沸5分钟，放冷，用水稀释成45mL，加硫氰酸铵溶液(30→100)3.0mL，摇匀，如显色，与标准铁溶液2.0mL用同一方法制成的对照液比较，不得更深(0.001%)。

(四)注射液中葡萄糖含量测定

1. 旋光法测定葡萄糖的含量：精密量取葡萄糖注射液适量(约相当于葡萄糖10g)，置100mL量瓶中，加氨试液0.2mL(10%或10%以下规格的本品可直接取样测定)，用水稀释至刻度，摇匀，静置10分钟，在25℃时，将测定管用上述供试液体冲洗数次，缓缓注入供试液(注意勿使发生气泡)，置于旋光计内检测读数，即得供试液的旋光度。用同法读取旋光度3次，取3次的平均数，与2.0852相乘，即得供试品中含有$C_6H_{12}O_6 \cdot H_2O$的重量(g)。

$$c = \alpha \times 2.0852$$

式中，2.0852是当测定管为1dm时，每1°旋光度相当于待测溶液100mL中含$C_6H_{12}O_6 \cdot H_2O$的克数。

2. 快速分析法(剩余碘量法)测定葡萄糖含量：取5%葡萄糖注射液2.0mL，置25mL量瓶中，加水稀释至刻度。取出稀释液5.0mL，准确加入0.05mol/L碘滴定液5.0mL，滴加约2mol/L氢氧化钠溶液7或8滴，至溶液呈淡黄色。于暗处放置5分钟，滴加约1mol/L稀盐酸溶液至呈酸性后，以0.1mol/L硫代硫酸钠溶液滴定至无色。消耗0.1mol/L硫代硫酸钠溶液量若为2.88～3.08mL，则本品含量符合《中国药典》的规定。

五、注意事项

1. 平行操作原则：实验用具的选择、试剂与试液的量取方法及加入顺序、反应时间长短等应尽可能一致。

2. 比色方法是将两管同置于白色背景上，从侧面或自上而下观察；比浊方法是将两管同置于黑色背景上，从上向下垂直观察。

3. 所用比色管刻度高低差异不应超过2mm，使用过的比色管应及时清洗，注意不能用毛刷刷洗，可用铬酸洗液浸泡。

4. 一般情况下，可取 1 份供试品进行检查。如结果不符合规定或在限度边缘时，应对供试品和对照管各复检 2 份，方可判定。

5. 每次测定前应以溶剂做空白校正，测定后，再校正 1 次，以确定在测定时零点有无变动。如第二次校正时发现零点有变动，则应重新测定旋光度。

6. 溶液的配制：具体如下。

(1)标准氯化钠溶液(每 1mL 相当于 10μg 的 Cl^-)：称取氯化钠 0.165g，置 1000mL 量瓶中，加水适量使溶解，并稀释至刻度，摇匀，作为贮备液。临用前，精密量取贮备液 10mL，置 100mL 量瓶中，加水稀释至刻度，摇匀，即得。

(2)标准硫酸钾溶液(每 1mL 相当于 100μg 的 SO_4^{2-})：称取硫酸钾 0.181g，置 1000mL 量瓶中，加水适量使溶解，并稀释至刻度，摇匀，即得。

(3)标准铁溶液(每 1mL 相当于 10μg 的 Fe^{3+})：称取硫酸铁铵 0.863g，置 1000mL 量瓶中，加水溶解后，加硫酸 2.5mL，用水稀释至刻度，摇匀，作为贮备液。临用前，精密量取贮备液 10mL，置 100mL 量瓶中，加水稀释至刻度，摇匀，即得。

六、思考题

1. 试述葡萄糖杂质的来源及检查的意义。

2. 做葡萄糖旋光法测定时，为什么要加氨试液并放置后进行测定？

3. 快速分析法为什么要加入氢氧化钠溶液，能否一次性加入规定量的氢氧化钠溶液？

实验二　维生素 C 注射液的分析

一、实验目的

1. 知识目标：掌握维生素 C 及其制剂的鉴别试验原理、操作方法与结果现象的观察，以及直接碘量法和吸收系数法测定维生素 C 含量的原理和操作。

2. 技能目标：会利用维生素 C 的结构分析维生素鉴别、含量测定方法的实验原理，能计算直接碘量法和吸收系数法测定维生素 C 的含量。

3. 素质目标：通过对维生素 C 的分析，培养学生理解过犹不及、适度原则的辩证思维能力。

二、实验原理

维生素 C 又称抗坏血酸，是 L 型已糖的衍生物，故为 L－抗坏血酸。本品为白色结晶或结晶性粉末；无臭，味酸，久置色渐变微黄，水溶液显酸性。其鉴别反应原理如下。

1. 维生素 C 结构中有烯二醇结构，具有强还原性，可被硝酸银氧化为去氢维生素 C，同时产生黑色银沉淀，反应式如图 2-5-4 所示。

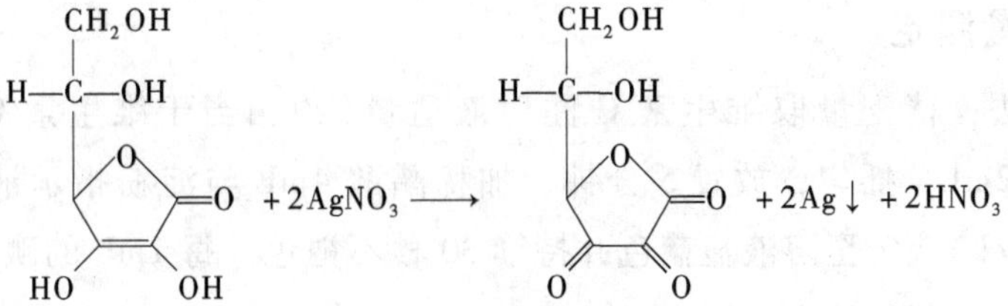

$$\text{维生素C} + 2AgNO_3 \longrightarrow \text{去氢维生素C} + 2Ag\downarrow + 2HNO_3$$

图 2-5-4　维生素 C 与硝酸银的化学反应方程式

2. 二氯靛酚的氧化型在酸性介质中为玫瑰红色，在碱性介质中为蓝色，与维生素 C 作用后生成还原型无色的酚亚胺，反应式如图 2-5-5 所示。

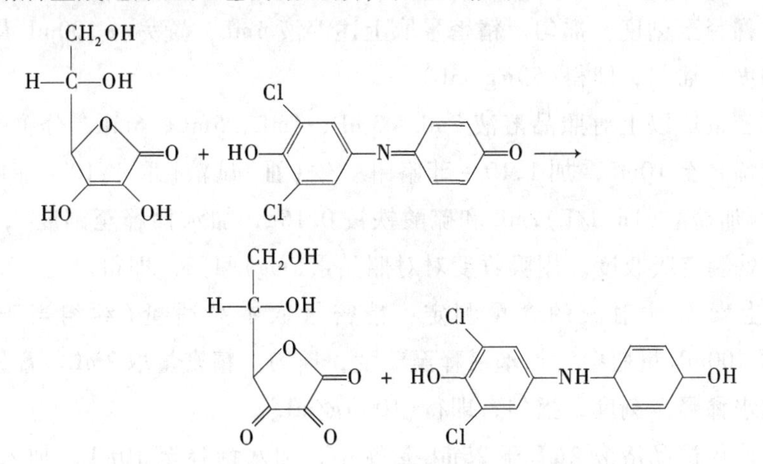

图 2-5-5　维生素 C 与二氯靛酚的化学反应方程式

三、实验用品

1. 器材：电子天平、试管架与试管、量筒（10mL、50mL）、量瓶（25mL、100mL）、研钵、牛角匙、滤纸、玻璃棒、水浴锅、紫外分光光度计、酸式滴定管、蝴蝶夹、铁架台、石英比色皿。

2. 药品与试剂：硝酸银试液、二氯靛酚钠试液、丙酮、稀醋酸、淀粉指示液、0.05mol/L 碘液、1,10-菲咯啉一铁（Ⅲ）试液、维生素 C 对照品、维生素 C 注射液、1mol/L 盐酸溶液、硫酸铁铵、蒸馏水。

四、实验内容

（一）鉴别

取维生素 C 注射液适量（约相当于维生素 C 0.2g），加水稀释至 10mL，照下述方法进行试验。

1. 取溶液 5mL，加硝酸银试液 0.5mL，即生成银的黑色沉淀。

2. 取溶液 5mL，加二氯靛酚钠试液 1 或 2 滴，试液的颜色即消失。

(二)含量测定

1. 碘量法：精密量取维生素 C 注射液适量(约相当于维生素 C 0.2g)，加水 15mL 与丙酮 2mL，摇匀，放置 5 分钟，加稀醋酸 4mL 与淀粉指示液 1mL，用碘滴定液(0.05mol/L)滴定至溶液显蓝色并持续 30 秒不褪色。每 1mL 的碘液(0.05mol/L)相当于 8.806mg 的 $C_6H_8O_6$。

本品含维生素 C 应为标示量的 93.0% ~107.0%。

2. 比色法：具体如下。

(1)标准曲线的制备：精密称取维生素 C 对照品约 100mg，置 100mL 量瓶中，加水溶解并稀释至刻度，摇匀。精密量取上述溶液 5mL，置另一 100mL 量瓶中，加水稀释至刻度，摇匀，即得(50μg/mL)。

分别精密量取以上对照品溶液 2mL、3mL、4mL、5mL、6mL，分置 25mL 量瓶中，均加水稀释至 10mL，加 1,10 - 菲咯啉一铁(Ⅲ)试液[取 1,10 - 菲咯啉(一水物)0.198g，加盐酸(1mol/L)2mL 和硫酸铁铵 0.16g，加水稀释至刻度]，摇匀，于 510nm 波长处测定吸收度。用吸收度对对照品量(mg)回归，即得。

(2)维生素 C 注射液的含量测定：精密量取本品适量(约相当于维生素 C 500mg)，置 100mL 量瓶中，加水稀释至刻度，摇匀。精密量取 2mL，置另一 100mL 量瓶中，加水稀释至刻度，摇匀，即得(100μg/mL)。

精密量取供试品溶液 2mL 于 25mL 量瓶中，加水稀释至 10mL，加入 1,10 - 菲咯啉一铁(Ⅲ)试液 1mL，以下按照标准曲线方法操作。根据供试品溶液的吸收度和标准曲线计算出维生素 C 的含量，即得。

五、注意事项

1. 操作中加入稀醋酸 1.0mL，使滴定在酸性溶液中进行。在酸性介质中，维生素 C 受空气中氧的氧化速度减慢，但样品溶于稀醋酸后仍需立即进行滴定。

2. 加新沸过的冷水的目的是为减少水中溶解的氧对测定的影响。

六、思考题

1. 试简述维生素 C 的结构与分析方法之间的关系。

2. 用碘量法测定维生素 C 含量时，加入丙酮和稀醋酸的目的是什么？

3. 用比色法测定维生素 C 含量时，空白对照溶液如何制备？实验中应注意哪些问题才能保证实验结果的准确？

实验三　三黄片的分析

一、实验目的

1. 知识目标：掌握中成药分析的特点及样品处理的方法，三黄片鉴别和含量测定的原理和方法。

2. 技能目标：会用薄层色谱法鉴别中药中的成分，会优化薄层色谱条件；会使用紫外分光光度法测三黄片的含量。

3. 素质目标：采用薄层色谱法对当归药材和白术对照药材进行鉴别，培养学生遵从客观规律的意识；进行三黄片鉴别实验，要求学生在实验过程中严格控制实验条件，并结合实验结果调整实验条件，以获取理想实验结果，培养学生发现问题并解决问题的能力。

二、实验原理

1. 三黄片的处方及制法。

(1)处方：大黄300g，盐酸小檗碱5g，黄芩浸膏21g。

(2)制法：以上三味，黄芩浸膏系取黄芩加水煎煮3次，第一次1.5小时，第二次1小时，第三次40分钟，合并煎液，过滤，将滤液加盐酸调节pH值至1~2，静置1小时，取沉淀，用水洗涤，使pH值至5~7，烘干，粉碎成细粉。取大黄150g，粉碎成细粉；剩余大黄粉碎成粗粉，加30%乙醇回流提取3次，过滤，合并滤液，回收乙醇并减压浓缩至稠膏状，加入大黄细粉、盐酸小檗碱细粉、黄芩浸膏细粉及适量辅料，混匀，制成颗粒，干燥，压制成1000片，包糖衣或薄膜衣；或压制成500片，包薄膜衣，即得。

2. 薄层色谱法是常用的中药鉴别方法，本实验以盐酸小檗碱为对照品，用薄层色谱法鉴别制剂中的盐酸小檗碱。

三、实验用品

1. 器材：药匙、研钵、烧杯(50mL)、量瓶(50mL、25mL)、小层析缸、载玻片、毛细点样管、玻璃漏斗、滤纸、铁架台、铁圈(小)、移液管、洗耳球、玻璃棒、胶头滴管、刀片、塑料离心管、移液管、量筒、显微镜、超声波清洗机、暗箱紫外线分析仪、离心机。

2. 药品与试剂：三黄片、甲醇、盐酸小檗碱对照品、0.5% CMC - Na、硅胶 GF_{254}、大黄粉、硅胶G、95%乙醇、0.2mol/L盐酸溶液、乙酸乙酯、丙酮、甲酸、水、环己烷。

四、实验内容

（一）鉴别

1. 取三黄片，除去包衣，研成细粉，制成标本片，置显微镜下观察：草酸钙簇晶大，直径为60～140μm（大黄）。

2. 取三黄片5片，除去包衣，研细，取0.25g，加甲醇5mL，超声处理5分钟，过滤，将滤液作为供试品溶液。另取盐酸小檗碱对照品，加甲醇制成每1mL含0.2mg的溶液，作为对照品溶液。按照薄层色谱法试验，吸取上述两种溶液各3～5μL，分别点于同一硅胶GF_{254}薄层板上，以乙酸乙酯－丙酮－甲酸－水（10∶7∶1∶1）为展开剂，展开，取出，晾干，置紫外线灯（365nm）下显相同颜色的荧光斑点。

3. 取"2"项下的供试品溶液作为供试品溶液。另取大黄对照药材0.2g，加甲醇3mL，超声处理5分钟，取上清液作为对照药材溶液。吸取上述两种溶液各5μL，分别点于同一硅胶G薄层板上，以环己烷－乙酸乙酯－甲酸（12∶3∶0.1）为展开剂，展开，取出，晾干，置紫外线灯（365nm）下检视。供试品色谱中，在与对照药材色谱相应的位置上，显相同颜色的荧光斑点。

（二）含量测定

取三黄片，除去包衣，研细，精密称取15mg，置10mL离心管中，精密加入丙酮0.5mL，离心洗涤5分钟（转速4000r/min），弃去丙酮，用滤纸吸净离心管口的残留液，沉淀物再用丙酮洗涤2次，每次0.5mL，用乙醇将沉淀物移至50mL量瓶中，加热溶解，放冷至室温，加乙醇稀释至刻度，摇匀。精密吸取1mL，置25mL量瓶中，加盐酸（0.2mol/L）稀释至刻度，摇匀，以盐酸（0.2mol/L）为空白，在（276±1）nm的波长处测定吸收度。

按$C_{21}H_{18}O_{11}$的吸收系数（$E_{1cm}^{1\%}$）为631计算，即得。

五、注意事项

1. 薄层色谱法鉴别中，铺板、点样过程要严格按规定操作。
2. 注意供试品溶液和对照品溶液的制备要符合要求。

六、思考题

影响薄层色谱分析的主要因素有哪些？

实验四　加味逍遥丸的分析

一、实验目的

1. 知识目标：掌握中成药水丸剂分析的特点及样品处理的方法，逍遥丸鉴别和含量测定的原理和方法。

2. 技能目标：会用薄层色谱法鉴别中药中的成分，会优化薄层色谱条件；清楚薄层色谱法的原理，会描述结果，并根据实验现象调整实验条件。

3. 素质目标：用薄层色谱法检测加味逍遥丸中的当归，实验中用到了危险化学品乙醚，存在安全隐患，实验试剂量采用减半的方案，倡导安全第一的理念。

二、实验原理

1. 加味逍遥丸的处方及制法。

(1)处方：柴胡 300g，当归 300g，白芍 300g，白术(麸炒)300g，茯苓 300g，甘草 240g，牡丹皮 450g，栀子(姜炙)450g，薄荷 60g。

(2)制法：以上七味，粉碎成细粉，过筛，混匀。另取生姜 100g，煎液泛丸，干燥即得。

2. 薄层色谱法是常用的中药鉴别方法，本实验以当归为对照药材，用薄层色谱法鉴别制剂中的当归。

三、实验用品

1. 器材：烧杯(50mL、100mL)、玻璃漏斗、铁圈、铁架台、铁夹、玻璃棒、薄层板(载玻片)、10mL 移液管、5mL 移液管、洗耳球、1mL 移液管、50mL 量筒、层析缸(小)、滤纸、分液漏斗、100mL 圆底烧瓶、蒸馏头、直形冷凝管、尾接管、黄色橡胶软管、塞子、双凹夹、胶头滴管、研钵、毛细点样管、喷雾瓶、具塞锥形瓶(250mL)、液相色谱仪、显微镜、超声波清洗剂、暗箱紫外线分析仪、烘干箱、高效液相色谱仪、生物显微镜、载玻片、盖玻片、色谱柱(固定相：十八烷基硅烷键合硅胶)。

2. 药品与试剂：加味逍遥丸、乙醚、95%乙醇、丙酮、三氯甲烷、白术粉末、硅胶 G、石油醚、乙酸乙酯、环己烷、栀子苷对照品、甲酸、0.05mol/L 磷酸氢二钠、0.05mol/L 磷酸二氢钾、甲醇(色谱级)、当归粉末、0.5% CMC－Na、10%硫酸乙醇溶液、芍药苷对照品、稀乙醇、蒸馏水。

四、实验内容

(一)鉴别

1. 取加味逍遥丸，制成标本片，置显微镜下观察：不规则分枝状团块无色，遇水合氯醛液溶化；菌丝无色或呈淡棕色，直径为 4～6μm(茯苓)。草酸钙簇晶直径为 18～32μm，存在于薄壁细胞中，常排列成行，或一个细胞中含数个簇晶(白芍)。纤维束周围薄壁细胞含草酸钙方晶，形成晶纤维(甘草)。种皮石细胞呈黄色或淡棕色，多破碎，完整者常为多角形、长方形或不规则形，壁厚，有大的圆形纹孔，胞腔呈棕红色(栀子)。

2. 取本品6g，研细，加乙醚10mL，超声处理15分钟，过滤，将滤液蒸干，残渣加丙酮1mL使溶解，作为供试品溶液。另取当归对照药材0.2g，同法制成对照药材溶液。吸取上述两种溶液各5μL，分别点于同一硅胶G薄层板上，以环己烷－乙酸乙酯(10∶1)为展开剂，展开，取出，晾干，置紫外线灯(365nm)下检视。供试品色谱中，在与对照药材色谱相应的位置上，显相同颜色的荧光斑点。

3. 取本品6g，研细，加石油醚(30～60℃)20mL，超声处理20分钟，过滤，取滤渣备用，将滤液挥干，残渣加三氯甲烷1mL使溶解，作为供试品溶液。另取白术对照药材1g，同法制成对照药材溶液。吸取上述两种溶液各5μL，分别点于同一硅胶G薄层板上，以石油醚(60～90℃)－乙酸乙酯(19∶1)为展开剂，展开，取出，晾干，喷以10%硫酸乙醇溶液，于105℃加热至斑点显色清晰。供试品色谱中，在与对照药材色谱相应的位置上，显相同颜色的斑点。

4. 取“3”项下石油醚提取后的滤渣，挥干溶剂，加乙醇20mL，超声处理20分钟，过滤，将滤液蒸干，残渣加乙醇1mL使溶解，作为供试品溶液。另取栀子苷对照品，加乙醇制成每1mL含4mg的溶液，作为对照品溶液。吸取上述两种溶液各5μL，分别点于同一硅胶G薄层板上，以乙酸乙酯－丙酮－甲酸－水(5∶5∶1∶1)为展开剂，展开，取出，晾干，喷以10%硫酸乙醇溶液，于105℃加热至斑点显色清晰。供试品色谱中，在与对照品色谱相应的位置上，显相同颜色的斑点。

(二)含量测定

色谱条件与系统适用性试验：用十八烷基硅烷键合硅胶为填充剂；以甲醇－0.05mol/L磷酸氢二钠溶液(用0.05mol/L磷酸二氢钾溶液调节pH值至7.4)(23∶77)为流动相，检测波长为230nm。理论板数按芍药苷峰计算应不低于5000。

对照品溶液的制备：取芍药苷对照品适量，精密称定，加稀乙醇制成每1mL中含60μg的溶液，摇匀，即得。

供试品溶液的制备：取本品研细，取约1g，精密称定，置具塞锥形瓶中，精密加入稀乙醇50mL，密塞，称定重量，超声处理(功率260W，频率40Hz)30分钟，放冷，再称定重量，用稀乙醇补足减失的重量，摇匀，过滤，取续滤液，即得。

测定法：分别精密吸取对照品溶液与供试品溶液各10μL，注入液相色谱仪中，测定，即得。

本品每1g含白芍和牡丹皮以芍药苷($C_{23}H_{28}O_{11}$)计，不得少于1.9mg。

五、注意事项

1. 在薄层板上点样时，点样基线距底边10～15cm，点样时注意勿损伤薄层表面。

2. 将点好样的薄层板放入展开缸中，浸入展开剂的深度为距原点5mm为宜，密闭，一般上行展开8～15cm。溶剂前沿达到规定的展距，取出薄层板，晾干，待检测。

六、思考题

1. 影响样品保留时间的因素有哪些?

2. 简述薄层色谱法的原理及操作要点。

实验五 硬脂酸镁的分析

一、实验目的

1. 知识目标：掌握药用辅料的检查项目及方法，了解含量测定的方法及器材。

2. 技能目标：会用纳氏比色管遵循平行操作原则比色、比浊，会计算杂质限量；会使用滴定分析法测硬脂酸镁的含量，会计算硬脂酸镁的含量。

3. 素质目标：通过对药用辅料硬脂酸镁一般杂质的检查，充分认识到杂质对药物及人体健康的影响，培养学生依法质检的执业意识和严谨的科学态度。

二、实验原理

药用辅料：指在制剂处方设计时，为解决制剂的成型性、有效性、稳定性、安全性，加入处方中除主药以外的一切药用物料的统称。

硬脂酸镁是镁与硬脂酸化合而成，是片剂常用的润滑剂。硬脂酸镁又称十八酸镁，是以硬脂酸镁($C_{36}H_{70}MgO_4$)与棕榈酸镁($C_{32}H_{62}MgO_4$)为主要成分的混合物。

按干燥品计算，硬脂酸镁含 MgO 应为6.5% ~7.5%。

三、实验用品

1. 器材：量筒(10mL、50mL、100mL)、圆底烧瓶(150mL)、电热套、铁架台、铁夹、球形冷凝管、橡皮管、双凹夹、分液漏斗、量瓶、胶头滴管、玻璃漏斗、铁圈、玻璃棒、纳氏比色管、扁形称量瓶、移液管、洗耳球。

2. 药品与试剂：硬脂酸镁、稀硝酸、氯化铵试液、磷酸氢二钠试液、氢氧化钠试液、碘试液、氨试液、硝酸、标准氯化钠溶液、盐酸溶液(9→100)、稀盐酸、标准硫酸钾、过硫酸铵、30% 硫氰酸铵溶液、标准铁溶液、0.05mL/L H_2SO_4 滴定液、甲基橙指示液、0.1mol/L 氢氧化钠滴定液、无过氧化物乙醚、醋酸盐缓冲溶液(pH 3.5)、硫代乙酰胺试液、标准铅溶液、蒸馏水。

四、实验内容

(一)性状

本品为白色无砂性的细粉，微有特殊臭味，与皮肤接触有滑腻感。本品在水、乙醇或乙醚中不溶。

(二)鉴别

取本品约5.0g，置圆底烧瓶中，加无过氧化物乙醚50mL，摇匀，加入稀硝酸20mL与水20mL，加热回流至完全溶解，放冷，移至分液漏斗中，振摇，放置分层，将水层移入另一分液漏斗中，用水提取乙醚层2次，加水4mL，合并水层；用无过氧化物乙醚15mL清洗水层，将水层移至50mL量瓶中，加水稀释至刻度，摇匀，作为供试品溶液，应显镁盐的鉴别反应。

1. 加氨试液，即生成白色沉淀；滴加氯化铵试液，沉淀溶解；再加磷酸氢二钠试液1滴，振摇，即生成白色沉淀。分离，沉淀在氨试液中不溶。

2. 加氢氧化钠试液，即生成白色沉淀。分离，沉淀分成2份，1份中加过量的氢氧化钠试液，沉淀不溶；另1份中加碘试液，沉淀转化成红棕色。

(三)检查

1. 氯化物：取本品0.20g，加硝酸1mL与水24mL，加热煮沸后，放冷，待油层凝固，过滤，滤液加水稀释，使成50mL。分取滤液5mL，加水溶解，使成25mL，再加稀硝酸10mL，置50mL纳氏比色管中，加水使成约40mL，摇匀，与标准氯化钠溶液3.0mL同法制成的对照液比较，不得更浓(0.15%)。

2. 硫酸盐：取本品0.10g，加水20mL与盐酸溶液(9→100)1mL，加热煮沸后，放冷，待油层凝固，过滤，油层用水洗涤4或5次，合并滤液与洗液，加水使成40mL，加稀盐酸2mL，摇匀，与标准硫酸钾溶液6.0mL同法制成的对照液比较，不得更浓(0.6%)。

3. 干燥失重：取本品1g，置已称定至恒重的扁形称量瓶中，精密称定，在80℃干燥至恒重，由减失的重量和取样量计算供试品的干燥失重，减失重量不得超过5.0%。

4. 铁盐：取本品0.50g，炽灼灰化后，加稀盐酸5mL与水10mL，煮沸，放冷，过滤；滤液加过硫酸铵50mg，用水稀释成35mL，加30%硫氰酸铵溶液3mL，加水稀释成50mL，摇匀，与标准铁溶液5.0mL用同一方法制成的对照液比较，不得更深(0.01%)。

5. 重金属：取本品2.0g，加稀盐酸10mL与水20mL，加热煮沸后，放冷，待油层凝固，过滤，将滤液蒸干，加水10mL溶解后，过滤，置纳氏比色管中，加醋酸盐缓冲溶液(pH3.5)2mL与水适量，使成25mL，加硫代乙酰胺试液2mL，摇匀，放置2分钟，与标准铅溶液3.0mL同法制得的对照液比较，不得更深，含重金属不得超过15/100万。

(四)含量测定

取本品约1.0g，精密称定，加硫酸滴定液(0.05mol/L)50mL，煮沸至油层澄清，继续加热10分钟，放冷，加甲基橙指示液1或2滴，用氢氧化钠滴定液(0.1mol/L)滴定，每1mL硫酸滴定液(0.05mol/L)相当于2.016mg的MgO。

$$含量 = \frac{\left(50 - \frac{F_2}{F_1} \times V_2\right) \times T \times F_1}{m} \times 100\%$$

式中，F_1 与 F_2 分别为硫酸滴定液(0.05mol/L)及氢氧化钠滴定液(0.1mol/L)的浓度校正因数；V_2 为消耗氢氧化钠滴定液(0.1mol/L)的体积(mL)；T 为硫酸滴定液(0.05mol/L)滴定度；m 为称取样品的质量(g)。

五、注意事项

1. 杂质限量检查应遵循平行原则。

2. 选用比色管时，应注意比色管的一致性，即样品管与标准管体积相等，玻璃色泽一致，管上的刻度均匀。进行比色管洗涤时，可用铬酸洗液浸泡，不能用毛刷刷洗。比色、比浊前应采用旋摇的方法使比色管内液体充分混合均匀。

3. 标准铅溶液(每1mL相当于10μg的Pb)：称取硝酸铅0.159g，置1000mL量瓶中，加硝酸5mL与水50mL溶解后，用水稀释至刻度，摇匀，作为贮备液。临用前，精密量取贮备液10mL，置100mL量瓶中，加水稀释至刻度，摇匀，即得。

六、思考题

1. 硬脂酸镁作为赋形剂常对哪些分析方法产生影响？应如何消除其影响？

2. 如何计算干燥失重？

实验六　维生素 B_1 片的分析

一、实验目的

1. 知识目标：掌握维生素 B_1 鉴别反应的原理和方法，紫外分光光度法测定药物含量的原理和实验操作步骤。

2. 技能目标：能利用维生素 B_1 的理化性质进行鉴别；能结合维生素 B_1 的紫外吸收特性，用紫外分光光度计测维生素 B_1 的含量，并计算其占标示量的百分比。

3. 素质目标：通过维生素 B_1 片的含量测定终点指示方法的发展史体现发展观念，让学生要不断学习，掌握最新的法规变化，做到与时俱进。

二、实验原理

维生素 B_1 的结构式如图2-5-6所示。

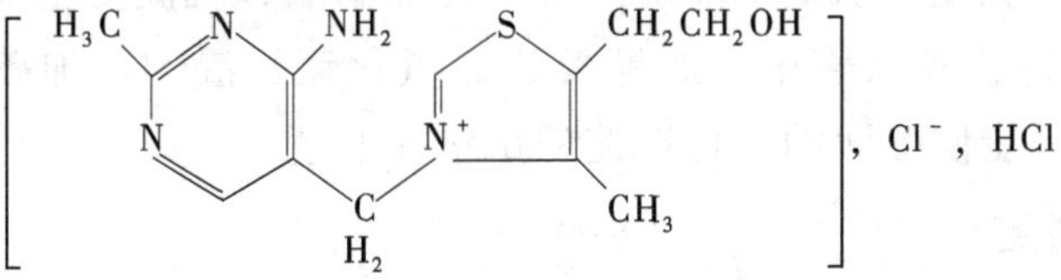

图2-5-6　维生素 B_1 的结构式

维生素 B_1 噻唑环在碱性条件下可被铁氰化钾 $K_3Fe(CN)_6$ 等一些氧化剂氧化后，与嘧啶环上的氨基缩合成具有荧光的硫色素，如图 2-5-7 所示。

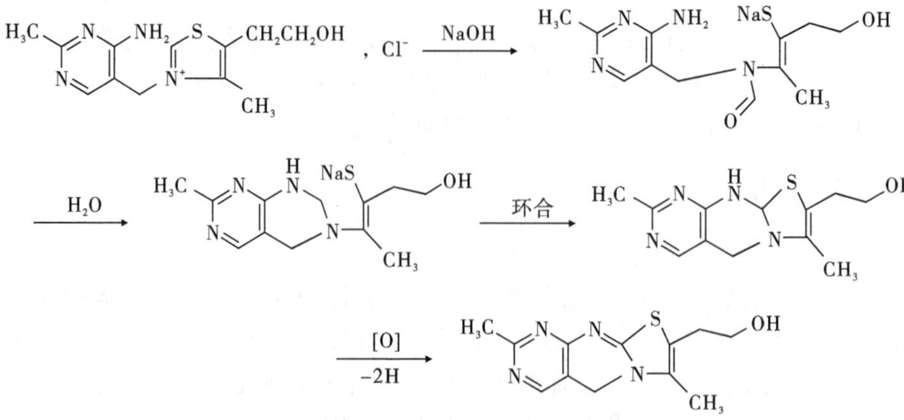

图 2-5-7　维生素 B_1 硫色素鉴别反应方程式

维生素 B_1 的含量测定：维生素 B_1 分子中具有共轭双键结构，在紫外区有吸收，根据其最大吸收波长处的吸光度可计算含量。

三、实验用品

1. 器材：试管、胶头滴管、100mL 量瓶、研钵、玻璃漏斗、滤纸、100mL 量筒、10mL 移液管、洗耳球、玻璃棒、250mL 烧杯、50mL 分液漏斗、坩埚、试管夹、pH 试纸、石英比色皿、紫外-可见分光光度计、碘化钾淀粉试纸。

2. 药品与试剂：维生素 B_1、正丁醇、硝酸、氢氧化钠试液、铁氰化钾试液、硝酸银试液、硝酸银滴定液（0.1mol/L）、盐酸溶液（9→1000）、氨试液、二氧化锰、硫酸。

四、实验内容

（一）鉴别

取本品的细粉适量，加水搅拌，过滤，将滤液蒸干。

1. 取残渣约 5mg，加氢氧化钠试液 2.5mL 溶解后，加铁氰化钾试液 0.5mL 与正丁醇 5mL，强力振摇 2 分钟，放置使分层，上面的醇层显强烈的蓝色荧光；加酸使成酸性，荧光即消失；再加碱使成碱性，荧光又显出。

2. 取残渣少许，加水溶解，加硝酸使成酸性后，加硝酸银试液，即生成白色凝乳状沉淀；分离，沉淀物加氨试液即溶解，再加硝酸，沉淀复生成。

3. 取残渣少许，置试管中，加等量的二氧化锰，混匀，加硫酸湿润，缓缓加热，即出现氯气，能使湿润的碘化钾淀粉试纸显蓝色。

（二）含量测定

取本品 20 片，精密称定，研细，精密称取适量（约相当于维生素 B_1 25mg），置

100mL 量瓶中，加盐酸溶液(9→1000)约 70mL，振摇 15 分钟，使维生素 B_1 溶解，加盐酸溶液(9→1000)稀释至刻度，摇匀，用干燥滤纸过滤，精密量取续滤液 5mL，置另一 100mL 量瓶中，再加盐酸溶液(9→1000)稀释至刻度，摇匀，按照紫外－可见分光光度法，在 246nm 波长处测定吸收度。按 $C_{12}H_{17}ClN_4OS \cdot HCl$ 的吸收系数($E_{1cm}^{1\%}$)为 421 计算，即得。

本品含维生素 B_1($C_{12}H_{17}ClN_4OS \cdot HCl$)应为标示量的 90.0%～110.0%。

五、注意事项

1. 鉴别试验中氢氧化钠的加入量要足够。
2. 用吸收系数法测定时，要注意对器材的校正和检定。

六、思考题

1. 试简述以上维生素 B_1 鉴别反应的原理。
2. 试简述吸收系数测定药物含量的特点和一般方法。
3. 如何计算供试品中维生素 B_1 的含量。

实验七　阿司匹林原料药及肠溶片的质量分析

一、实验目的

1. 知识目标：掌握直接碱滴定法测定阿司匹林原料药含量的原理和操作、片剂分析的特点及赋形剂的干扰与排除方法，阿司匹林肠溶片鉴别、检查、含量测定的原理及方法。

2. 技能目标：学会酸碱滴定法测定药物含量的基本方法及有关计算，阿司匹林片的测定含量原理和方法。

3. 素质目标：阿司匹林肠溶片的质量控制实验项目中可以参照、模拟药检所的质检流程进行实践教学，开展从接收样品到出检验报告书全程类似药检所的实验流程，并撰写与药检所一致的原始记录和检验报告书，培养学生依法质检的法律意识。

二、实验原理

阿司匹林肠溶片的质量分析内容包括性状、鉴别、检查、含量测定。本品含阿司匹林($C_9H_8O_4$)应为标示量的 93.0%～107.0%。

(一)鉴别实验

1. 阿司匹林需加热水解，生成含酚羟基化合物后，才能与三氯化铁反应，反应式如图 2－5－8 所示。

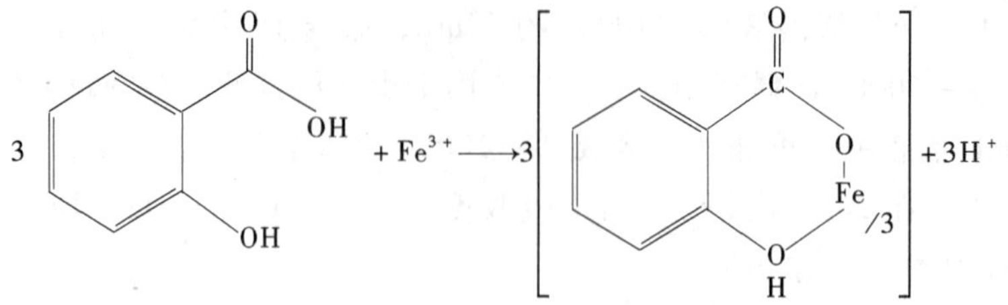

$$3\,\text{(C}_6\text{H}_4\text{(OH)COOH)} + Fe^{3+} \longrightarrow 3\left[\text{C}_6\text{H}_4(\text{C(=O)O})(\text{OH})\text{Fe}_{/3}\right] + 3H^{+}$$

图 2－5－8 阿司匹林与三氯化铁反应方程式

2. 水解反应：阿司匹林与碳酸钠试液加热水解，得水杨酸钠与醋酸钠，加过量稀硫酸酸化后，则生成白色水杨酸沉淀，反应式如图 2－5－9 所示。

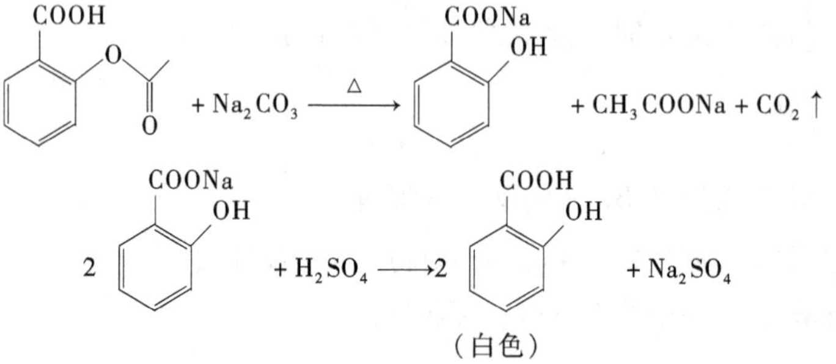

$$\text{C}_6\text{H}_4(\text{COOH})(\text{OCOCH}_3) + Na_2CO_3 \xrightarrow{\triangle} \text{C}_6\text{H}_4(\text{COONa})(\text{OH}) + CH_3COONa + CO_2\uparrow$$

$$2\,\text{C}_6\text{H}_4(\text{COONa})(\text{OH}) + H_2SO_4 \longrightarrow 2\,\text{C}_6\text{H}_4(\text{COOH})(\text{OH}) + Na_2SO_4$$

（白色）

$$2CH_3COONa + H_2SO_4 \longrightarrow 2CH_3COONa + Na_2SO_4$$

图 2－5－9 阿司匹林水解反应方程式

（二）杂质检查原理

在生产过程中，由于乙酰化不完全，或在贮藏过程中阿司匹林水解而易引入各种杂质。《中国药典》规定，阿司匹林需要检查游离水杨酸等项目。

水杨酸杂质对人体有毒性，其结构中的酚羟基易在空气中氧化，形成一系列醌型有色物质，使阿司匹林成品变色。《中国药典》采用了高效液相色谱法检查阿司匹林原料药中游离水杨酸，限量为 0.1%。

（三）阿司匹林的含量测定

阿司匹林分子中含有游离羧基（pK_a3.49），可用标准碱滴定液直接滴定。滴定反应式如图 2－5－10 所示。

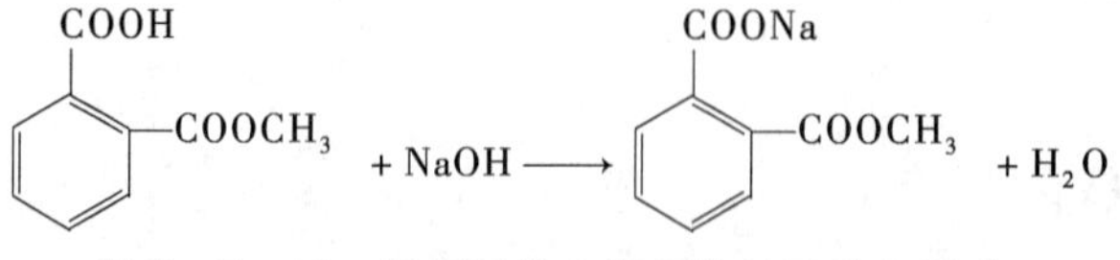

$$\text{C}_6\text{H}_4(\text{COOH})(\text{COOCH}_3) + NaOH \longrightarrow \text{C}_6\text{H}_4(\text{COONa})(\text{COOCH}_3) + H_2O$$

图 2－5－10 阿司匹林与氢氧化钠反应方程式

三、实验用品

1. 器材：研钵、量筒、碱式滴定管、铁架台、蝴蝶夹、250mL 锥形瓶、电热套、橡皮管、50mL 量瓶、胶头滴管、玻璃漏斗、玻璃棒、移液管、洗耳球、红外色谱仪、滤纸。

2. 药品与试剂：阿司匹林肠溶衣片、三氯化铁试液、碳酸钠试液、稀硫酸、水杨酸、1% 冰醋酸甲醇溶液、酚酞指示剂、0.1mol/L 氢氧化钠滴定液、无水乙醇、十八烷基硅烷键合硅胶、乙腈、四氢呋喃、中性乙醇、蒸馏水。

四、实验内容

(一)性状

阿司匹林为肠溶包衣片，除去包衣后显白色。

(二)鉴别试验

1. 取本品细粉适量(约相当于阿司匹林 0.1g)，加水 10mL，煮沸，放冷，加三氯化铁试液 1 滴，即显紫堇色。

2. 取本品细粉适量(约相当于阿司匹林 0.5g)，加碳酸钠试液 10mL，振摇后，放置 5 分钟，过滤，将滤液煮沸 2 分钟，放冷，加过量的稀硫酸，即析出白色沉淀，并出现醋酸臭气。

3. 在含量测定项下记录的色谱图中，供试品溶液主峰的保留时间应与对照品溶液主峰的保留时间一致。

(三)检查

1. 溶液的澄清度：取本品 0.50g，加温热至约 45℃ 的碳酸钠试液 10mL 溶解后，溶液应澄清。

2. 游离水杨酸：具体如下。

(1)供试品溶液：取本品细粉适量(约相当于阿司匹林 0.1g)，精密称定，置 100mL 量瓶中，加 1% 冰醋酸甲醇溶液适量，振摇使溶解，并稀释至刻度，摇匀，用滤膜过滤，取续滤液作为供试品溶液。

(2)对照品溶液：取水杨酸对照品约 15mg，精密称定，置 50mL 量瓶中，加 1% 冰醋酸甲醇溶液溶解并稀释至刻度，摇匀，精密量取 5mL，置 100mL 量瓶中，用 1% 冰醋酸甲醇溶液稀释至刻度，摇匀，取续滤液作为对照品溶液。

(3)测定法：用十八烷基硅烷键合硅胶为填充剂，以乙腈－四氢呋喃－冰醋酸－水(20∶5∶5∶70)为流动相，检测波长为 303nm。理论板数按水杨酸峰计算不低于 5000，阿司匹林峰与水杨酸峰的分离度应符合要求。立即精密量取对照品溶液和供试品溶液各 10μL，分别注入液相色谱仪，记录色谱图。供试品溶液色谱图中如有与水杨酸峰保留时间一致的色谱峰，按外标法以峰面积计算，不得超过 0.1%。

(四)含量测定

1. 原料药：取本品约 0.4g，精密称定，加中性乙醇(对酚酞指示液显中性)20mL 溶解后，加酚酞指示液 3 滴，用氢氧化钠滴定液(0.1mol/L)滴定。每 1mL 的氢氧化钠滴定液(0.1mol/L)相当于 18.02mg 的 $C_9H_8O_4$。

2. 肠溶片：具体如下。

色谱条件与系统适用性试验：用十八烷基硅烷键合硅胶为填充剂，以乙腈－四氢呋喃－冰醋酸－水(20∶5∶5∶70)为流动相；检测波长为276nm。理论板数按阿司匹林峰计算不低于3000，阿司匹林峰与水杨酸峰的分离度应符合要求。

测定：取本品20片，精密称定，充分研细，精密称取适量(约相当于阿司匹林10mg)，置100mL量瓶中，加1%冰醋酸的甲醇溶液强烈振摇，使阿司匹林溶解并稀释至刻度，用滤膜过滤，取续滤液作为供试品溶液，精密量取10μL注入液相色谱仪，记录色谱图；另取阿司匹林对照品，精密称定，加1%冰醋酸的甲醇溶液溶解并定量稀释制成每1mL中含0.1mg的溶液，同法测定。按外标法以峰面积计算，即得。

五、注意事项

1. 进行阿司匹林原料药含量测定时，加中性乙醇溶解样品。阿司匹林在水中微溶，在乙醇中易溶，故选用乙醇为溶剂，使样品易于溶解，同时防止阿司匹林在滴定时水解。另外，因阿司匹林是弱酸，用强碱滴定后生成了强碱弱酸盐，故应选用在碱性区变色的酚酞为指示剂。需注意的是，乙醇对酚酞指示液显酸性，会消耗碱滴定液而使含量测定结果偏高，故乙醇需用碱液中和至对酚酞指示液显中性后再使用。

2. 滴定应在不断振摇下稍快进行，防止局部碱度过大而使阿司匹林酯结构水解。

六、思考题

1. 直接碱滴定法测定阿司匹林含量的原理是什么？

2. 为什么加中性乙醇溶解供试品？如何制备中性乙醇？

3. 你认为阿司匹林肠溶片含量测定时应注意哪些问题，才可以获得准确的结果？

4. 阿司匹林原料药与阿司匹林肠溶片在质量检验项目方面有哪些不同之处？

5. 简述鉴别试验的原理。

实验八　用高效液相色谱法测定阿莫西林胶囊的含量

一、实验目的

1. 知识目标：熟悉高效液相色谱法测定的原理及操作，掌握外标法测定阿莫西林胶囊含量。

2. 技能目标：学会高效液相色谱仪的操作步骤及注意事项，计算阿莫西林的含量；培养学生的动手能力及观察分析和解决实际问题的能力。

3. 素质目标：实验前学生需观看阿莫西林合成背景、药物不良反应等报道，此过程中学生会自然地感受到药物质量控制的重要性，激发学生对药物全面控制的执业理念及保证人民安全用药的责任感和使命感。

二、实验原理

阿莫西林胶囊的化学式为 $C_{16}H_{19}N_3O_5S \cdot 3H_2O$，其结构式如图 2－5－11 所示，分子量为 419.46，含阿莫西林(按 $C_{16}H_{19}N_3O_5S$ 计)应为标示量的 90.0% ～110.0%。

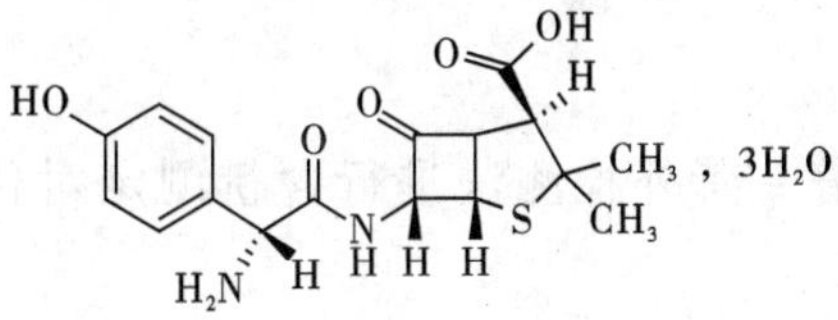

图 2－5－11　阿莫西林胶囊的结构式

阿莫西林结构中含有共轭体系，具有紫外吸收，可用紫外检测器检测。本实验以阿莫西林胶囊为研究对象，采用高效液相色谱法测定其含量。

三、实验用品

1. 器材：高效液相色谱仪、50mL 量瓶、玻璃棒、50mL 烧杯、分析天平、小刷子。

2. 药品与试剂：阿莫西林对照品、阿莫西林胶囊、磷酸盐缓冲液(pH 5.0)、乙腈、纯水、十八烷基硅烷键合硅胶。

四、实验内容

(一)鉴别

取阿莫西林胶囊内容物适量，在含量测定项下记录的色谱图中，供试品主峰的保留时间应与对照品主峰的保留时间一致。

(二)含量测定

1. 色谱条件与系统适用性试验：用十八烷基硅烷键合硅胶为填充剂，以磷酸盐缓冲液(pH 5.0)－乙腈(97.5∶2.5)为流动相，检测波长为 254nm。取阿莫西林系统适用性对照品约 25mg，置 50mL 量瓶中，用流动相溶解并稀释至刻度，摇匀，取 20μL 注入液相色谱仪，记录的色谱图应与标准图谱一致。

2. 样品测定：取 20 粒胶囊，精密称定，倒出内容物，用小刷清理胶囊壳中的内容物，再精密称定胶囊壳，求出平均每粒胶囊内容物重量，取出内容物适量(相当于阿莫西林按 $C_{16}H_{19}N_3O_5S$ 计 0.125g)，加流动相溶解并定量稀释制成每 1mL 中约含阿莫西林(按 $C_{16}H_{19}N_3O_5S$ 计)0.5mg 的溶液，过滤，精密量取 20μL 注入液相色谱仪，记录色谱图；另取阿莫西林对照溶液以同法测定。按外标法以峰面积计算出样品中阿莫西林($C_{16}H_{19}N_3O_5S$)的含量。

五、注意事项

1. 使用高效液相色谱仪应严格遵守操作规程。

2. 高效液相色谱法所用试剂应为色谱级，流动相应过滤与脱气。

3. 柱压升高，应及时检查色谱仪是否发生阻塞；柱压降低，应检查是否发生漏液。

六、思考题

1. 采用高效液相色谱－紫外检测法进行含量测定对化合物结构有何要求？如何确定紫外最大吸收波长？

2. 简述采用高效液相检测法对某一药物进行含量测定的基本思路。

实验九　马来酸氯苯那敏片含量均匀度检查

一、实验目的

1. 知识目标：掌握片剂含量均匀度的测定方法、结果计算和判断标准，熟悉紫外－可见分光光度计的使用方法。

2. 技能目标：学会均匀度检查判断方法，培养学生的动手能力及观察分析和解决实际问题的能力。

3. 素质目标：马来酸氯苯那敏片含量均匀度实验重点强调药品进行含量均匀度检测的意义，培养学生严格按照《中国药典》的要求进行规范操作的职业规范意识，树立药品质量第一的意识。

二、实验原理

含量均匀度是指小剂量或单剂量的固体制剂、半固体制剂和非均相液体制剂的每片(个)含量符合标示量的程度。

《中国药典》规定，除另有规定外，片剂、硬胶囊剂、颗粒剂或散剂等，每一个单剂标示量小于25mg或主药含量小于每一个单剂重量的25%者均应检查含量均匀度。复方制剂仅检查符合上述条件的组分。

凡检查含量均匀度的制剂，一般不再检查重(装)量差异。

三、实验用品

1. 器材：高效液相色谱仪、分析天平、烧杯、玻璃漏斗、铁架台、铁圈、滤纸、剪刀、量瓶(1000mL、25mL、200mL)。

2. 药品与试剂：马来酸氯苯那敏片、马来酸氯苯那敏对照品、磷酸盐缓冲液、乙腈、磷酸二氢铵、磷酸、十八烷基硅烷键合硅胶、蒸馏水。

四、实验内容

色谱条件与系统适用性试验：用十八烷基硅烷键合硅胶作为填充剂，以磷酸盐缓冲液(取磷酸二氢铵11.5g，加水适量使溶解，加磷酸1mL，用水稀释至1000mL)-乙腈(80∶20)为流动相，柱温为30℃，检测波长为262nm。出峰顺序依次为马来酸与氯苯那敏，理论板数按氯苯那敏峰计算不低于4000，氯苯那敏峰与相邻杂质峰的分离度应符合要求。

取本品1片，置25mL(1mg规格)或50mL(4mg规格)量瓶中，加流动相约20mL，振摇崩散并使马来酸氯苯那敏溶解，用流动相稀释至刻度，摇匀，过滤，取续滤液20μL(1mg规格)或10μL(4mg规格)，注入液相色谱仪中，记录色谱图；另取马来酸氯苯那敏对照品16mg，精密称定，置200mL量瓶中，加流动相溶解并稀释至刻度，摇匀，同法测定。按外标法以氯苯那敏峰面积计算，即得。

五、注意事项

1. 测定时，溶液必须澄清，如过滤不清，可离心后取澄清液测定。

2. 用紫外分光光度法测定含量均匀度时，所用溶剂需一次配够，当用量较大时，即使是同一批号的溶剂，也应混合均匀后使用。

六、思考题

1. 含量均匀度一般测定哪些药物?

2. 测定药物含量均匀度有什么意义?

实验十　用气相色谱法测定酊剂中乙醇的含量

一、实验目的

1. 知识目标：熟悉气相色谱法中内标加校正因子测定含量的方法，了解气相色谱法在药物分析中的应用。

2. 技能目标：学会采用标准对照法进行定量及计算的方法，并学会用内标法测定酊剂中乙醇含量的方法，培养学生的动手能力及观察分析和解决实际问题的能力。

3. 素质目标：气相色谱法测定酊剂中乙醇含量试验，学生在手动上样的过程当中会由于操作失误造成没有实验结果或者实验结果误差很大的情况，这时要引导学生认真思考、仔细检查、发现错误、改正错误，培养学生实事求是的科学精神，在生活和工作中做一个诚实守信的人，将人民健康放在首位，不被外界复杂环境所诱惑。

二、实验原理

酊剂在制备过程中所用溶剂为乙醇，制剂中含有乙醇量的高低对于制剂中有效成分的含量、所含杂质的类型和数量以及制剂的稳定性等都有影响。所以，《中国药典》规定对该类制剂需做乙醇量检查。乙醇具有挥发性，故采用气相色谱法测定制剂中乙醇的含量。本实验采用气相色谱法检测酊剂中乙醇的含量。

三、实验用品

1. 器材：气相色谱仪、分析天平、微量进样器、量瓶、5mL 吸量管、100mL 量瓶、高效液相色谱仪(配 6% 氰丙基苯基 - 94% 二甲基聚硅氧烷为固定液的毛细管柱)。

2. 药品与试剂：正丙醇、无水乙醇、酊剂样品。

四、实验内容

1. 系统适用性试验：色谱条件与系统适用性试验采用 6% 氰丙基苯基 - 94% 二甲基聚硅氧烷为固定液的毛细管柱；起始温度为 40℃，维持 2 分钟，以每分钟 3℃ 的速率升温至 65℃，再以每分钟 25℃ 的速率升温至 200℃，维持 10 分钟；进样口温度为 200℃，检测器(FID)温度为 220℃，采用顶空分流进样，分流比为 1∶1；顶空瓶平衡温度为 85℃，平衡时间为 20 分钟。理论板数按乙醇峰计算，应不低于 10000，乙醇峰与正丙醇峰的分离度应大于 2.0。

2. 校正因子测定：精密量取恒温至 20℃ 的无水乙醇 5mL，平行两份；置 100mL 量瓶中，精密加入恒温至 20℃ 的正丙醇(内标物质)5mL，用水稀释至刻度，摇匀；精密量取该溶液 1mL，置 100mL 量瓶中，用水稀释至刻度，摇匀(必要时可进一步稀释)，作为对照品溶液。精密量取 3mL，置 10mL 顶空进样瓶中，密封，顶空进样，每份对照品溶液进样 3 次，测定峰面积，计算平均校正因子，所得校正因子的相对标准偏差不得大于 2.0%。

3. 含量测定方法：精密量取恒温至 20℃ 的供试品适量(相当于乙醇约 5mL)，置 100mL 量瓶中，精密加入恒温至 20℃ 的正丙醇 5mL，用水稀释至刻度，摇匀；精密量取该溶液 1mL，置 100mL 量瓶中，用水稀释至刻度，摇匀(必要时可进一步稀释)，作为供试品溶液。精密量取 3mL，置 10mL 顶空进样瓶中，密封，顶空进样，测定峰面积，按内标法以峰面积计算，即得。

五、注意事项

1. 在含内标物质的供试品溶液的色谱图中，与内标物质峰相应的位置处不得出现杂质峰。

2. 供试品溶液和标准溶液各连续进样3次所得的各校正因子和乙醇含量与其相应的平均值的相对偏差均不应大于1.5%，否则应重新测定。

六、思考题

1. 气相色谱分析中有哪几种定量方法？试简述各方法的优缺点。
2. 色谱系统适用试验的目的与指标是什么？
3. 内标法定量时，内标的选择原则有哪些？

实验十一　糊精的分析

一、实验目的

1. 知识目标：掌握药用辅料的检测项目及方法，了解还原糖的检查方法及操作。

2. 技能目标：会用纳氏比色管遵循平行操作原则比色、比浊，会计算杂质限量。

3. 素质目标：药用辅料糊精的质量分析试验，通过对糊精中杂质的来源、杂质过量的危害、杂质检查的原理和分析方法的分析，培养学生严格按照《中国药典》的要求进行规范操作的职业规范意识，树立药品质量第一的意识。

二、实验原理

糊精系由淀粉在少量酸和干燥状态下经加热改性而制得的聚合物，因此糊精的质量要求严格，质量标准中规定的项目有酸度、还原糖、干燥失重、炽灼残渣、重金属、铁盐、微生物限度等。

1. 酸度：利用药物与杂质之间的酸碱性差异，采用氢氧化钠滴定液中和原料中的酸性杂质。

2. 还原糖：利用还原糖的还原性，可将斐林试剂（即碱性酒石酸铜试液）中的铜离子还原，生成红色的氧化亚铜沉淀，进行限量检查。

3. 干燥失重：将供试品（研细）平铺于扁形称量瓶中，厚度不超过5mm，精密称定。干燥温度一般为105℃，达指定温度后，干燥2~4小时，取出，置干燥器中放冷至室温，称重，再干燥（1小时），直至恒重，称重，遗留残渣不得超过10%。

4. 炽灼残渣检查法：有机药物经炽灼碳化，再经硫酸润湿、低温加热至硫酸蒸气除尽后，于高温（700~800℃）炽灼完全灰化，使有机物质破坏分解变为挥发性物质逸出，残留的非挥发性无机杂质成为硫酸盐，为炽灼残渣，不得超过0.5%。

三、实验用品

1. 器材：量筒(50mL、100mL)、圆底烧瓶、电热套、铁架台、铁夹、球形冷凝管、橡皮管、双凹夹、分液漏斗、量瓶、胶头滴管、玻璃漏斗、铁圈、玻璃棒、纳氏比色管、扁形称量瓶、移液管、洗耳球、垂榕玻璃坩埚、烘干箱、滤纸。

2. 药品与试剂：糊精、碱性酒石酸铜、乙醚、乙醇、硫酸、稀盐酸、过硫酸铵、30% 硫氰酸铵溶液、标准铁溶液、甲基橙指示液、0.1mol/L 氢氧化钠滴定液、酚酞指示剂、氧化亚铜、硝酸、碘试液、蒸馏水。

四、实验内容

(一)性状

本品为白色或类白色的无定形粉末；无臭，味微甜。

本品在沸水中易溶，在乙醇或乙醚中不溶。

(二)鉴别

取本品 10% 的水溶液 1mL，加碘试液 1 滴，即显紫红色。

(三)检查

1. 酸度：取本品 5.0g，加水 50mL，加热溶解，放冷，加酚酞指示液 2 滴与氢氧化钠滴定液(0.1mol/L)2.0mL，应显粉红色。

2. 还原糖：取本品 2.0g，加水 100mL，振摇 5 分钟，静置，过滤；取滤液 50mL，加碱性酒石酸铜试液 50mL，煮沸 3 分钟，用 105℃ 恒重的垂熔玻璃坩埚过滤，残渣先用水、再用乙醇、最后用乙醚分次洗涤，在 105℃ 干燥 2 小时，遗留的氧化亚铜不得超过 0.20g。

3. 干燥失重：取本品，在 105℃ 干燥至恒重，减失重量不得超过 10.0% 。

4. 炽灼残渣：取本品 1.0g，置已炽灼至恒重的坩埚中，精密称定，缓缓炽灼至完全炭化，放冷，加硫酸 0.5 ~ 1mL 使湿润，低温加热至硫酸蒸气除尽后，在 700 ~ 800℃ 炽灼至完全灰化，移置干燥器内，放冷，精密称定后，再在 700 ~ 800℃ 炽灼至恒重，不得超过 0.5% 。

5. 铁盐：取本品 2.0g，炽灼灰化后，残渣加盐酸 1mL 与硝酸 3 滴，置水浴上蒸发至近干，放冷，加盐酸 1mL 使溶解，用水移至 50mL 量瓶中，加水稀释至刻度，摇匀；精密量取 10mL，置 50mL 纳氏比色管中，加稀盐酸 4mL 与过硫酸铵 5.0mg，用水稀释成 35mL，加 30% 硫氰酸铵溶液 3mL，再加水适量稀释成 50mL，摇匀；如显色，立即与标准铁溶液 2.0mL 同法制成的对照液比较，不得更深(0.005%)。

五、注意事项

1. 灰化时，应注意控制温度，缓缓炽灼，以免供试品骤然膨胀而逸出。全部炭化成黑色，不冒浓烟为止。灰化时，应加热至硫酸蒸气除尽，白烟完全消失。

2. 坩埚取出时，由于温度极高，应在炉口稍冷后再置干燥器中，不能把刚取出的坩埚置于冷处，以免坩埚炸裂。

六、思考题

1. 糊精作为赋形剂，对哪些分析方法产生影响？应如何消除其影响？

2. 计算本品炽灼残渣的限度。

实验十二　对乙酰氨基酚片的质量分析

一、实验目的

1. 知识目标：熟悉片剂药物分析方法的基本思路，掌握芳酸类药物鉴别和含量测定的内容和要求，掌握吸收系数法测定对乙酰氨基酚的原理、操作及计算方法。

2. 技能目标：能够依据中国药典完成对乙酰氨基酚片的质量检测，能规范操作溶出度测定仪和紫外－可见分光光度计，学会片剂溶出度的计算及结果判定。

3. 素质目标：通过乙酰氨基酚片的鉴别、杂质检查、含量测定实验，重点强调对乙酰氨基酚中一般杂质和特殊杂质存在的危害，对乙酰氨基酚用药过量的危害，强化学生法律意识，按照法定标准对药物进行严格的检测分析，检验报告书是对药品质量做出的技术评价和鉴定，其中蕴含着法律效力，检验员负有法律责任。

二、实验原理

对乙酰氨基酚的化学式为 $C_8H_9NO_2$，其结构式如图 2－5－12 所示，分子量为 151. 16。对乙酰氨基酚片是白色片、薄膜衣或明胶包衣片，除去包衣后显白色。本品含对乙酰氨基酚（$C_8H_9NO_2$）应为标示量的 95. 0% ～105. 0% 。

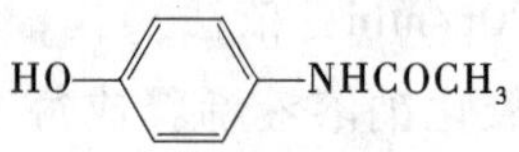

HO—⟨苯环⟩—NHCOCH$_3$

图 2－5－12　对乙酰氨基酚的结构式

对乙酰氨基酚具有芳伯氨基，在酸性条件下反应可生成对氨基酚，再与亚硝酸钠进行重氮化反应，之后再与碱性 β－萘酚偶合生成红色偶氮化合物。

对乙酰氨基酚结构中含有苯环共轭系统，在 0. 4% 氢氧化钠溶液中，于 257nm 处有最大吸收，其吸收系数 $E_{1cm}^{1\%}$ 为 715。

三、实验用品

1. 器材：量筒（25mL、50mL）、胶头滴管、玻璃漏斗、铁圈、玻璃棒、移液管

(1mL、5mL、10mL)、洗耳球、电热套、量瓶(10mL、1000mL)、1000mL 烧杯、石英比色皿、红外光谱仪、紫外-可见分光光度计、溶出度测定仪、50mL 试管。

2. 药品与试剂：甲醇、乙醇、稀盐酸、0.04% 氢氧化钠溶液、三氯化铁试液、亚硝酸钠试液、碱性 β 萘酚、0.4% 氢氧化钠、对乙酰氨基酚对照品、对乙酰氨基酚片、丙酮、蒸馏水。

四、实验内容

(一)鉴别

1. 取本品的细粉适量(约相当于对乙酰氨基酚 0.5g)，用乙醇 20mL 分次研磨使对乙酰氨基酚溶解，过滤，合并滤液，蒸干残渣，按照以下步骤操作：①本品的水溶液加三氯化铁试液，即显蓝紫色。②取本品约 0.1g，加稀盐酸 5mL，置水浴中加热 40 分钟，放冷；取 0.5mL，滴加亚硝酸钠试液 5 滴，摇匀，用水 3mL 稀释后，加碱性 β 萘酚试液 2mL，振摇，即显红色。

2. 取本品细粉适量(约相当于对乙酰氨基酚 100mg)，加丙酮 10mL，研磨溶解，过滤，将滤液水浴蒸干，残渣经减压干燥，依法测定。本品的红外光吸收图谱应与对照的图谱(光谱集 131 图)一致。

(二)检查

1. 对氨基酚：临用新制。取本品细粉适量(约相当于对乙酰氨基酚 0.2g)，精密称定，置 10mL 量瓶中，加甲醇、水(4∶6)适量，振摇使对乙酰氨基酚溶解，加溶剂稀释至刻度，摇匀，过滤，取续滤液作为供试品溶液；另取对氨基酚对照品与对乙酰氨基酚对照品各适量，精密称定，加上述溶剂制成每 1mL 中各约含 20μg 混合的溶液，作为对照品溶液。按照对乙酰氨基酚中对氨基酚及有关物质项下的色谱条件测定。供试品溶液色谱图中如有与对照品溶液中对氨基酚保留时间一致的色谱峰，按外标法以峰面积计算，含对氨基酚不得超过对乙酰氨基酚标示量的 0.1%。

2. 溶出度：取本品，按照溶出度与释放度测定法，以稀盐酸 24mL 加水至 1000mL 为溶出介质，转速为 100r/min，依法操作，经 30 分钟，取溶液过滤，精密量取续滤液适量，用 0.04% 氢氧化钠溶液稀释成每 1mL 中含对乙酰氨基酚 5~10μg 的溶液，按照紫外-可见分光光度法，在 257nm 的波长处测定吸光度，按 $C_8H_9NO_2$ 的吸收系数($E_{1cm}^{1\%}$)为 715 计算每片的溶出量。其限度为标示量的 80%，应符合规定。

(三)含量测定

取本品 20 片，研细，精密称取适量(约相当于对乙酰氨基酚 40mg)，置 250mL 量瓶中，加 0.4% 氢氧化钠溶液 50mL 与水 50mL，振摇 15 分钟，用水稀释至刻度，摇匀，过滤；精密量取续滤液 5mL，置 100mL 量瓶中，加 0.4% 氢氧化钠溶液 10mL，加水至刻度，摇匀，按照紫外-可见分光光度法，在 257nm 的波长处测定吸光度，按 $C_8H_9NO_2$ 的吸收系数计算，即得。

五、注意事项

1. 溶出度测定每只溶出杯里的介质温差不超过0.5℃。

2. 溶出度测定放置药片间隔30秒，注意排气泡。应在器材开启的情况下取样，取样时，自取样至过滤应在30秒内完成。

3. 水箱换水后，应用吸球在水箱右侧进水口的水嘴内侧吸几次，抽出水泵内空气，再开启加热开关，防止因内有空气而使水泵空转或加热器干烧导致器材损坏。

4. 水箱内无水时，切勿开启加热开关。

5. 水箱内的循环水应保持清洁，发现变色或有脏污时，应及时更换。

六、思考题

1. 固体制剂进行溶出度测定有何意义？哪些药物应进行溶出度测定？

2. 影响溶出度测定结果的因素有哪些？

实验十三　血清中蛋白质的含量测定

一、实验目的

1. 知识目标：掌握双缩脲法测定蛋白质含量的原理和方法，了解蛋白质其他测定方法的原理。

2. 技能目标：能用双缩脲法测定蛋白质含量。

3. 素质目标：紫外检测时，应注意末端吸收，溶剂会影响紫外吸收，因此选择吸收波长时要避开末端吸收，操作应严谨。

二、实验原理

在碱性溶液中，双缩脲（H_2N—CO—NH—CO—NH_2）与二价铜离子（Cu^{2+}）作用形成紫红色的络合物，称为双缩脲反应。凡分子中含两个或两个以上的酰胺基（—CO—NH_2），或与此相似的基团[如—CH_2—NH_2，—CS—NH_2，—C（NH）NH_2]的任何化合物，无论这类基团是直接相连还是通过一个碳或氮原子间接相连，均可发生上述反应。

蛋白质分子含有的两个以上的肽键（—CO—NH—）可发生双缩脲反应，且呈色强度在一定浓度范围内与肽键数量（即与蛋白质含量）成正比。因此，以蛋白质对照品溶液做标准曲线，采用比色法可测定蛋白质的含量。

此法的优点是较快速，不同的蛋白质产生颜色的深浅相近以及干扰物质少；主要的缺点是灵敏度差。因此，双缩脲法常用于快速但不需要十分精确的蛋白质测定。

三、实验用品

1. 器材：紫外分光光度计、涡旋混合器、具塞试管（50mL）、移液枪（50 ~ 1000μL）、比色皿、分析天平/电子秤、量筒（50mL、1000mL）。

2. 药品与试剂：硫酸铜、酒石酸钾钠、碘化钾、牛血清白蛋白或蛋白质含量测定国家标准物、纯水、待测血清样品、10% 氢氧化钠溶液。

四、实验内容

（一）溶液制备

1. 双缩脲试液：取硫酸铜 1.5g、酒石酸钾钠 6.0g 和碘化钾 5.0g，加水 500mL 溶解，边搅边加入 10% 氢氧化钠溶液 300mL，然后加水 1000mL，混匀，即得。

2. 标准蛋白质溶液：取牛血清白蛋白（BSA）或蛋白质含量测定国家标准物，加水溶解并制成 10g/L 的溶液。

（二）标准曲线的制备

精密量取标准蛋白质溶液 0mL、0.2mL、0.4mL、0.6mL、0.8mL、1.0mL，分别置具塞试管中，各加水至 1.0mL，再分别加入双缩脲试液 4.0mL，立即混匀，室温放置 30 分钟，按照紫外 - 可见分光光度法，在 540nm 处，用空白管调零，读取各管吸光度值。测得吸光度后，以吸光度为纵坐标，蛋白质浓度为横坐标，绘制标准曲线。

（三）测定

精密量取待测血清样品 1.0mL，同法测定，在标准曲线上求得蛋白质浓度。

五、注意事项

1. 在双缩脲试剂中加入酒石酸钾钠，可使 Cu^{2+} 形成稳定的络合铜离子，以防止 $CuSO_4 \cdot 5H_2O$ 不稳定，形成 $Cu(OH)_2$ 沉淀。酒石酸钾钠与 $CuSO_4 \cdot 5H_2O$ 之比不低于 3∶1，加入 KI 作为抗氧化试剂。

2. 双缩脲试剂要封闭贮存，以防止吸收空气中的二氧化碳。

3. 本法对各种蛋白质的显色程度基本相同，重复性好，几乎不受温度影响，唯一的缺点是灵敏度较低。

4. 黄疸血清、严重溶血对本法有明显干扰。

六、思考题

1. 双缩脲法测定蛋白质的原理是什么？还有什么其他方法可用于测定蛋白质的含量？

2. 血清蛋白质升高/降低的临床意义是什么？

实验十四　用比色法测定槐花药材中总黄酮含量

一、实验目的

1. 知识目标：掌握比色法测定总黄酮含量的原理及操作，并掌握标准曲线法测定药物成分的方法。

2. 技能目标：会用比色法测中药中总黄酮的含量，学会紫外－可见分光光度计的使用和操作方法，会计算总黄酮的含量。

3. 素质目标：培养学生药品质量第一的意识、社会责任感和使命感。

二、实验原理

槐花为豆科植物槐的干燥花及花蕾，夏季花开放或花蕾形成时采收，及时干燥，除去枝、梗及杂质。前者习称“槐花”，后者习称“槐米”。

槐花药材中主要的化学成分为黄酮类化合物。黄酮类化合物分子中有

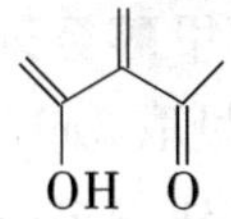

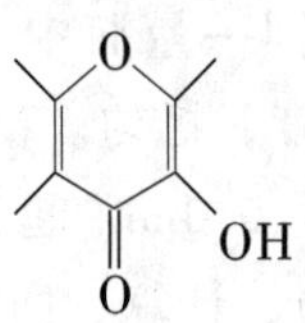

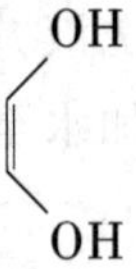

、、结构，可与 Al^{3+}、Pb^{2+}、Mg^{2+} 等金属离子形成配位化合物，这些配位化合物有的产生荧光或颜色加深，可用紫外－可见分光光度计测定其含量。槐花药材的有效成分以芦丁含量最高，故含量测定以芦丁为指标成分。

本实验总黄酮含量测定以芦丁为对照品。芦丁为黄酮苷，能与 Al^{3+} 发生配位反应，生成红色配位化合物，在亚硝酸钠的碱性溶液中呈红色，在500nm 波长处有最大吸收。据此显色反应测定总黄酮含量，必须控制显色反应的条件，包括溶剂、反应试剂用量、溶液 pH 值、反应时间等，以确保显色反应有良好的重现性与灵敏性。芦丁与 Al^{3+} 的反应式如图 2－5－13 所示。

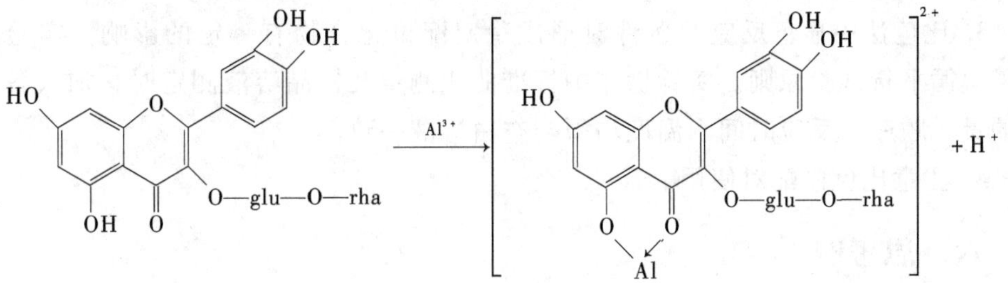

图 2－5－13　芦丁与铝离子的反应方程式

三、实验用品

1. 器材：紫外－可见分光光度计、分析天平、量瓶（25mL、100mL）、移液管

(1mL、5mL、10mL)、索氏提取器、超声清洗机、漏斗。

2. 药品与试剂：甲醇、乙醇、5% 亚硝酸钠溶液、10% 硝酸铝溶液、氢氧化钠试液、槐米、芦丁对照品(中国食品药品检定研究院)、乙醚、蒸馏水。

四、实验内容

1. 对照品溶液制备：取芦丁对照品 50mg，精密称定，置 25mL 量瓶中，加甲醇适量，置水浴上微热使溶解，放冷，加甲醇至刻度，摇匀。精密量取 10mL，置 100mL 量瓶中，加水至刻度，摇匀，即得(每 1mL 溶液中含芦丁 0.2mg)。

2. 标准曲线制备：精密量取对照品溶液 1mL、2mL、3mL、4mL、5mL、6mL，分别置 25mL 量瓶中，各加水至 6.0mL；各加 5% 亚硝酸钠溶液 1mL，混匀，放置 6 分钟；各加 10% 硝酸铝溶液 1mL，混匀，放置 6 分钟；各加氢氧化钠试液 10mL，再加水至刻度，摇匀，放置 15 分钟。以相应的试剂为空白，在 500nm 波长处测定吸光度；以吸光度为纵坐标、浓度为横坐标，绘制标准曲线。

3. 测定：取本品粗粉约 1g，精密称定，置索氏提取器中，加乙醚适量，加热回流至提取液无色，放冷，弃去乙醚液。再加甲醇 90mL，加热回流至提取液无色，转移至 100mL 量瓶中，用少量甲醇洗涤容器，洗液并入同一量瓶中，加甲醇至刻度，摇匀。精密量取 10mL，置 100mL 量瓶中，加水至刻度，摇匀。精密量取 3mL，置 25mL 量瓶中，按照标准曲线制备项下方法，自“加水至 6.0mL”起，依法测定吸光度，从标准曲线上读出供试品溶液中含芦丁的重量(μg)，计算，即得。

本品按干燥品计算，含总黄酮以芦丁($C_{27}H_{30}O_{16}$)计，槐花不得少于 8.0%，槐米不得少于 20.0%。

五、注意事项

1. 显色剂加入顺序应严格按照操作方法进行。

2. 本显色反应为配位反应，反应速度较慢，加入显色剂后应充分振摇，使反应完全。

3. 比色法中显色反应及条件对形成稳定配位化合物有一定的影响，实验操作中需遵循平行试验原则。实验操作中标准曲线测定及样品溶液测定时，加入各种试剂的量、顺序、反应时间、温度均须与空白溶液一致。

4. 注意比色皿配对使用。

六、思考题

1. 在槐花含量测定中，为何先用乙醚回流提取并弃去提取液？

2. 简述标准曲线法的优点。

(韩宁娟　王　亚　刘建利)

第六篇　药学综合实训

实验一　口腔拭子基因组DNA提取(试剂盒法)及琼脂糖凝胶电泳检测

一、实验目的

1. 知识目标：学习并掌握口腔拭子(试剂盒法)提取基因组DNA的原理和方法，掌握琼脂糖凝胶电泳检测DNA的技术。

2. 技能目标：学会基因组DNA的提取、琼脂糖凝胶电泳检测DNA的实验操作，学会使用凝胶电泳仪，学习查阅文献、合理选择实验方法、正确记录及分析实验数据。

3. 素质目标：本实验通过口腔拭子基因组DNA的提取及检测使学生认识到基因组DNA对临床实际应用的重要性，引发学生学习的兴趣和积极主动性，并激发其深入探索生命现象本质的欲望和热情，从而形成科学探索知识的价值观。溴化乙锭(EB)为致癌物质，GoldView™也是有毒物质，实验结束后不能直接向下水管道或垃圾箱倾倒，告知学生在实验结束后应正确处理废液和废弃物，提高安全意识和环保意识。

二、实验原理

本实验所用口腔拭子基因组提取试剂盒利用特异性结合DNA的离心吸附柱和独特的缓冲液系统吸附和洗脱基因组DNA。离心吸附柱中采用的硅基质材料能高效、专一吸附DNA，可最大限度去除蛋白质及细胞中其他有机化合物。提取的基因组DNA片段大，纯度高，质量稳定可靠。

琼脂糖凝胶电泳是用琼脂糖作为支持介质的一种电泳方法。琼脂糖凝胶具有网络结构，物质分子通过时会受到阻力，大分子物质在泳动时受到的阻力较大，因此在凝胶电泳中，带电颗粒的分离不仅取决于净电荷的性质和数量，而且还取决于分子大小。琼脂糖凝胶浓度与线状DNA片段分离的有效范围关系见表2-6-1。琼脂糖凝胶电泳现已广泛应用于核酸的研究中，是分离、纯化、鉴定DNA片段的常用方法，具有简便、快速的优点。

DNA分子在高于其等电点的溶液中带负电荷，在电场中向正极移动。除电荷效应外，凝胶介质还有分子筛效应，与分子大小及构象有关。对于线性DNA分子，其电场中的迁移率与其分子量的对数值成反比。在凝胶中加入少量溴化乙锭，其分子可插入DNA的碱基之间，因此可在紫外线灯下直接观察到DNA片段在凝胶上的位置，并可在紫外线灯下或经凝胶成像系统观察或拍照。

表 2-6-1 琼脂糖凝胶浓度与线状 DNA 片段分离的有效范围的关系

凝胶的百分比浓度/%	线状 DNA 分子的有效范围/kb
0.3	5~60
0.6	1~20
0.7	0.8~10
0.9	0.5~7
1.2	0.4~6
1.5	0.2~4
2.0	0.1~3

三、实验用品

1. 器材：棉签、涡旋混匀器、2mL 离心管、250mL 锥形瓶、电炉、微量移液器、离心机、琼脂糖凝胶电泳系统、水浴箱、紫外透射仪(或荧光投射仪、凝胶成像仪)。

2. 药品与试剂：具体如下。

(1)试剂盒组成：缓冲液 GA 30mL、缓冲液 GB 30mL、缓冲液 GD 13mL、漂洗液 PW 15mL、洗脱缓冲液 TB 15mL、蛋白酶 K 1mL、吸附柱 CR 250 个、收集管(2mL)和 1.5mL 无菌离心管各 50 支。使用前，需先在缓冲液 GD 和漂洗液 PW 中加入无水乙醇，加入体积请参照瓶上的标签。

(2)GoldView™染料或 10mg/mL EB：称取 1.0g 溴化乙锭，加入 100mL 三蒸水，混匀。

(3)6×点样缓冲液：0.25% 溴酚蓝 +40% (w/v) 蔗糖水溶液。

(4)50×TAE 电泳缓冲液贮存液（1L）：242g Tris，57.1mL 冰醋酸，10mL 0.5mol/L EDTA（pH 8.0），用蒸馏水定容至 1L。临用前，稀释 50 倍。

(5)其他试剂：琼脂糖、无水乙醇、DNA 分子量标准品(DNA Marker)。

四、实验内容

(一)基因组 DNA 的提取

1. 取样：用棉签在口腔内擦拭 10 次。

2. 处理材料：将在口腔内擦拭过的棉签转置于 2mL 离心管中，用剪刀将多余的杆减掉，加入 400μL 缓冲液 GA。

3. 加入 20μL 蛋白酶 K 溶液，涡旋 10 秒混匀，于 56℃放置 60 分钟，其间每 15 分钟涡旋混匀数次。

4. 加入400μL缓冲液GB，充分颠倒混匀，于70℃放置10分钟。此时溶液应变清亮，简短离心，以去除管盖内壁的液滴，然后挤压去除拭子，将尽可能多的裂解液转移至新的离心管中。

5. 加200μL无水乙醇，充分颠倒混匀，简短离心，以去除管盖内壁的液滴。

6. 将上一步所得溶液和絮状沉淀都加入一个CR2中(将吸附柱CR2放入收集管中)，以12000r/min(约13400g)离心70秒，倒掉收集管中的废液，将吸附柱CR2放入收集管中。

7. 向吸附柱CR2中加入500μL缓冲液GD(使用前先检查是否已加入无水乙醇)，以12000r/min(约13400g)离心70秒，倒掉收集管中的废液，将吸附柱CR2放回收集管中。

8. 向吸附柱CR2中加入700μL漂洗液PW(使用前先检查是否已加入无水乙醇)，以12000r/min(约13400g)离心70秒，倒掉收集管中的废液，将吸附柱CR2放回收集管中。

9. 向吸附柱CR2中加入500μL漂洗液PW，12000r/min(约13400g)离心30秒，倒掉收集管中的废液。

10. 将吸附柱CR2放回收集管中，再以12000r/min(约13400g)离心2分钟，倒掉废液。将吸附柱CR2于室温放置数分钟，以彻底晾干吸附材料中残余的漂洗液。

11. 将吸附柱CR2转入一支干净的1.5mL离心管中，向吸附膜中间位置悬空滴加20～50μL洗脱缓冲液TB，于室温放置2～5分钟，然后以12000r/min(约13400g)离心2分钟后，弃去收集管，收集DNA样品。

(二)基因组DNA的鉴定

1. 将凝胶成形模具水平放置于配胶槽中，同时将适当的梳子插入备用。

2. 称取DNA电泳用琼脂糖0.8g，放入250mL的锥形瓶中，加入100mL 1×TAE缓冲液，混匀后，将烧瓶置于电炉上加热煮沸，直至琼脂糖完全溶解。

3. 关闭电炉，取下锥形瓶，将其置室温下冷却至60℃左右(手握烧瓶可以耐受)，再加入5μL溴化乙锭(10mg/mL)或加入1μL GoldView™核酸染料，轻轻混匀后，将凝胶溶液倒入胶板铺板。

4. 室温下，待凝胶完全凝固，将模具从配胶槽中拿出，拔出梳齿，将胶板放入电泳槽中。

5. 在电泳槽中加入1×TAE缓冲液，以高出凝胶表面2mm为宜。

6. 加样：将10μL收集到的DNA样品与2μL 6×点样缓冲液混合均匀后，加样至凝胶的加样孔中；同时，根据待分离的片段大小选择不同分子的标准DNA作为对照。

7. 电泳：接通电源(注意正负极，DNA片段从负极向正极移动)，DNA的迁移速度与电压成正比，调节电压至50V，当溴酚蓝染料移动到距凝胶前沿1～2cm处，停止电泳，将凝胶板取出，在紫外透射仪(或荧光投射仪、凝胶成像仪)下观察。

(三)结果观察

凝胶中加入 GoldView™染料的 DNA 样品在荧光透射仪下可看到黄绿色的荧光，或者在紫外线灯 360nm 或 254nm 下观察 EB 染色后的电泳凝胶，DNA 存在处应显出橘红色荧光条带(在紫外线下观察时应戴上防护眼镜，因紫外线对眼睛有害)，并注明电极、标明自己的样品基因组 DNA 位置。

五、注意事项

1. DNA 提取时，为了保证样本不被食物或者饮料污染，故取样前 30 分钟内请勿进食和饮水。

2. 如果需要去除 RNA，可加入 4μL RNaseA(100mg/mL)溶液，振荡 15 秒，于室温放置 5 分钟。

3. 加入缓冲液 GB 时，可能会产生白色沉淀，一般 70℃放置时会消失，不会影响后续实验。如溶液未变清亮，说明细胞裂解不彻底，可能导致提取 DNA 量少和提取出的 DNA 不纯。

4. 加无水乙醇后，可能会出现絮状沉淀，但不影响 DNA 提取。

5. 琼脂糖凝胶电泳鉴定中用到的溴化乙锭(EB)是一种强诱变剂，有毒性，使用含有该染料的溶液时，必须戴手套，注意防护。EB 是核酸的染色剂，它与 DNA 形成荧光配合物，可以确定 DNA 在凝胶中的位置。又由于荧光的强度正比于 DNA 的含量，因此也可以进行 DNA 的相对定量。

6. 制胶过程中应避免气泡的产生，否则会影响电泳分离效果；若有气泡产生，需用滴管轻轻吸出。

六、思考题

如何根据核酸分子大小选择合适的琼脂糖凝胶浓度？

实验二　目的基因的 PCR(聚合酶链反应)扩增

一、实验目的

1. 知识目标：掌握 PCR 扩增目的基因的基本原理与实验技术，以及 PCR 产物的鉴定方法。

2. 技能目标：学会 PCR 扩增目的基因、PCR 产物的琼脂糖凝胶电泳鉴定等实验操作，学会使用 PCR 仪、凝胶电泳仪，学习查阅文献、合理选择实验方法、正确记录及分析实验数据。

3. 素质目标：本实验通过目的基因的 PCR 扩增，引导学生对实验结果进行分析，培养学生自主思考问题、分析问题和解决问题的能力。

二、实验原理

PCR 是在模板 DNA 及引物存在的条件下，由 Taq DNA 聚合酶催化 4 种脱氧核糖核苷酸的酶促合成反应。反应中使用两段化学合成的寡核苷酸作为引物，分别与模板 DNA 两条链互补，待扩增片段的序列位于两条引物之间。

PCR 扩增由变性、退火、延伸 3 个基本反应步骤组成。

1. 变性：通过加热使 DNA 双螺旋的氢键断裂，双链解离成单链。

2. 退火：当温度降低时，由于模板分子结构较引物要复杂得多，而且反应体系中引物 DNA 的量远远多于模板 DNA 的量，使引物和其互补的模板在局部形成杂交链，而模板 DNA 双链之间互补的机会较少。

3. 延伸：在 DNA 聚合酶、4 种脱氧核糖核苷三磷酸底物及 Mg^{2+} 存在的条件下，聚合酶催化以引物为起始点的 5′→3′方向的 DNA 链延伸反应。

通过变性、退火和延伸的 1 个循环可以使靶序列数量增加 1 倍。由于每次扩增的产物又作为下一次扩增的模板，因此反应产物的量以指数形式增长，1 分子的模板 DNA 经过 n 个循环，理论上可得到 2^n 个分子拷贝产物。

三、实验用品

1. 器材：PCR 扩增仪、台式高速离心机、微量移液器、经高压灭菌后的 0.2mL 离心管、琼脂糖凝胶电泳系统、紫外透射仪(或荧光投射仪、凝胶成像仪)。

2. 药品与试剂：模板 DNA(0.1μg/μL)、Taq DNA 聚合酶(5U/μL)、10×扩增缓冲液、dNTP(1mmol/L)、石蜡油、琼脂糖、GoldView™染料或 10mg/mL EB(称取 1.0g 溴化乙锭，加入 100mL 三蒸水，混匀)、6×上样缓冲液(0.25% 溴酚蓝 +40% 蔗糖水溶液)、1L 50×TAE 电泳缓冲液贮存液[242g Tris，57.1mL 冰醋酸，10mL 0.5mol/L EDTA(pH 8.0)，用蒸馏水定容至 1L，临用前稀释 50 倍]，以及引物(100pmol/L)，设计并合成与目的 DNA 互补的引物。

四、实验内容

(一) PCR 反应溶液的准备

1. 按次序将下列成分在 0.2mL 灭菌离心管内混合：10×扩增缓冲液 10μL，4×dNTP(包括 4 种 dDTP)8μL，引物 11μL，引物 21μL，模板 DNA 1μL(10ng)，Taq DNA 聚合酶 1μL(2.5U)；加水至终体积 100μL。

2. 用手指轻弹离心管底部，使溶液混匀。在台式离心机中离心 2 秒，以集中溶液于管底。

3. 加石蜡油 50μL，封住溶液表面。

(二) PCR 扩增反应

将加好样品的 0.2mL 灭菌离心管置于 PCR 扩增仪内，95℃ 5 分钟，使模板

DNA 完全变性；然后按 95℃变性 1 分钟，55℃退火 45 秒，72℃延伸 1 分钟，重复循环，30 次；循环结束后，于 72℃延伸 8 分钟。反应完毕，将样品取出，置 -4℃待用。

(三)琼脂糖凝胶电泳

取出样品，进行琼脂糖凝胶电泳，见本篇实验一相关内容。

(四)结果观察

用 GoldView™染料或溴化乙锭(EB)染色，观察 DNA 条带。

五、注意事项

1. PCR 结果若出现非特异性的扩增条带，有必要进一步优化反应条件，包括改变退火温度和时间，调整镁离子浓度等。

2. PCR 反应特异性强，引物浓度、Taq DNA 聚合酶和 dNTP 的量不宜过多。

3. 加入反应成分及聚合酶后都要充分混匀体系，并用离心机轻甩一次。

六、思考题

1. 如何根据实验结果优化 PCR 反应体系?

2. 如何设计 PCR 引物?

实验三　小鼠肝组织总 RNA 的提取

一、实验目的

1. 知识目标：掌握动物组织中总 RNA 的提取原理、方法及注意事项，以及 RNA 的检测方法。

2. 技能目标：学会高质量完成总 RNA 提取、总 RNA 的浓度和质量鉴定等实验操作。

3. 素质目标：小鼠肝组织总 RNA 的提取需要多人合作完成，培养学生的团队合作精神；做小鼠实验，让学生了解到动物实验过程中应该遵循的道德准则和伦理规范，做到尊重生命以及科学、合理、人道地使用动物。

二、实验原理

1. 总 RNA 提取：利用含有变性剂和核糖核酸酶抑制剂的有机溶剂提取 RNA，是目前常用的 RNA 提取方法。

Trizol(主要成分为异硫氰酸胍和苯酚)具有极强的裂解能力，可在短时间内裂解细胞和组织样本，保持样品中 RNA 的完整性，有效抑制 RNA 的降解。样品在总

RNA 提取试剂中能够充分被裂解，在加入氯仿离心后，溶液会形成上清层、中间层和有机层(鲜红色下层)，RNA 分布在上层水相中，收集上清层后，经异丙醇沉淀便可以回收得到总 RNA。提取的总 RNA 纯度高，基本不含蛋白质及基因组 DNA，提取的 RNA 可直接用于 Northern 印迹杂交、mRNA 纯化、体外翻译，以及构建 cDNA 文库等各种分子生物学实验。

该方法广泛适用于培养细胞、动物组织、微生物等。

2. RNA 浓度及纯度检测：核酸在 260nm 附近有强吸收，蛋白质在 280nm 附近有强吸收。所以，测定溶液在 260nm 和 280nm 下的吸光度，根据 A_{260} 计算提取的核酸量，根据 A_{260}/A_{280} 的值评价提取的核酸纯度。

理想的 RNA 纯度 A_{260}/A_{280} 应在 1.8 ~ 2.2 范围内。根据 1OD = 40μg 定量，并计算 A_{260}/A_{280} 值，每一样品重复 3 次。

OD_{260}/OD_{280} 值小于 1.8，表明蛋白杂质较多；OD_{260}/OD_{280} 值大于 2.2，则表明 RNA 已经降解。

三、实验用品

1. 器材：低温离心机、微量紫外分光光度计、琼脂糖凝胶电泳系统、紫外透射仪(或荧光投射仪、凝胶成像仪)、焦碳酸二乙酯(DEPC)处理过的 1.5mL 离心管、研钵、加样器、无菌无酶枪头、小鼠新鲜肝脏。

2. 药品与试剂：Trizol、氯仿、异丙醇、DEPC 水、75% 乙醇、DL2000 DNA Marker、6×点样缓冲液(0.25% 溴酚蓝 +40% 蔗糖)、1% 的琼脂糖凝胶、1×TAE 电泳缓冲液。

四、实验内容

(一) 总 RNA 提取

1. 引颈处死小鼠，迅速取出肝组织 50 ~ 100mg(米粒大小)，置研钵中，加 200μL Trizol 充分研磨后，补加 800μL Trizol，用枪头吹匀，使细胞完全裂解。

2. 在每 1mL 液体中加入 1/5 体积(约 200μL)的氯仿，剧烈振荡 15 秒，直至溶液充分乳化，无分相现象。于室温静置 10 分钟，并于 4℃ 以 12000r/min 离心 15 分钟。

3. 从离心机中小心取出离心管，此时匀浆液分为三层，上层是透明的水层，RNA 溶解在此层中；半固体状的中间层中包含 DNA；下层为粉红色的有机溶剂，蛋白质、多糖等物质溶解在此层中。

4. 将上层水相移至洁净离心管中(250μL)，谨慎操作，切勿吸到中间层；加入等体积异丙醇颠倒混匀。

5. 于室温静置 10 分钟后，4℃ 以 12000r/min 离心 10 分钟，可在离心后的离心管底部观察到少量的白色沉淀。

6. 小心弃去上清液，向含有沉淀的离心管中缓缓加入 1mL 预冷的 75% 乙醇，轻轻上下颠倒，清洗沉淀(动作应轻柔，无须将沉淀悬浮起来)。

7. 于4℃以12000r/min离心5分钟，用移液器除去上清液。

8. 将离心管瞬时离心，用移液器仔细将残存在离心管底部的少量液体除去。

9. 打开离心管，室温放置干燥(目的是让残留的乙醇挥发，乙醇的残留可能对后续的反应有影响)。干燥的时间不宜太久，因RNA完全干燥后很难溶解。

10. 溶于50μL DEPC水中(视RNA量的多少，所加DEPC的体积从20~200μL不等)。

11. 将RNA溶液保存在-80℃冰箱中或进行反转录，荧光定量PCR。

(二)总RNA的浓度和质量鉴定

1. 浓度测定：采用微量紫外分光光度计测定RNA的纯度和含量，打开器材，做好空白对照，处理试验样品，取1μL样品测定，读取数值。

2. 质量检测：采用琼脂糖凝胶电泳法。琼脂糖凝胶的配制及装置参考本篇实验一。

(1)取10μL RNA原液，置1.5mL离心管中，用无酶无菌水将其稀释至200ng/μL。注：需无酶无菌水体积(μL)=[10μL×RNA浓度(ng/μL)/200(ng/μL)]-10μL。

(2)取5μL RNA(200ng/μL)置一支小离心管中，以供电泳使用(注：剩余部分于-80℃保存，备反转录实验应用)。

(3)向每管中加入1μL 6×上样缓冲液，混合均匀。

(4)将琼脂糖凝胶放入电泳槽中。

(5)导入1×TAE电泳缓冲液，完全浸过胶面。

(6)点样：将管内样品全部加入一个凝胶孔里。

(7)电泳：100~120V，20~30分钟。

(8)凝胶成像。

3. 结果：利用1%的琼脂糖凝胶进行电泳，如果可以清晰观察到两条rRNA条带(真核生物：28S和18S；原核生物：23S和16S)，且其浓度比值大约为2∶1，则RNA未降解(图2-6-1)。

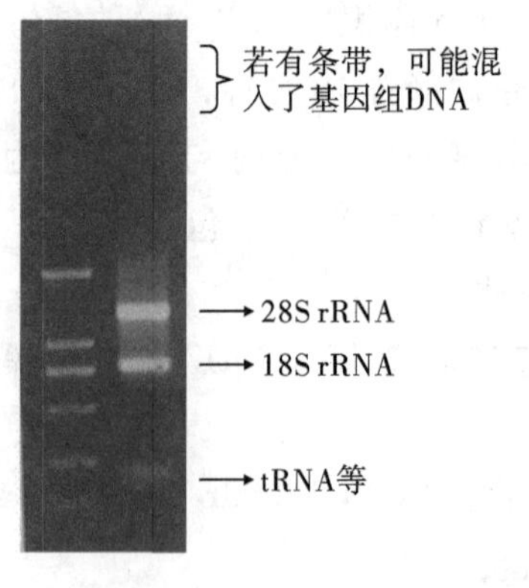

图2-6-1 DL2000 DNA Marker电泳图

若观察到漏光现象，或比值小于2:1，则RNA已发生降解。

如果观察到大于28S或23S的条带，则样品可能有基因组DNA污染，这时可以考虑使用DNase Ⅰ处理。

五、注意事项

1. 提取样本要求：最好使用新鲜的样本或取样后立即低温冷冻保存的样本，避免反复冻融，以避免RNA降解和提取量下降。

2. 杜绝外源酶的污染：操作环境应干净无尘，全程佩戴口罩、手套；实验所涉及的离心管、枪头、溶液、水等要确保无酶。

3. RNA沉淀充分干燥：以75%乙醇清洗沉淀后不要干燥时间过长或加热干燥，避免RNA沉淀不溶解；但必须绝对干燥，否则有微量乙醇残留，容易造成后续反转录实验的失败，判断RNA沉淀是否充分干燥但又不过分干燥是后续反转录成功的关键，RNA沉淀为无色透明时即可。

六、思考题

提取RNA时应注意什么？

实验四　实时荧光定量PCR

一、实验目的

1. 知识目标：掌握反转录PCR的原理及方法，并掌握荧光定量PCR的原理及方法。

2. 技能目标：学会高质量完成反转录、荧光定量PCR等实验操作，会使用荧光定量PCR仪，比较对照组和处理组条件下小鼠肝脏中A基因表达的差异；学习查阅文献、合理选择实验方法、正确记录及分析实验数据。

3. 素质目标：本实验通过实时荧光定量PCR，培养学生严谨的科学研究态度，遵循职业道德，尊重实验结果，不造假，不篡改数据，做到科研诚信。

二、实验原理

1. 反转录：提取组织或细胞中的总RNA，以其中的mRNA作为模板，采用Oligo(dT)、随机引物或基因特异引物利用逆转录酶反转录成cDNA，见图2-6-2。

2. 荧光定量PCR：在PCR过程中，每经过一个循环，PCR产物量增加，相应的荧光信号强度也跟着增加，此时收集一个荧光强度信号。经过若干个循环后，可以得到一条以循环数(cycle threshold，CT)为横坐标和荧光强度(ΔR_n)变化为纵坐标的“S”形荧光扩增曲线(图2-6-3)。

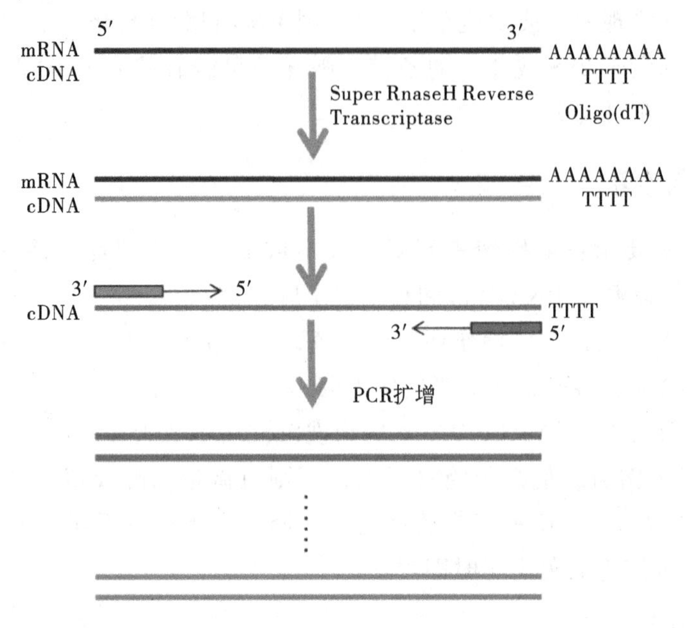

图 2-6-2 反转录示意图

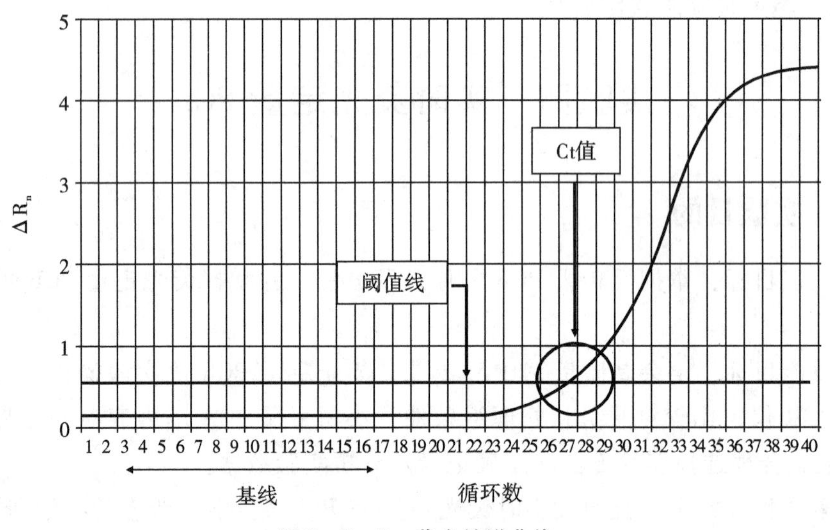

图 2-6-3 荧光扩增曲线

我们将这条荧光扩增曲线人为地分为背景期、指数扩增期和平台期 3 个阶段。

(1)背景期：扩增的荧光信号被荧光背景信号所覆盖，我们无法判断荧光强度的变化。

(2)指数扩增期：荧光信号呈指数增长，扩增产物的量与起始模板量存在线性关系，在此阶段可定量分析。

(3)平台期：由于底物耗尽等因素，荧光信号不再呈指数增加。

重要的概念：实时荧光定量 PCR 技术中有几个重要的概念，包括扩增曲线、基线、荧光阈值和域值循环数。

扩增曲线：在实时荧光定量 PCR 中监测到的荧光信号随着循环数变化而绘制的一条曲线。在进行 PCR 过程中，通过检测系统对 PCR 管内的样品进行实时检测，最后将荧光信号值通过成像技术显现在计算机上。

基线：背景曲线的一段，在扩增反应的最初数个循环里荧光信号变化不大，接近一条直线。

荧光阈值：在荧光扩增曲线指数增长期设定的一个荧光强度标准(即 PCR 扩增产物量的标准)。荧光阈值可以设定在 PCR 扩增的指数期。

阈值循环数(Ct 值)：表示每个 PCR 管内荧光信号达到设定的荧光阈值所经历的循环数。研究表明，各模板的 Ct 值与该模板的起始拷贝数的对数存在线性关系，即起始拷贝数越多，Ct 值越小；起始拷贝数越少，Ct 值越大。我们利用已知起始拷贝数的标准品可做出以起始拷贝数的对数为横坐标，Ct 值为纵坐标的一条标准曲线。只要能获得未知模板的 Ct 值，即可从标准曲线上计算出该模板的起始拷贝数。

实时荧光定量 PCR 常用的检测方法有 SYBR Green 荧光染料法和 Taq - man 探针法。

SYBR Green 荧光染料是一种结合于所有 dsDNA 双螺旋小沟区域的具有绿色激发波长的染料。其原理是在 PCR 体系中加入过量 SYBR 荧光染料，SYBR 荧光染料特异性地掺入 DNA 双链后，发射光信号，而不掺入链中的 SYBR 染料分子不会发射任何荧光信号，从而保证荧光信号的增加与 PCR 产物的增加完全同步(图 2 - 6 - 4)。此方法灵敏度高，通用性好，不需要设计探针，方法简便省时而且价格低廉，适用于基因表达水平的初步评估以及多个基因的同时检测。

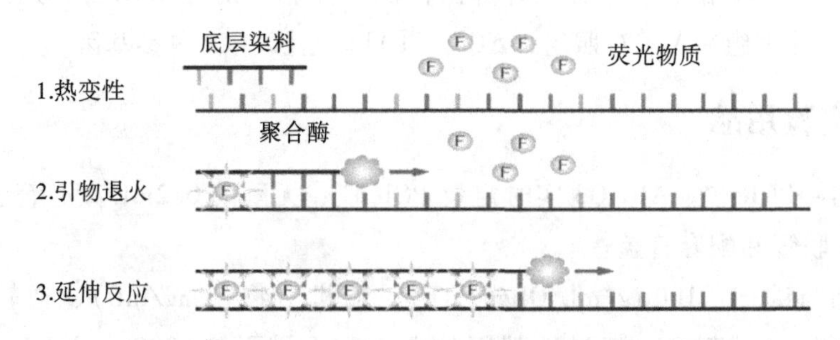

图 2 - 6 - 4　SYBR Green 荧光染料法的作用机制

Taq - Man 探针法需要在 PCR 扩增时加入一对引物的同时加入一个特异性的荧光探针，该探针为一寡核苷酸，与目的基因序列可以特异性互补结合探针两端分别标记一个报告荧光基团和一个淬灭荧光基团。探针完整时，报告基团发射的荧光信号被淬灭基团吸收；PCR 扩增时，Taq 酶的 5′→3′外切酶活性将探针酶切降解，使报告荧光基团和淬灭荧光基团分离，从而荧光监测系统可接收到荧光信号，即每扩增一条 DNA 链，就有一个荧光分子形成，实现了荧光信号的累积与 PCR 产物的形成完全同步(图 2 - 6 - 5)。此方法具有高适应性和可靠性，实验结果稳定，重复性好，特异性和准确性更高，适用于对基因表达水平的精确检测和分析。但因为需要设计探针，所以花费较高。

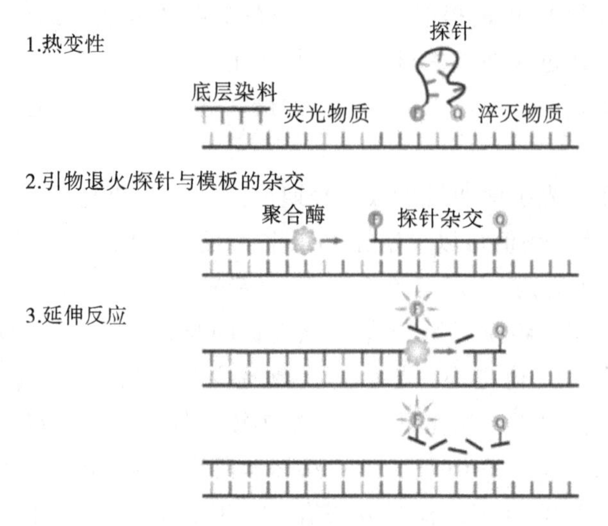

图 2－6－5　Taq－Man 探针法的作用机制

实时定量 PCR 可以实现绝对定量和相对定量。绝对定量即直接测定样品中 DNA 链的绝对拷贝数目，而相对定量是检测不同的样品特定基因表达量的相对差异，大多数情况下，使用相对定量即可达到研究目的。在相对定量中，为平衡样品初始量的差异通常会引入内参基因进行标准化。常用的内参基因是在各种生理条件下表达量恒定的基因，这些基因也常被称为看家基因。相对定量实验需要通过 PCR 确定 4 个 Ct 值，采用 $2^{-(\Delta\Delta Ct)}$ 方法计算出待测样品相比对照组基因表达的变化倍数（$\Delta\Delta Ct = \Delta Ct$ 处理组 $- \Delta Ct$ 对照组；$\Delta Ct = Ct$ 目标基因 $- Ct$ 内参基因）。

三、实验用品

1. 器材：PCR 仪、ABI Q3 实时定量 PCR 仪、无酶的 0.2mL 离心管、实时定量 PCR 专用八联管和配套管盖。

2. 药品与试剂：100μg/mL Oligo（dT）、随机引物（1mg/mL）、逆转录酶试剂盒、SYBR Green 试剂盒、特异性基因的上游和下游引物（200nmol/L）、内参基因 GAPDH 的上游和下游引物（200nmol/L）。

四、实验内容

（一）总 RNA 提取

详见本篇实验三。

（二）反转录

应用商品化的反转录试剂盒进行反转录反应。以 TAKARA 公司反转录试剂盒 RR047A 为例，在 0.2mL 定量 PCR 专用管中依次加入表 2－6－2 中的成分，先配成

10μL 反应体系，于 PCR 仪中 42℃、2 分钟（或者室温 5 分钟），4℃，去除基因组 DNA；之后，按照表 2-6-3 依次添加各组分，配成 20μL 反应体系，于 PCR 仪中 37℃、15 分钟，85℃、5 秒，4℃进行反转录。合成的 cDNA 需要长期保存时，请于 -20℃或更低温度保存。

表 2-6-2 去除基因组 DNA 反应

试剂	使用量
5×gDNA Eraser Buffer	2.0μL
gDNA Eraser	1.0μL
总 RNA	*
无酶无菌蒸馏水	加至 10μL

注：*表示 20μL 反转录反应体系中，TB Green qPCR 法最多可使用 1μg 的总 RNA。

表 2-6-3 反转录反应

试剂	使用量
表 2-6-2 的反应液	10.0μL
PrimeScript RT Enzyme Mix Ⅰ	1.0μL
RT Primer Mix	1.0μL
5×PrimeScript Buffer 2	4.0μL
无酶无菌蒸馏水	4.0μL
共计	20.0μL*

注：*表示反转录体系可以根据需要相应扩大。

（三）荧光定量 PCR

1. 定量 PCR：应用商品化的 SYBR Green 试剂盒进行实时定量 PCR 扩增反应。以 TAKARA 公司反转录试剂盒 RR820A 为例，在 0.2mL 定量 PCR 专用管中依次加入表 2-6-4 中的成分，配成 20μL 反应体系，每份模板的每个基因均设置 3 个重复孔。

2. 上机：PCR 条件为 95℃预变性 30 秒，95℃变性 3 秒，60℃退火、延伸 30 秒；循环 40 次。

3. 数据分析：反应结束后，熔解曲线分析证实产物的特异性。以 GAPDH 为内参，对照组为校正器（calibrator），采用 $2^{-(\Delta\Delta Ct)}$ 法计算 A 基因表达的相对值。公式如下：基因表达的相对值 $=2^{-(\Delta\Delta Ct)}$（$\Delta\Delta Ct=\Delta Ct$ 处理组 $-\Delta Ct$ 对照组；$\Delta Ct=Ct$ 基因 A $-$ Ct GAPDH）。

表 2-6-4 SYBR Green PCR 20μL 反应体系

试剂	使用量	终浓度
SYBR *Premix Ex Taq* Ⅱ(Tli RNaseH Plus)(2×)	10.0μL	1×
PCR 正向引物(10μmol/L)	0.8μL	0.4μmol/L①
PCR 反向引物(10μmol/L)	0.8μL	0.4μmol/L
ROX 校对液Ⅰ(50×)或 ROX 校对液Ⅱ(50×)②	0.4μL	1×
DNA 模板③	2.0μL	—
灭菌蒸馏水	6.0μL	—
共计	20.0μL	—

注：反应液配制请在冰上进行。①通常引物终浓度为 0.4μmol/L 可以得到较好结果。反应性能较差时，可以在 0.2~1.0μmol/L 范围内调整引物浓度。②ROX 校对液Ⅱ(50×)比 ROX 校对液(50×)浓度低，使用 ABI 7500/7500 Fast Real-Time PCR 系统时，请使用 ROX 校对液Ⅱ(50×)。使用 ABI 7300 和 StepOnePlus Real-Time PCR 系统时，请使用 ROX 校对液(50×)。③在 20μL 反应体系中，DNA 模板的添加量通常在 100ng 以下。因不同种类的 DNA 模板中含有的靶基因拷贝数不同，必要时可进行梯度稀释，确定合适的 DNA 模板添加量。

五、注意事项

1. 实时定量 PCR 需要使用专门的 PCR 管，普通 PCR 的 0.2mL 离心管不能用于实时定量 PCR。

2. 应该在软件里面设置标记各管的处理因素，避免直接在 PCR 管上做标记，因为 PCR 管上的任何染料印迹都可以干扰最终采集的荧光信号。

3. 为了减少因为加样不均对实验结果的影响，建议先计算出缓冲液、引物的总量，使其混合以后，再分别加入各个孔中。

4. 添加反应液的整个过程都应该在冰上进行。

5. 软件的运行程序设置里面，在 PCR 反应完成后，均应添加检测熔解曲线，以验证 PCR 产物的特异性。非特异性的扩增片段将会影响数据分析的结果。

六、思考题

1. 在实时荧光定量 PCR 实验中，为什么选择内参基因？

2. 如何设计实时荧光定量 PCR 的引物？

实验五 细胞总蛋白提取及 Western blot(免疫印迹)实验

一、实验目的

1. 知识目标：了解细胞中蛋白样本的提取方法，掌握蛋白定量方法以及 West-

ern blot 实验的原理和方法。

2. 技能目标：学会蛋白提取、蛋白定量、SDS－PAGE 电泳、电转移、酶免疫定位等实验操作，使用 Image Lab J2X 软件分析目的条带吸收峰和灰度值；学习查阅文献、合理选择实验方法、正确记录及分析实验数据。

3. 素质目标：本实验通过细胞总蛋白提取及 Western blot 实验，培养学生的团队协作能力，合作完成蛋白提取、定量及 Western Blot 的实验操作，引导学生对实验结果进行分析和讨论，提高学生自主思考、分析及解决问题的能力。

二、实验原理

1. 总蛋白浓度的测定：目前使用最多的蛋白定量方法是 BCA 法和 Bradford 法，我们以 BCA 法为例介绍蛋白定量的方法。

BCA(bicinchoninine acid)与二价铜离子的硫酸铜等其他试剂混合后成为苹果绿，即 BCA 工作试剂。在碱性条件下，BCA 与蛋白质结合时，蛋白质将 Cu^{2+} 还原为 Cu^{+}，1 个 Cu^{+} 螯合 2 个 BCA 分子，工作试剂由原来的苹果绿形成紫色复合物，最大光吸收强度与蛋白质浓度成正比，测定其在 562nm 处的吸收值，并与标准曲线对比，即可计算待测蛋白的浓度。

2. Western blot 实验：Western blot 采用的是聚丙烯酰胺凝胶电泳，被检测物是蛋白质，“探针”是抗体，“显色”用标记的二抗。经过 PAGE 分离的蛋白质样品，转移到固相载体(如硝酸纤维素薄膜)上，固相载体以非共价键形式吸附蛋白质，且能保持电泳分离的多肽类型及其生物学活性不变。以固相载体上的蛋白质或多肽作为抗原，与对应的抗体起免疫反应，再与酶或同位素标记的第二抗体起反应，经过底物显色或放射自显影，以检测电泳分离的特异性目的基因表达的蛋白成分。

三、实验用品

1. 器材：动物组织或细胞、低温离心机、垂直平板电泳槽、蛋白电泳仪、蛋白电转仪、水平摇床、低温冰箱、酶标仪、96 孔板、1.5mL 离心管、15mL 离心管、滤纸、聚偏二氟乙烯膜(PVDF 膜)。

2. 药品与试剂：蛋白质抽提试剂盒(如 M－PER™ Mammalian Protein Extraction Reagent 试剂盒)、蛋白酶抑制剂、BCA 蛋白定量试剂盒、5×加样缓冲液、Western blot 封闭液、化学发光底物、磷酸盐缓冲液(PBS)、Western blot 电泳液、Western blot 电转液、PBST 溶液、一抗、二抗、蛋白 marker、30% Acr－Bis(30% 聚丙烯酰胺溶液)、1mol/L Tris(三羟甲基氨基甲烷)、10% SDS(十二烷基硫酸钠)、10% 过硫酸铵、TEMED(四甲基乙二胺)。

3. 需配制的试剂：具体如下。

(1) 磷酸盐缓冲液(PBS)(1×)：用天平分别称取 NaCl 8.0g、KCl 0.2g、$Na_2HPO_4 \cdot 12H_2O$ 3.63g、KH_2PO_4 0.24g，倒入 1L 的量瓶内，加入 600mL 双蒸水，

用玻璃棒搅拌，使粉末充分溶解。加入双蒸水定容至1000mL，将pH值调至7.4，分装后，高压消毒灭菌，4℃保存。

(2)Tris缓冲盐溶液(TBS)(1×)：用天平分别称取NaCl 8.8g、KCl 0.2g、Tris－base 3g，倒入1L的量瓶内，加入600mL双蒸水，用玻璃棒搅拌，使粉末充分溶解。加入双蒸水定容至1000mL，将pH值调至7.4，分装后，高压消毒灭菌，4℃保存。

(3)1.5mol/L Tris(pH 8.8，500mL)：Tris 90.86g，加纯水至400mL，用浓盐酸调pH值至8.8，加纯水定容至500mL。

(4)Western blot电泳液(1×)：SDS 1g，双蒸水1000mL，Tris－base 3g，甘氨酸14.4g，将pH值调至8.3。

(5)Western blot电转液(1×)：甲醇100mL，双蒸水900mL，Tris－base 5.82g，甘氨酸2.93g，SDS 0.375g，将pH值调至9.0～9.4。

(6)PBST溶液：Tween－20 1mL，PBS溶液1000mL。

(7)TBST溶液：Tween－20 1mL，TBS溶液1000mL。

(8)Western blot封闭液：5%脱脂奶粉或含5% BSA的TBST。

5%脱脂奶粉：称取5g脱脂奶粉，溶于100mL 1×TBST中。

5%BSA：称取5g BSA粉末，溶于100mL 1×TBST中。

(9)30% Acr－Bis(29∶1)：Acrylamide(丙烯酰胺)29g，BIS(N,N′亚甲丙烯酰胺)1g，加60mL温热(37℃左右)的去离子水，充分搅拌溶解，补加水至终体积为100mL。

四、实验内容

(一)贴壁细胞中总蛋白的提取

1. 以6孔板培养细胞为例，将细胞培养至80%左右密度时，弃去细胞培养基，每孔用预冷的PBS 2mL洗涤2或3次，每孔中加入200μL细胞裂解液(M－PER试剂)，在冰上静置10分钟，轻轻晃动，使细胞充分裂解。

2. 收集裂解液于1.5mL离心管中，煮沸5分钟。

3. 迅速放置冰上2分钟，于4℃以12000r/min离心10分钟，收集上清液(提前开离心机预冷)。

(二)悬浮细胞中总蛋白的提取

1. 将对数生长期细胞的细胞悬液于1.5mL离心管中以2500r/min离心10分钟，弃去上清液。

2. 用4℃预冷的PBS离心洗涤2或3遍，以2500r/min离心10分钟，弃去上清液后，将装有细胞的离心管置于冰上。

3. 在离心管中加入M－PER试剂，每100mg(约100μL)的悬浮细胞至少使用1mL的M－PER试剂。

4. 轻轻摇晃混合物10分钟，以14000 r/min离心15分钟，去除细胞碎片，收集上清液。

（三）总蛋白浓度的测定（BCA 法）

1. 分别配制梯度浓度为 2000ng/mL、1500ng/mL、1000 ng/mL、750ng/mL、500ng/mL、250ng/mL、125ng/mL、50ng/mL、0ng/mL 的标准蛋白样品。

2. 将待测总蛋白样品按 1∶1 的比例与 BSA 稀释。

3. 提前 30 分钟配制 BCA 工作液，将 A 液与 B 液按 A∶B = 50∶1 的比例混合。

4. 于 96 孔板中，每孔分别加入 25μL 不同浓度标准蛋白样品及待测总蛋白样品，每个样品做 2 个复孔。

5. 在每样本孔中加入 200μL 提前配制的 BCA 工作液，将 96 孔板置于 37.5℃温箱中孵育 30 分钟。

6. 用酶标仪检测 562nm 波长时每孔样品的 OD 值，根据标准蛋白样品的 OD 值绘制标准曲线，计算待测样品的总蛋白浓度。

7. 根据测定的待测样品浓度，按待测样品体积∶5×加样缓冲液 = 4∶1 的比例混合，于水浴锅中煮沸 5 分钟，继续下一步点样。

（四）SDS－PAGE 电泳

1. 清洗玻璃板：取少量洗洁精，擦洗玻璃板两面，擦洗过后，用自来水充分冲洗，再用蒸馏水冲洗干净后晾干。将梳子用水洗干净，临用前用无水乙醇擦拭晾干。

2. 配胶：根据待测蛋白分子量大小配制不同浓度的 SDS－PAGE 分离胶和浓缩胶（表 2－6－5～表 2－6－7），具体如下。

（1）将长短玻璃板底端对齐，短板面向自己夹在板架上，确定底边对齐，防止漏胶。

（2）配制分离胶，即下层胶（注：TEMED 最后加）。

（3）将胶摇匀后灌胶，将分离胶注入玻璃板，加上胶后，加水封胶，移动缓慢加水，赶走气泡。

（4）等待胶凝 20～30 分钟，等待结束前，配制浓缩胶，即上层胶。

（5）倒掉水，用滤纸小心吸一下，注意不要碰到胶。

（6）胶摇匀后，将浓缩胶注入玻璃板，加满，立即插入梳子，注意不要有气泡，等待胶凝 20～30 分钟。

表 2－6－5　SDS－PAGE 分离胶浓度与最佳分离范围

SDS－PAGE 分离胶浓度	最佳分离范围
6% 胶	50～150kD
8% 胶	30～90kD
10% 胶	20～80kD
12% 胶	12～60kD
15% 胶	10～40kD

表 2-6-6　SDS-PAGE 分离胶配方

分离胶浓度	凝胶体积/mL	所需各组分体积/mL					
		蒸馏水	1.5mol/L Tris，pH8.8	30% Acr-Bis (29:1)	10% SDS	10% 过硫酸铵	TEMED
6%	5	2.67	1.27	1	0.05	0.05	0.004
	10	5.33	2.53	2	0.1	0.1	0.008
	15	8.00	3.80	3	0.15	0.15	0.012
	20	10.67	5.07	4	0.2	0.2	0.016
	30	16.00	7.60	6	0.3	0.3	0.024
	40	21.33	10.13	8	0.4	0.4	0.032
8%	5	2.33	1.27	1.33	0.05	0.05	0.003
	10	4.67	2.53	2.67	0.1	0.1	0.006
	15	7.00	3.80	4.00	0.15	0.15	0.009
	20	9.33	5.07	5.33	0.2	0.2	0.012
	30	14.00	7.60	8.00	0.3	0.3	0.018
	40	18.67	10.13	10.67	0.4	0.4	0.024
10%	5	1.97	1.27	1.67	0.05	0.05	0.002
	10	3.93	2.53	3.33	0.1	0.1	0.004
	15	5.90	3.80	5.00	0.15	0.15	0.006
	20	7.87	5.07	6.67	0.2	0.2	0.008
	30	11.80	7.60	10.00	0.3	0.3	0.012
	40	15.70	10.12	13.33	0.4	0.4	0.016
12%	5	1.67	1.27	2	0.05	0.05	0.002
	10	3.33	2.53	4	0.1	0.1	0.004
	15	5.00	3.80	6	0.15	0.15	0.006
	20	6.67	5.07	8	0.2	0.2	0.008
	30	10.00	7.60	12	0.3	0.3	0.012
	40	13.33	10.13	16	0.4	0.4	0.016
15%	5	1.17	1.27	2.5	0.05	0.05	0.002
	10	2.33	2.53	5	0.1	0.1	0.004
	15	3.50	3.80	7.5	0.15	0.15	0.006
	20	4.67	5.07	10	0.2	0.2	0.008
	30	7.00	7.60	15	0.3	0.3	0.012
	40	9.33	10.13	20	0.4	0.4	0.016

注：如配制非变性胶，配方中去掉 10% SDS。

表 2-6-7 SDS-PAGE 浓缩胶配方

成分	配制不同体积 SDS-PAGE 浓缩胶所需各成分的体积/mL					
5%胶	5	10	15	20	30	50
蒸馏水	1.4	2.1	2.7	4.1	5.5	6.8
30% Acr-Bis(29:1)	0.33	0.5	0.67	1.0	1.3	1.7
1mol/L Tris, pH8.8	0.25	0.38	0.5	0.75	1.0	1.25
10% SDS	0.02	0.03	0.04	0.06	0.08	0.1
10%过硫酸铵	0.02	0.03	0.04	0.06	0.08	0.1
TEMED	0.002	0.003	0.004	0.006	0.008	0.01

3. 倒入1×电泳液于电泳槽中，取预先煮沸的蛋白样品点样。

4. 调节电泳仪电压为恒压60V，待溴酚蓝移动至浓缩胶与分离胶交界处时，将电压调为恒压90V，至溴酚蓝移出分离胶，停止电泳。

5. 等待电泳的间隙，可提前配制1×转膜液。

(五)转膜

1. 小心取出SDS-PAGE胶，按照蛋白质标志显示的不同分子量位置切下分离胶，置于转膜液中15分钟。

2. 在1×转膜液中，按照黑色朝下(负极)，放上专用海绵—滤纸—胶—PVDF膜—滤纸—海绵的顺序组装转印三明治夹层(图2-6-6)；依次放入后赶走气泡，夹好转膜夹(转膜的夹子一定要适当紧一点)，放入转膜槽(注意正、负极，夹子朝上，黑对黑)，倒入1×转膜液，槽内放置冰盒降温，加持恒流电压(恒流300mA)，转膜时间为1.5~2小时(时间可根据目的蛋白分子量适当调整，小蛋白短一点，大蛋白长一点)。

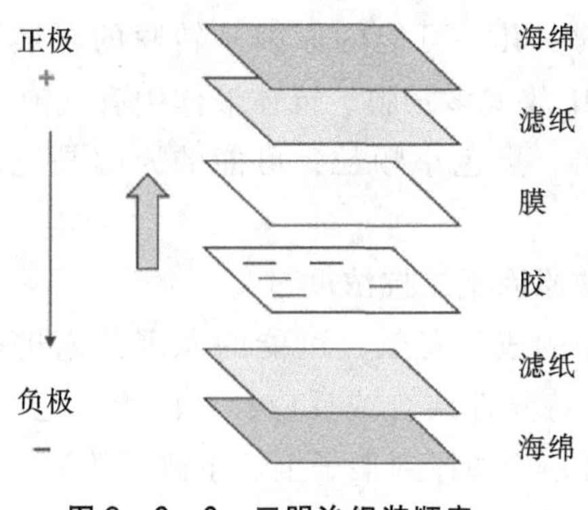

图2-6-6 三明治组装顺序

3. 转膜过程会产生大量的热，整个转膜装置需要冰浴。操作结束后，将玻璃板洗干净，避免将胶黏附在玻璃板上。

（六）免疫反应及 ECL 化学发光

1. 转膜结束后，取出 PVDF 膜，加入封闭液，于 4℃冷室中，在摇床上摇动 1 小时。

2. 弃去封闭液，加入相应待测蛋白的一抗稀释液，于 4℃冷室中，在摇床上摇动孵育过夜。

3. 将一抗稀释液回收，加入 TBST 洗膜 3 次，每次 10 分钟。

4. 封闭液稀释山羊抗兔或抗鼠二抗比例为 1:(5000 ~ 10000)，加入二抗，室温孵育 1 小时，孵育过程同样需要在摇床上缓慢进行。

5. 弃去二抗稀释液，再加入 TBST，洗膜 3 次，每次 10 分钟。

6. 将 ECL 化学发光试剂按照 A 液: B 液 = 1:1 的比例混匀。

7. 按照 PVDF 膜表面积滴加 ECL A 液与 B 液混合液，静置 5 分钟。

8. 弃去 ECL 混合液，平放入塑料薄膜上，蛋白面朝上，置入化学发光器材上曝光与显影。

9. 用 Image Lab J2X 软件分析目的条带吸收峰和灰度值。

五、注意事项

1. 极端情况：无任何信号(白板，什么图像都没有)，可能的原因是一抗与二抗不匹配、抗体浓度太稀或失效、上样量太少、蛋白降解、转膜转过了或者没转上、显影时间太短、显影液失效。

2. 杂带太多：分得清目的条带时，可能的原因是多克隆抗体，可选择更换为单克隆抗体；分不清目的条带时，可能的原因是抗体特异性差，抗体质量有问题，需要进行售后。

3. 条带信号非常强，难以分辨：可以改进的方法为降低一抗稀释浓度、降低蛋白上样量、稀释显影液。

4. 条带上游圆形的白孔：可能的原因是转膜的时候没有将气泡赶干净、孵育抗体接触不良(孵育盒中放太多张膜、抗体液体中有气泡)。

5. 膜上有很多杂质、黑色小颗粒：可能的原因是洗涤次数或时长不够、封闭液中有杂质。

6. 高背景：可能的原因是二抗浓度过高。

7. 背景脏，不规则的成片背景：可能的原因是未进行非特异性封闭或封闭不充分，二抗与封闭剂非特异性结合或反应，多张膜一起孵育洗涤，操作失误(膜接触过不该碰的其他东西，比如掉到桌子上、手碰了等)。

8. “微笑”条带：可能的原因是电泳电压过高、电泳温度过高、胶凝固不均匀(TEMED 没混匀)、梳子没拔好(有胶粘连)。

9. 拖尾条带：可能的原因是分离胶浓度过大、蛋白样品降解、电泳液反复使用多次。

六、思考题

如何避免 Western blot 实验结果中杂带较多的问题？

实验六 乙酰水杨酸(阿司匹林)原料药的制备、纯化、结构鉴定及质量分析

一、实验目的

1. 知识目标：了解阿司匹林的相关知识；熟悉酚羟基酰化成酯的原理及影响因素；掌握水杨酸的检测原理和方法，以及阿司匹林原料药的合成、纯化、结构鉴定和质量分析方法。

2. 技能目标：学会重结晶、减压过滤、洗涤、干燥、回流、薄层层析、柱层析、熔点测定、红外光谱测定等实验操作技术；学会简单解析红外光谱图、核磁共振氢谱图，并正确表示解析结果；学习查阅文献、合理选择实验方法、合理设计实验、正确记录及分析实验数据、撰写实验报告。

3. 素质目标：培养学生科学严谨的实验习惯、积极探究的科学研究精神和创新意识；采用小组合作的方式进行实验，培养学生的团队合作及沟通能力；培养学生综合分析问题和解决实际问题的能力。

二、实验原理

阿司匹林的化学名为 2－乙酰氧基苯甲酸，为白色针状或板状结晶，熔点为 135～140℃，易溶于乙醇，可溶于氯仿、乙醚，微溶于水。其化学结构式见图 2－6－7。

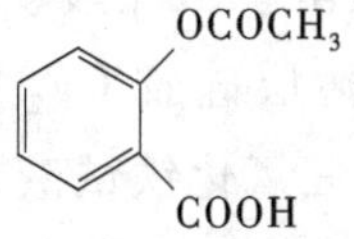

$OCOCH_3$

COOH

图 2－6－7 阿司匹林的化学结构式

1898 年，德国化学家霍夫曼用水杨酸与醋酐反应，合成了乙酰水杨酸。1899 年，德国拜仁药厂正式生产这种药品，取商品名为 Aspirin。其合成路线见图 2－6－8。

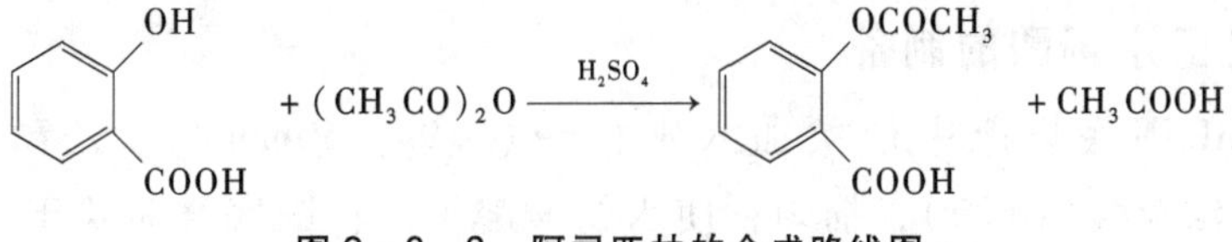

$$\text{(OH, COOH)} + (CH_3CO)_2O \xrightarrow{H_2SO_4} \text{(OCOCH}_3\text{, COOH)} + CH_3COOH$$

图 2－6－8 阿司匹林的合成路线图

在比较高的温度下有可能发生以下副反应，其主要副反应方程式见图 2－6－9。

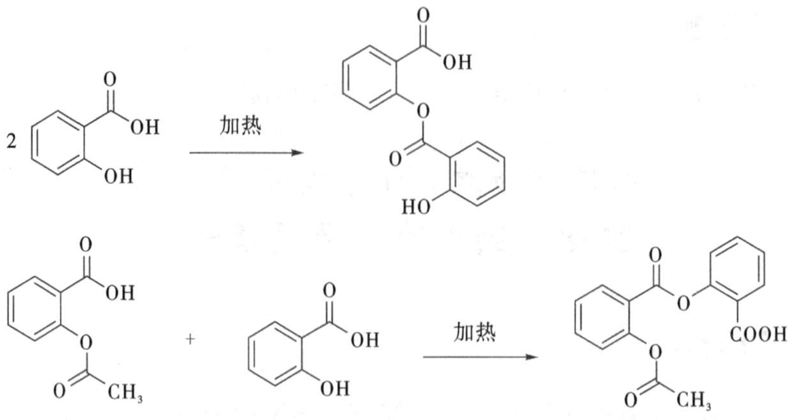

图2-6-9 阿司匹林合成中的主要副反应

反应后粗产物中主要包括的物质有乙酰水杨酸、水杨酸、乙酸、水杨酰水杨酸酯以及乙酰水杨酰水杨酸酯，可通过薄层层析了解产物中含杂质情况及混合物分离条件，通过柱层析分离提纯产物，通过核磁、红外光谱鉴定结构，然后按照药典进行质量分析。

三、实验用品

1. 器材：红外光谱仪、高效液相色谱仪、熔点测定仪、250mL圆底烧瓶、单孔水浴锅、磁力搅拌器、球形冷凝管、干燥管、布氏漏斗、抽滤瓶、展开缸、层析柱、锥形瓶、玻璃棒、滴管、循环水泵、干燥箱、旋转蒸发仪、紫外灯箱、电子天平、试管、点样毛细管、熔点测定管、平滑洁净玻璃板(5cm × 20cm)、pH试纸、滤纸、烧杯等。

2. 药品与试剂：水杨酸、乙酸酐、浓硫酸、石油醚、乙酸乙酯、三氯化铁溶液(1%)、冰醋酸、柱层析硅胶G、薄层硅胶GF_{254}、石英砂、乙醇、盐酸、蒸馏水、饱和碳酸氢钠水溶液、20%盐酸、三氯化铁试液、碳酸钠试液、十八烷基硅烷键合硅胶、稀硫酸、乙腈、四氢呋喃、含1%冰醋酸的甲醇溶液、酚酞指示液、中性乙醇、水杨酸对照品、氢氧化钠滴定液(0.1mol/L、0.02mol/L)。

四、实验内容

(一)乙酰水杨酸的制备

在250mL圆底烧瓶中依次加入水杨酸(6.9g，50mmol)、乙酸酐(12.5mL，150mmol)和浓硫酸(10滴)，摇匀，使水杨酸溶解；将圆底烧瓶置于75~80℃(或80~85℃、85~90℃，选择其中一个温度范围进行实验)的热水浴中，于搅拌下加热约10分钟。停止加热，待反应混合物冷却至室温后，将圆底烧瓶放在冷水浴中，于搅拌下缓缓加入75mL水(注意反应会放热，操作应小心)。静置，使晶体完全析出，抽滤，并用少量冷水洗涤，抽干，得乙酰水杨酸粗产品。

用三氯化铁溶液检验酚羟基是否存在：取少量粗产品，溶入几滴乙醇中，并滴加1或2滴1%三氯化铁溶液，如果发生显色反应，说明有水杨酸存在。

(二)用薄层层析(TLC)法分析粗产物成分

取少量上述粗产品、乙酰水杨酸以及水杨酸配成乙酸乙酯溶液，待用。将3种样品溶液点在硅胶板的同一条线上，在展开剂(石油醚∶乙酸乙酯∶冰醋酸=30∶10∶1)中展开，然后取出挥发干溶剂，在紫外线灯下观察各样品点展开后的位置，标记并计算各点的R_f值。

(三)产品的纯化

1. 柱层析法(A)：具体如下。

(1)样品准备：将上述粗产品置于250mL圆底烧瓶中，加少量乙酸乙酯溶解，然后加入约2.5g硅胶，旋干，得到柱层析样品。

(2)装柱：在层析柱下端收紧处轻轻塞入一小团棉花，称取约7g硅胶作为吸附剂，以干法装入层析柱中，用橡胶管轻敲柱身，使硅胶填充紧密，在硅胶顶端加入2~3mm厚的石英砂；然后将上述柱层析样品通过长颈漏斗均匀平铺在石英砂上端，并使其表面水平，再装3~5mm厚的石英砂在样品的上端(或按照教学视频湿法装柱)。

(3)洗脱：先加入约20mL石油醚，打开活塞，并用橡皮管轻轻敲打柱身，使硅胶均匀润湿，然后加入洗脱剂(石油醚-乙酸乙酯-乙酸=50∶10∶1)洗脱收集所需要的色带(用试管收集滴出液，通过TLC确定各试管中的成分)。合并同一组分溶液，旋干，称量各组分质量，计算产物回收率并回收溶液。

2. 碳酸氢钠溶解-盐酸沉淀法(B)：将粗产品转入100mL烧杯中，加入饱和碳酸氢钠水溶液，边加边搅拌，直到不再有二氧化碳产生；抽滤，除去不溶性聚合物；再将滤液倒入100mL烧杯中，并置于冰水浴中，滴加20%盐酸，边加边搅拌，调节pH值至3~4，使固体完全析出；抽滤，用少量冰水洗涤滤饼2或3次。收集固体，干燥、称重并计算回收率。

3. 乙醇-水混合溶剂重结晶法(C)：先将粗产品溶于少量沸乙醇中，再向乙醇溶液中添加热水，直至溶液中出现混浊，再加热至溶液澄清透明(注意：加热不能太久，以防乙酰水杨酸分解)，静置，慢慢冷却；过滤，干燥，称重并计算回收率。

(四)结构表征

纯化后的产品用1%三氯化铁溶液检验酚羟基是否存在，并用薄层色谱判断其成分；测定熔点，并进行核磁共振氢谱、红外光谱表征。

(五)阿司匹林的质量分析

1. 鉴别：①取本品约0.1g，加水10mL，煮沸，放冷，加三氯化铁试液1滴，即显紫堇色。②取本品约0.5g，加碳酸钠试液10mL，煮沸2分钟后，放冷，加过量的稀硫酸，即析出白色沉淀，并出现醋酸的臭气。③本品的红外光吸收图谱应与标准对照的图谱一致。

2. 检查：具体如下。

(1)溶液澄清度的检查：取本品 0.50g，加湿热至约 45℃ 的碳酸钠试液 10mL 溶解后，溶液应澄清。

(2)游离水杨酸的检查：临用新制。取本品约 0.1g，精密称定，置 10mL 量瓶中，加 1% 冰醋酸的甲醇溶液适量，振摇使溶解，并稀释至刻度，摇匀，作为供试品溶液；取水杨酸对照品约 10mg，精密称定，置 100mL 量瓶中，加含 1% 冰醋酸的甲醇溶液适量使溶解，并稀释至刻度，摇匀；精密量取 5mL，置 50mL 量瓶中，用含 1% 冰醋酸的甲醇溶液稀释至刻度，摇匀，作为对照品液。按照高效液相色谱法(通则 0512)试验。用十八烷基硅烷键合硅胶为填充剂，以乙腈 - 四氢呋喃 - 冰醋酸 - 水(20∶5∶5∶70)为流动相；检测波长为 303nm。理论板数按水杨酸峰计不低于 5000，阿司匹林峰与水杨酸峰的分离度应符合要求，立即精密量取对照品溶液与供试品溶液各 10μL，分别注入液相色谱仪，记录色谱图。供试品溶液色谱图中如有与水杨酸峰保留时间一致的色谱峰，按外标法以峰面积计算，不得超过 0.1%。

3. 含量测定：取本品约 0.4g，精密称定，加中性乙醇 20mL 溶解后，加酚酞指示液 3 滴，用 0.1mol/L 氢氧化钠滴定液滴定。每 1mL 氢氧化钠滴定液相当于 18.02mg 的 $C_9H_8O_4$。

五、注意事项

1. 第一步酯化反应所用的器材和试剂都必须先干燥处理。

2. 本实验应该注意控制反应温度在 90℃ 以下，可以大大减少副产物，实验中要注意控制好温度。

3. 乙酰水杨酸受热后易发生分解，分解温度为 126 ~ 135℃，因此在烘干、重结晶、熔点测定时均不宜长时间加热。

4. 中性乙醇的配制方法：取一定量的乙醇，加入 2 滴酚酞指示液，使用 0.02mol/L 氢氧化钠滴定液进行滴定，直至溶液刚好呈现微红色。此时，溶液的 pH 值为 8 左右，表明乙醇已被成功中和至中性状态。

5. 实验中 0.02mol/L 氢氧化钠滴定液可用 0.1mol/L 氢氧化钠滴定液加新沸过的冷水制成。

六、思考题

1. 向反应液中加入少量浓硫酸的目的是什么？是否可不加？为什么？

2. 本反应可能发生哪些副反应？产生哪些副产物？如何去除？

3. 实验中可采用什么方法检测杂质水杨酸的量？

实验七　黄酮类化合物的提取、分离、含量测定及抗氧化研究

一、实验目的

1. 知识目标：能熟练运用回流提取法对中药材中的黄酮进行提取，运用萃取法操作技术分离纯化中药中的黄酮成分，会用紫外分光光度法测定中药材中总黄酮的含量，采用总抗氧化能力法、羟自由基清除活性测定、超氧阴离子自由基清除活性测定各自产品、综合评估抗氧化活性。

2. 技能目标：学会有机溶剂提取法等实验操作，紫外分光光度法测总黄酮的含量、数据处理的分析及正确记录；学习查阅文献、合理选择实验方法、正确记录实验结果、分析现象。

3. 态度目标：培养学生严谨的科学研究态度，提高学生主动学习、团队合作、合理设计、分析问题和解决问题的能力。

二、实验原理

黄酮类化合物也称黄碱素，是广泛存在于自然界的一大类化合物，大多具有颜色，在植物界主要分布在双子叶植物中，在裸子植物中也有较多分布，而在菌类、藻类、地衣类等低等植物中少见。黄酮类化合物在植物体中的分布尤以花、果、叶部位为多。它在植物体内大多与糖结合成苷的形式存在，也有部分以游离状态的苷元存在。由于最先发现的黄酮类化合物都具有一个酮式羰基结构，呈黄色或淡黄色，因此称为黄酮。

中药中黄酮类成分提取方法的基本原理大都是通过物理或化学方法破坏甘草的细胞壁，然后根据甘草黄酮的极性或溶解性的不同以达到分离提取的目的。

常用的方法：超声提取法、回流提取法、温浸提取法、快速溶剂提取法。

机体的许多新陈代谢过程都会产生自由基，包括血红蛋白、肌红蛋白、细胞素C等生物大分子的氧化过程，以及细胞氧化酶类催化的反应过程和免疫细胞吞噬异物的过程。除了内源性的途径外，吸烟、服用药物、接受辐射等外界因素也会导致机体自由基产生增多。自由基反应可加速衰老，引发一系列疾病，如炎症、肿瘤、免疫性疾病等，严重危害人类身体健康。生物体内常见的自由基有两类：氧自由基和脂类自由基。羟基自由基(·OH)、超氧阴离子自由基(O_2^-·)属于氧自由基。脂质自由基包括脂氧基(RO·)等。另外，过氧化氢(H_2O_2)经过反应可形成自由基或涉及自由基反应，具有类似氧自由基的损伤作用，故也将其列入自由基范畴。

本实验的目的在于根据DPPH·清除率、羟自由基清除活性、超氧阴离子自由基清除活性的测定，以期发现中药中的抗氧化物质。

三、实验用品

1. 器材：电子分析天平、电热套、500mL 圆底烧瓶、回流装置、球形冷凝管、铁架台、铁夹、双凹夹、橡胶管、250mL 分液漏斗、烧杯、量筒(100mL、50mL)、10mL 移液管、洗耳球、称量纸、pH 试纸、25mL 量瓶、100mL 量瓶、玻璃棒、药勺、胶头滴管、玻璃比色皿、紫外 - 可见分光光度计、纱布、脱脂棉、滤纸、布氏漏斗、抽滤瓶、真空管、真空泵、旋转蒸发仪。

2. 药品与试剂：甲醇(分析纯)、正丁醇、石油醚、乙酸乙酯、无水乙醇、维生素 C 对照品、蒸馏水、芦丁对照品、5% 亚硝酸钠溶液、10% 硝酸铝溶液、氢氧化钠试液、95% 乙醇、0.1mmoL/L DPPH 溶液、9mmol/L 硫酸亚铁溶液、2mmol/L 过氧化氢溶液、9mmol/L 水杨酸、Tris - HCl 缓冲溶液、25mmol/L 邻苯三酚、8mol/L HCl 溶液。

四、实验内容

(一)黄酮的提取

粗提取物制备：用电子天平称量中药 30g，用 95% 乙醇提取 2 次，每次 1 小时，合并滤液，置于旋转蒸发仪中，减压浓缩后，得中药粗提取物。将中药粗提取物用水溶解，分别用石油醚、乙酸乙酯和正丁醇反复萃取，浓缩可得石油醚、乙酸乙酯和正丁醇萃取部位。

(二)含量测定

1. 对照品溶液制备：取芦丁对照品 50mg，精密称定，置 25mL 量瓶中，加甲醇适量，置水浴上微热溶解，放冷，加甲醇至刻度，摇匀；精密量取 10mL，置 100mL 量瓶中，加水至刻度，摇匀，即得(每 1mL 溶液中含芦丁 0.2mg)。

2. 标准曲线制备：精密量取对照品溶液 1mL、2mL、3mL、4mL、5mL、6mL，分别置 25mL 量瓶中，各加水至 6.0mL；各加 5% 亚硝酸钠溶液 1mL，混匀，放置 6 分钟；各加 10% 硝酸铝溶液 1mL，混匀，放置 6 分钟；各加氢氧化钠试液 10mL，再加水至刻度，摇匀，放置 15 分钟。以相应的试剂为空白，在 500nm 波长处测定吸光度，以吸光度为纵坐标，浓度为横坐标，绘制标准曲线，用最小二乘法经线性回归求得回归方程及相关系数。

(三)抗氧化作用研究

1. DPPH · 清除率的测定：取中药提取物、各层萃取物，加入无水乙醇配成一定浓度的溶液。取 0.1mL 样品溶液，加入 1.4mL 无水乙醇，之后加入 1.0mL 0.1mmoL/L DPPH 溶液，混匀，放置于室温 70 分钟后，测定 517nm 处的吸光值 A_1。以维生素 C 为阳性对照，对 DPPH 自由基的清除率进行计算：

$$\text{DPPH} \cdot \text{清除率} = \left(1 - \frac{A_1 - A_2}{A_3}\right) \times 100$$

式中，A_1 为0.10mL样品溶液+1.40mL无水乙醇+1.0mL DPPH的吸光值，A_2 为0.10mL样品溶液+2.40mL无水乙醇的吸光值，A_3 为1.50mL无水乙醇+1.0mL DPPH的吸光值。

2. 羟自由基清除活性测定：分别取中药提取物、各层萃取物加入无水乙醇，配成一定浓度的溶液，配制不同浓度的中药提取液；取1.0mL的中药提取液，依次加入1mL 9mmol/L硫酸亚铁溶液、1mL 2mmol/L过氧化氢溶液和1mL 9mmol/L水杨酸溶液，混匀后，常温反应30分钟。反应结束后，于510nm处测定吸光值，记作样品组的吸光度值 A_1；然后再以蒸馏水代替样品，其余条件不变，测定其在510nm处的吸光度值，记作空白组的吸光度值 A_0，用1.0mL替代上述水杨酸溶液，其余条件不变，测定其在510nm处的吸光度值，记作对照组吸光度值 A_2。以维生素C为阳性对照，每组试验重复3次，羟自由基清除活性计算如下所示。

$$\text{羟自由基清除活性} = 1 - \frac{A_1 - A_2}{A_0} \times 100\%$$

3. 超氧阴离子自由基清除活性测定：取1.0mL不同浓度的中药提取溶液与4.5mL Tris-HCl缓冲溶液(pH 8.1)混合，25℃水浴20分钟，加入0.4mL 25mmol/L邻苯三酚溶液，25℃水浴5分钟，加入1.0mL 8mol/L HCl溶液终止反应，在420nm处测定吸光度值 A_i；空白以蒸馏水代替样品液，测定吸光度值 A_0，以蒸馏水代替显色剂测定样品本身吸光度值 A_j。以维生素C为阳性对照，每组试验重复3次，根据吸光度值计算自由基清除率。

$$\text{清除率} = \left(A_0 - \frac{A_i - A_j}{A_0}\right) \times 100\%$$

五、注意事项

1. 需根据波长选择合适的比色皿。
2. 测得的吸光度值范围在0.2~0.8为宜。
3. 实验前，应确定实验步骤，遵循正确的操作流程。
4. 实验步骤中的数据为参考数据，可根据实际测定结果进行试剂用量的调整。
5. 进行抗氧化活性实验时，可用维生素C做阳性对照。

六、思考题

1. 常见的自由基有哪些？各有什么作用？
2. 紫外-可见分光光度法比色皿应怎么选？

（别蓓蓓 韩宁娟 葛维娟 李 元）

第三部分　合理用药指导技术训练

实训一　感冒合理用药案例分析及宣教能力训练

一、实训目的

1. 知识目标：运用课堂教学所学的抗感冒用药理论知识，对临床典型的感冒用药案例进行用药分析，强化对临床常用抗感冒药物合理应用相关知识的理解。

2. 技能目标：通过观看多媒体资料，熟悉感冒防治宣教的基本知识，着重训练抗感冒药应用原则及感冒患者的饮食指导，掌握对感冒患者进行初步的合理用药和宣教内容。

3. 素质目标：认识临床常用抗感冒药合理应用的重要性，树立“合理用药，安全用药”的观念，具备良好的职业道德素质。

二、实训准备

1. 临床典型的感冒用药案例或处方。

2. 常用感冒药，如布洛芬片、维C银翘片、复方氨酚烷胺片等药品的准备。

3. 教室或社会药店/模拟药店。

三、实训内容

(一)学生分组

对临床感冒用药案例或处方进行讨论、分析，教师巡视指导，每组推选代表发言，最后由教师点评、总结。

(二)组织实施

教师通过多媒体向学生介绍感冒防治宣教的基本知识，并分组进行合理用药指导和宣教的模拟训练(患者与药师角色)，最后每组推选代表登台表演。

(三)推荐用药

1. 如患者出现发热、头痛，选用何药?

2. 如患者出现感冒发热、鼻塞、流涕、咳嗽、咳痰，选用何药?

3. 如患者出现流感发热、头痛、全身酸痛、咽喉痛等症状，除了选用解热镇痛药外，还需要选用何药?

(四)用药指导

1. 服用感冒药前，一定要仔细阅读药品说明书。

2. 感冒症状消失后，就要停止用药。

3. 用药期间要多喝水，如症状加重，请及时就医。

4. 保证足够的休息和睡眠。

5. 对于流感患者，室内要用食醋熏蒸，每立方米空间用醋 10mL，加水 2 倍，加热熏 2 小时，到公共场合时应尽量做到戴口罩。

(五)案例分析

张某，男，50 岁，司机，感冒发热伴全身酸痛 3 天。患者于 3 天前出现鼻塞、头痛、全身酸痛，服用维 C 银翘片无效，后出现发热、咽喉红肿、口渴、咳嗽无痰等，故来药店买药。患者既往有高血压病史，无药物过敏史。查体：体温 38℃，脉搏 85 次/分，呼吸 21 次/分，血压 130/98mmHg。神志清楚，体型中等。面色较红，声音嘶哑，咽部充血，心律齐，肺部未闻及干、湿啰音。余未见异常。

1. 讨论并拟定治疗方案，在伴有上述并发症时宜用何药？忌用何药？有何联合用药方案？

2. 请根据病案设计模拟药房问病荐药的情景对话。

四、思考题

如何正确选择感冒药？

实训二　镇痛药物的合理应用及宣教能力训练

一、实训目的

1. 知识目标：运用课堂教学所学镇痛药的理论知识对临床疼痛病症用药案例进行用药分析，强化对临床常用镇痛药物合理应用相关知识的理解。

2. 技能目标：通过观看多媒体资料，熟悉镇痛药物防治宣教的基本知识，着重训练镇痛药物的应用原则，掌握对疼痛用药患者进行的合理用药和宣教内容；学会预防药物依赖性发生的基本策略和方法。

3. 素质目标：认识药物滥用的危害性，指出临床常用镇痛药物合理应用的重要性，树立“合理用药，安全用药”的观念，具备良好的职业道德素质。

二、实训准备

1. 临床疼痛病症用药案例或处方。

2. 常用镇痛药物，如阿司匹林、布洛芬、双氯芬酸、罗通定、喷他佐辛、可待因、哌替啶、吗啡等药品的准备。

3. 教室或社会药店/模拟药店。

三、实训内容

(一)学生分组

对临床疼痛用药案例或处方进行讨论、分析，教师巡视指导，每组推选代表发言，最后由教师点评、总结。

(二)组织实施

教师通过多媒体向学生介绍镇痛用药宣教的基本知识，并分组进行合理用药指导和宣教的模拟训练(患者与药师角色)，最后每组推选代表登台表演。

(三)镇痛药三阶梯用药原则

1. 第一阶梯使用非阿片类镇痛药。疼痛较轻时为第一阶梯，此时选用非阿片类镇痛药，如阿司匹林、布洛芬等即可。

2. 第二阶梯使用弱阿片类药物。疼痛较严重，使用第一阶梯药物作用不明显时，为第二阶梯，此时可使用弱阿片类药物，如可待因、盐酸曲马多等。

3. 第三阶梯使用强阿片类药物。疼痛非常严重，使用第二阶梯药物不管用时，为第三阶梯，此时需选用强阿片类药物，代表药物有吗啡、哌替啶等。

(四)案例用药指导分析

患者，男，66 岁。经医院确诊为左肺肿瘤并肺内转移，咳嗽、胸痛剧烈，服用去痛片(主要为解热镇痛抗炎药复方制剂)2 天，疼痛未见缓解，换用硫酸吗啡控释片(美施康定)，患者疼痛缓解。后因胸痛擅自服用硫酸吗啡控释片 6 片，出现恶心、呕吐、血压降低、嗜睡、反应迟钝、呼吸浅慢，查双瞳孔缩小成针尖样，急予呼吸兴奋剂及升压药，20 分钟后呼吸稍好转，仍昏迷，给予纳洛酮后患者神志清楚，血压 90/60mmHg，1 小时后血压升至 110/70mmHg，呼吸 22 次/分。

1. 对医生依次选用的药物进行合理的分析，说出其使用及更换用药的原因。

2. 吗啡使用的不良反应及用药注意事项有哪些？患者擅自使用吗啡导致的后果及解救措施是什么？

四、思考题

如何正确选择镇痛药？

实训三　高血压的用药指导

一、实训目的

1. 知识目标：运用课堂教学所学的抗高血压药物的理论知识对高血压案例进

行分析，强化对临床常用抗高血压药物合理应用相关知识的理解。

2. 技能目标：通过角色扮演，给予高血压患者有效的用药指导和非药物治疗的建议。

3. 素质目标：认识临床常用抗高血压药物合理应用的重要性，树立“合理用药，安全用药”的观念，具备良好的职业道德素质。

二、实训准备

1. 高血压用药案例或处方。

2. 常用降压药，如氢氯噻嗪、普萘洛尔、硝苯地平、卡托普利、氯沙坦、复方降压片等药品的准备。

3. 教室或社会药店/模拟药店。

三、实训内容

(一)学生分组

对高血压案例或处方进行讨论、分析，教师巡视指导，每组推选代表发言，最后由教师点评、总结。

结合案例或处方讨论题目：

1. 常用抗高血压药物分哪几类？

2. 高血压患者的非药物治疗应注意什么？

3. 对合并其他疾病的高血压患者，如何正确选药？

4. 说出常用降压药的主要不良反应。

(二)组织实施

每组推举出“药师”“患者”各1名，根据病案设计问病荐药的情景对话，分组进行角色扮演。

(三)推荐及指导用药

1. 若患者为高血压Ⅰ期，可推荐的降压药包括：①________；②__________；③____________；④____________；⑤____________。

2. 若一位55岁患者的血压为150/100mmHg，体重指数大于25kg/m^2，常年吸烟，缺少运动，且近期查出患2型糖尿病，至少可推荐联合用药方案两套如下：①____________；②____________。同时，指导患者的日常生活做如下改善：①__________；②__________；③__________；④__________；⑤__________。

(四)案例分析

张某，男，65岁。半个月来心慌气短，头痛，夜间不能平卧。现病史：患者多年前体检时发现血压稍高，无自觉症状，未用药治疗。1年前出现劳累后头痛、头晕，血压170/100mmHg，服用复方降压片后，血压可稳定于135/90mmHg，症状消失后即停药。以后前述症状反复出现，近来因劳累心悸气短、下肢水肿，夜间不能平卧3天。查体发现：神志清楚，半卧位，呼吸稍促，颈静脉怒张，血压180/130mmHg，心率90次/分，两肺底有湿啰音，心脏向左扩大。诊断：原发性高血压、高血压心脏病。给予氢氯噻嗪片口服，每次25mg，每日1或2次；依那普利片口服，每次10mg，每日1次治疗；充分休息。3日后症状明显改善，测血压为145/85mmHg。

1. 高血压患者早期治疗应选择什么药物？如何应用？其理论基础是什么？

2. 对该患者还可应用什么药物治疗？提出用药建议并考虑如何减少不良反应。

四、思考题

举例说明高血压合并症的用药。

实训四　消化性溃疡的用药指导

一、实训目的

1. 知识目标：运用课堂教学所学的消化性溃疡药物的理论知识，对消化性溃疡案例进行分析，强化对临床常用抗消化性溃疡药物合理应用相关知识的理解。

2. 技能目标：通过角色扮演，给予消化病患者有效的用药指导和非药物治疗的建议。

3. 素质目标：认识临床常用抗消化性溃疡药物合理应用的重要性，树立“合理用药，安全用药”的观念，具备良好的职业道德素质。

二、实训准备

1. 消化性溃疡用药案例或处方。

2. 常用抗消化性溃疡药物，如雷尼替丁、奥美拉唑、枸橼酸铋钾、克拉霉素等药品的准备。

3. 教室或社会药店/模拟药店。

三、实训内容

（一）学生分组

对消化性溃疡案例或处方进行讨论、分析，教师巡视指导，每组推选代表发言，最后由教师点评、总结。结合案例或处方讨论如下题目：

1. 常用抗消化性溃疡药物分哪几类？

2. 消化性溃疡的非药物治疗应注意什么？

3. 对合并其他疾病的消化性溃疡患者，如何正确选药？

4. 说出常用抗消化性溃疡药物的主要不良反应。

(二)组织实施

每组推举出“药师”“患者”各1名，根据病案设计问病荐药的情景对话，分组进行角色扮演。

(三)案例分析

患者，男，70岁，进食后饱胀不适、反酸5年余，黑便1天。胃镜检查提示胃多发性溃疡(A1期)伴出血。C13呼气试验：幽门螺杆菌(Hp)(+)。患者既往有高血压病史8年，口服替米沙坦、美托洛尔及硝苯地平控制血压。医嘱：0.9%氯化钠注射液100mL+注射用埃索美拉唑钠40mg，静脉滴注，2次/日；阿莫西林胶囊1g，口服，2次/日；克拉霉素缓释胶囊0.5g，口服，2次/日；注射用矛头蝮蛇血凝酶1000U，静脉注射，1次/日；替米沙坦40mg，口服，1次/日；硝苯地平缓释片30mg，口服，1次/日；美托洛尔12.5mg，口服，2次/日；胶体果胶铋胶囊100mg，口服，3次/日。

说出案例中使用药物的临床应用及主要不良反应。

(四)完成下列案例测试题

1. 对该患者症状判断有影响，出血期不宜使用的是(　　)。

A. 替米沙坦　　B. 胶体果胶铋胶囊　　C. 埃索美拉唑钠

D. 美托洛尔　　E. 克拉霉素

2. 上述患者使用的药物中与西沙必利联用可能诱发心律失常，二者不宜同时使用的是(　　)。

A. 替米沙坦　　B. 胶体果胶铋胶囊　　C. 埃索美拉唑

D. 美托洛尔　　E. 克拉霉素

3. 根除Hp治疗的药物不包括(　　)。

A. 阿莫西林　　B. 克拉霉素　　C. 胶体果胶铋

D. 埃索美拉唑　　E. 美托洛尔

4. 长期大剂量使用可能导致神经毒性的是(　　)。

A. 胶体果胶铋胶囊　　B. 克拉霉素　　C. 阿莫西林

D. 埃索美拉唑　　E. 替米沙坦

四、思考题

如何合理选用抗消化性溃疡药物?

实训五　呼吸系统疾病的用药指导

一、实训目的

1. 知识目标：运用课堂教学所学的理论知识对呼吸系统疾病用药案例进行分析，强化对临床常用的呼吸系统疾病药物合理应用相关知识的理解。

2. 技能目标：根据临床症状合理选择呼吸系统疾病药物。

3. 素质目标：瘦肉精事件折射出重视道德价值观的培养，树立“合理用药，安全用药”的观念，具备良好的职业道德素质。

二、实训准备

1. 呼吸系统疾病用药案例或处方。

2. 常用治疗呼吸系统疾病的药物，如激素类药物、β_2 受体激动剂、M 受体阻断药、茶碱类、镇咳类、祛痰类等药品的准备。

3. 教室或社会药店/模拟药店。

三、实训内容

（一）学生分组

对呼吸系统疾病案例或处方进行讨论、分析，教师巡视指导，每组推选代表发言，最后由教师点评、总结。结合案例或处方讨论以下题目：

1. 常用呼吸系统疾病药物分哪几类？

2. 支气管哮喘病症的非药物治疗应注意什么？

3. 支气管哮喘患者如何正确选药？

4. 说出常用平喘药的主要不良反应。

（二）组织实施

每组推举出“药师”“患者”各 1 名，根据病案设计问病荐药的情景对话，分组进行角色扮演。

（三）案例分析

患者，男，72 岁，体重 55kg，因“反复咳嗽、咳痰 5 年，气短 2 年，加重 1 周”之主诉入院。既往有轻度前列腺增生病史。入院后，患者呼吸困难加重。查体：体温 36.8℃，血压 130/88mmHg，心率 100 次/分，呼吸 28 次/分。颈静脉怒张，桶状胸，双肺可闻及少量细湿啰音，未闻及干啰音，双下肢轻度水肿。血气分析示轻度低氧。电解质：K^+ 3.5mmol/L，Na^+ 136mmol/L，Cl^- 103mmol/L。血常规未见明显异常。以“慢性阻塞性肺疾病急性加重期”收住院。患者入院后的情况如表 3－1－1 所示。

表 3-1-1　患者用药情况

用药时间	治疗用药	用药方法
1.10—1.16	莫西沙星注射液 400mg	静脉滴注，1 次/日
1.11—1.17	0.9% 氯化钠注射液 100mL + 注射用甲泼尼龙琥珀酸钠 40mg	静脉滴注，1 次/日
1.11—1.17	注射用奥美拉唑钠 40mg	静脉滴注，1 次/日
1.10—1.18	沙美特罗替卡松粉吸入剂 50μg	吸入，2 次/日
1.13—1.16	噻托溴铵粉吸入剂 18μg	吸入，1 次/日
1.10—1.18	左旋氨氯地平片 2.5mg	口服，1 次/日
1.16—1.18	坦洛新缓释胶囊 0.2mg	口服，1 次/日
1.10—1.18	呋塞米片 20mg	口服，1 次/日

说出案例中使用药物的临床应用及主要不良反应。

(四)完成下列案例测试题

1. 患者入院第 7 天，出现排尿困难，考虑可能与使用(　　)有关。

A. 莫西沙星　　B. 呋塞米　　C. 地塞米松

D. 噻托溴铵　　E. 坦洛新

2. 患者使用甲泼尼龙，需要监测的指标不包括(　　)。

A. 电解质　　B. 血压　　C. 血糖

D. 血常规　　E. 脑电图

3. 该患者使用奥美拉唑的目的是(　　)。

A. 防治骨质疏松　　B. 预防激素引起的消化性溃疡

C. 缓解下肢水肿症状　　D. 扩张支气管

E. 预防感染

4. 关于呋塞米，下列说法不正确的是(　　)。

A. 具有利尿作用

B. 主要用于缓解患者下肢水肿

C. 需监测患者电解质水平

D. 与激素同时使用可导致血钾升高

E. 为排钾利尿剂

5. 患者需长期使用激素治疗，为预防骨质疏松，可适当补充(　　)。

A. 维生素 A　　B. B 族维生素　　C. 维生素 C

D. 维生素 D　　E. 维生素 E

四、思考题

支气管哮喘患者如何正确选择合适药物？

实训六　糖尿病的用药指导

一、实训目的

1. 知识目标：运用课堂教学所学的降糖药物的理论知识对糖尿病案例进行分析，强化对临床常用降糖药物合理应用相关知识的理解，培养独立分析问题和解决问题的能力。

2. 技能目标：通过角色扮演，为糖尿病患者推荐价廉效佳的降糖药，并给予有效的用药指导和非药物治疗的建议；会正确使用血糖仪进行血糖监测。

3. 素质目标：认识临床合理应用降糖药物的重要性，树立“合理用药，安全用药”的观念，具备良好的职业道德素质。

二、实训准备

1. 多媒体教室或社会药店/模拟药房。

2. 血糖仪及其配套材料。

3. 常用口服降糖药，如二甲双胍、阿卡波糖、瑞格列奈等。

三、实训内容

案例：患者，男，46 岁，1 年前退休在家。其父有糖尿病。自述多尿、消瘦，时有头晕、乏力近一年。曾口服消渴丸、六味地黄丸等，但效果不理想。几天前去看医生，化验知血糖 13.6mmol/L，尿糖（＋＋＋＋），初步诊断为 2 型糖尿病。请对该患者给出建议。

1. 熟悉案例，分组讨论、分析，教师巡视指导，每组推选代表发言，最后由教师点评、总结。讨论题目：

（1）糖尿病类型及其特点有哪些？

（2）糖尿病的综合治疗包括哪些？常用口服降糖药有哪些？

（3）糖尿病在发生低血糖反应时该如何处理？

（4）2 型糖尿病患者在什么情况下需用胰岛素治疗？

2. 每组推举出“药师”“患者”各 1 名，根据病案设计问病荐药的情景对话，分组进行角色扮演。

3. 互相进行血糖检测：具体如下。

（1）清洗双手、待干，备好血糖仪、血糖试纸、采血器（采血笔或采血针）等。开机，对器材校准。

（2）用乙醇（酒精）消毒待采血的手指。

（3）将采血针装入采血笔中。用 75% 乙醇擦拭采血部位，以拇指关节顶紧要采血的指间关节，用采血笔在指尖一侧刺破皮肤(根据皮肤厚度选择穿刺深度，刺破后勿加力挤压，以免组织液混入血样造成检测结果偏差)，弃去第一滴血，将第二滴血靠近试纸条的吸血区，让其直接吸进试纸条，将试纸条插入测量显示器内。

(4)从血糖仪上读出血糖值，并记录检测时间和血糖值。

四、思考题

查找糖尿病用药案例并进行用药分析。

实训七 糖皮质激素类药物的合理应用案例分析

一、实训目的

1. 知识目标：运用课堂教学所学的糖皮质激素类药物的理论知识对激素使用的案例进行分析，强化对临床常用糖皮质激素类药物合理应用相关知识的理解。

2. 技能目标：通过角色扮演，给予激素药物使用的患者有效的用药指导和非药物治疗的建议。

3. 素质目标：认识临床常用糖皮质激素类药物合理应用的重要性，树立“合理用药，安全用药”的观念，具备良好的职业道德素质。

二、实训准备

1. 激素类用药案例或处方。

2. 常用糖皮质激素类药物，如地塞米松、氢化可的松、波尼松龙、强的松、倍他米松等药品的准备。

3. 教室或社会药店/模拟药店。

三、实训内容

(一)学生分组

对激素类药物使用案例或处方进行讨论、分析，教师巡视指导，每组推选代表发言，最后由教师点评、总结。

(二)组织实施

每组推举出“药师”“患者”各1名，根据病案设计问病荐药的情景对话，分组进行角色扮演。

(三)案例分析

案例1：患儿，男，10岁，学生。因全身水肿、蛋白尿和血浆蛋白降低，诊断为单纯性肾病综合征。开始口服强的松20mg，每日3次；几天后改为口服地塞米松3mg，每日3次，直到第8周开始改为每日晨8.25mg顿服，此后未再减量。于第13周患儿突然中断说话，眼睑与面肌抽动，随即意识丧失，全身肌肉痉挛，口唇发绀，口吐白沫，诊断为糖皮质激素诱发癫痫发作，经用地西泮、苯巴比妥及水合氯醛等抗惊厥药和脱水药，45分钟后发作停止，神志逐渐恢复。以往无癫痫病史。

案例2：患者，男，46岁，工人。因发热、心慌、血沉100mm/h，诊断为风湿性心肌炎。无高血压及溃疡病史。入院后接受抗风湿治疗，强的松每日30～40mg口服，用药至第12日，血压上升至150/100mmHg，用药至第15日，上腹不适，有压痛，第24日发现黑便，第28日大量呕血，血压70/50mmHg，呈休克状态。被诊断为糖皮质激素诱发高血压和胃溃疡出血。迅速输血1600mL后，进行剖腹探查，术中发现胃内有大量积血，胃小弯部有溃疡，立即做胃次全切除术。术后停用糖皮质激素，改用其他药物治疗。

案例3：患者，女，34岁，干部。因反复发生的皮肤瘀点、鼻衄和血小板减少，诊断为原发性血小板减少性紫癜。住院后接受强的松治疗，每次10mg，每日3次。服药半月后皮肤出血点明显减少，不再流鼻血，血小板数上升至$90 \times 10^9/L$。用药至19日，突然寒战、高热、咳嗽、呼吸急迫。X线胸片发现两肺满布大小均匀一致的粟粒状阴影，痰涂片示抗酸杆菌阳性，血沉70mm/h。诊断为糖皮质激素诱发的急性粟粒型肺结核。

讨论：

1. 糖皮质激素为何能诱发癫痫发作、高血压、胃溃疡出血及粟粒型肺结核等不良反应？分别加以说明。

2. 应用糖皮质激素应注意哪些问题？

四、思考题

如何把握激素这把“双刃剑”？

实训八　抗菌药物合理应用案例分析

一、实训目的

1. 知识目标：运用课堂教学所学的抗菌药物的理论知识对抗菌药物使用的案例进行分析，强化对临床常用抗菌药物合理应用相关知识的理解。

2. 技能目标：通过角色扮演，给予抗菌药物使用的患者有效的用药指导及建议。

3. 素质目标：认识临床常用抗菌药物合理应用的重要性，树立“合理用药，安全用药”的观念，具备良好的职业道德素质。

二、实训准备

1. 抗菌类用药案例或处方。

2. 常用抗菌药类药物，如青霉素类、头孢类、大环内之类、氨基糖苷类、喹诺酮类等药品的准备。

3. 教室或社会药店/模拟药店。

三、实训内容

案例1：患者，女，32岁，因尿频、尿急和尿痛，伴上腹饱胀不适到医院就诊。经检查，首诊医生的诊断为急性泌尿系感染和慢性胃炎。给予头孢唑啉钠(先锋Ⅴ号)及阿托品片口服。因患者伴有慢性胃炎症状，同时给予胃炎胶囊口服。服药3天后，患者出现排尿不畅、小便带血等表现。经医院复诊，二诊医生考虑为头孢唑啉钠和胃炎胶囊联用所致的肾功能损害(轻度)，即停用上述二药，改用阿莫西林胶囊和双层胃友片，并嘱咐患者多喝白开水。调整药物1天后，患者症状消失，2天后恢复正常。请分析出现不良反应的原因并列举联合用药不良反应增强的案例。

案例2：患者，女，57岁，耳感染(慢性中耳炎)，高黏血症。处方如下：

罗红霉素　150mg　2次/日 ×7日

阿司匹林　100mg　1次/日 ×7日

请分析该用药是否合理?

案例3：患者，男，58岁，患糖尿病15年，咳嗽月余。2周前患感冒，此后患者一直感周身无力、发热，下午体温偏高，有时发现痰中带血，胸部X线片显示患者已染上肺结核。用药：

利福平　450mg　1次/日 ×14日

异烟肼　300mg　1次/日 ×14日

格列齐特　80mg　3次/日 ×14日

患者用药后状况：经2周抗结核治疗后，原有症状(如咳嗽、低热)开始好转，但患者食欲逐渐减退，出现饭后恶心、肝区疼痛、肝肿大等表现，转氨酶升高，血糖失控(从7.2mmol/L升至8.5mmol/L)。请分析用药后状况产生的原因。

1. 学生以组为单位，根据用药案例，讨论分析。

2. 每组推选1名同学代表发言，其他各组同学可进行提问；最后由教师讲评、总结。

3. 分析记录案例用药合理性、不良反应发生的原因、用药注意事项。

4. 将各案例分析结果填入表3-1-2中。

表 3－1－2　案例分析结果

案例	用药合理性	发生原因	纠正
案例 1			
案例 2			
案例 3			

四、思考题

查找抗菌用药案例并进行用药分析。

（方欢乐　穆　颖　龙凯花）

附 录

附录一　常用缓冲液的配制

1. 邻苯二甲酸盐缓冲液(pH 5.6)：取邻苯二甲酸氢钾 10g，加水 900mL，搅拌使溶解，用氢氧化钠试液(必要时用稀盐酸)调节 pH 值至 5.6，加水稀释至 1000mL，混匀，即得。

2. 氨氯化铵缓冲液(pH 8.0)：取氯化铵 1.07g，加水溶解成 100mL，再加稀氨溶液调节 pH 值至 8.0，即得。

3. 氨氯化铵缓冲液(pH 10.0)：取氯化铵 5.4g，加水 20mL 溶解后，加浓氨溶液 35mL，再加水稀释至 100mL，即得。

4. 醋酸盐缓冲液(pH 3.5)：取醋酸铵 25g，加水 25mL 溶解后，加 7mol/L 盐酸溶液 38mL，用 2mol/L 盐酸溶液或 5mol/L 氨溶液准确调节 pH 值至 3.5(电位法指示)，用水稀释至 100mL，即得。

5. 醋酸－醋酸钠缓冲液(pH 3.6)：取醋酸钠 5.1g，加冰醋酸 20mL，再加水稀释至 250mL，即得。

6. 醋酸－醋酸钠缓冲液(pH 3.7)：取无水醋酸钠 20g，加水 300mL 溶解后，加溴酚蓝指示液 1mL 及冰醋酸 60～80mL，至溶液从蓝色转变为纯绿色，再加水稀释至 1000mL，即得。

7. 醋酸－醋酸钠缓冲液(pH 3.8)：取 2mol/L 醋酸钠溶液 13mL 与 2mol/L 醋酸溶液 87mL，加每 1mL 含铜 1mg 的硫酸铜溶液 0.5mL，再加水稀释至 1000mL，即得。

8. 醋酸－醋酸钠缓冲液(pH 4.5)：取醋酸钠 18g，加冰醋酸 9.8mL，再加水稀释至 1000mL，即得。

9. 醋酸－醋酸钠缓冲液(pH 4.6)：取醋酸钠 5.4g，加水 50mL 溶解后，用冰醋酸调节 pH 值至 4.6，再加水稀释至 100mL，即得。

10. 醋酸－醋酸钠缓冲液(pH 6.0)：取醋酸钠 54.6g，加 1mol/L 醋酸溶液 20mL 溶解后，加水稀释至 500mL，即得。

11. 醋酸－醋酸铵缓冲液(pH 4.5)：取醋酸铵 7.7g，加水 50mL 溶解后，加冰醋酸 6mL 与适量的水，使成 100mL，即得。

12. 醋酸－醋酸铵缓冲液(pH 6.0)：取醋酸铵 100g，加水 300mL 溶解后，加冰醋酸 7mL，摇匀，即得。

13. 磷酸盐缓冲液：取磷酸二氢钠 38.0g 与磷酸氢二钠 5.04g，加水至 1000mL，摇匀，即得。

14. 磷酸盐缓冲液(pH 2.0)。①甲液：取磷酸 16.6mL，加水至 1000mL，摇匀。②乙液：取磷酸氢二钠 71.63g，加水溶解成 1000mL。取上述甲液 72.5mL 与乙液 27.5mL 混合，摇匀，即得。

15. Tris－HCl 缓冲液：取氯化钙 0.294g，加 0.2mol/L 三羟甲基氨基甲烷溶液 40mL 溶解后，用 1mol/L 盐酸溶液调节 pH 值至 8.1，加水稀释至 100mL，即得。

附录二　常用试液的配制

1. 乙醇制对二甲氨基苯甲醛试液：取对二甲氨基苯甲醛 1g，加乙醇 9.0mL 与盐酸 2.3mL 溶解后，再加乙醇至 100mL，即得。

2. 乙醇制硝酸银试液：取硝酸银 4g，加水 10mL 溶解后，加乙醇至 100mL，即得。

3. 二乙基二硫代氨基甲酸银试液：取二乙基二硫代氨基甲酸银 0.25g，加三氯甲烷适量与三乙胺 1.8mL，加三氯甲烷至 100mL，搅拌使溶解，放置过夜，用脱脂棉过滤，即得。本液应贮存于棕色玻璃瓶内，密塞，置阴凉处保存。

4. 二氯靛酚钠试液：取 2,6－二氯靛酚钠 0.1g，加水 100mL 溶解后，过滤，即得。

5. 三硝基苯酚试液：本液为三硝基苯酚的饱和水溶液。

6. 三氯化铁试液：取三氯化铁 9g，加水溶解成 100mL，即得。

7. 对二甲氨基苯甲醛试液：取对二甲氨基苯甲醛 0.125g，加无氮硫酸 65mL 与水 35mL 的冷混合液溶解后，加三氯化铁试液 0.05mL，摇匀，即得。本液配制后，应于 7 日内使用。

8. 亚硝基铁氰化钠试液：取亚硝基铁氰化钠 1g，加水溶解成 20mL，即得。本液应临用新制。

9. 亚硝酸钠试液：取亚硝酸钠 1g，加水溶解成 100mL，即得。

10. 茚三酮试液：取茚三酮 2g，加乙醇溶解成 100mL，即得。

11. 氢氧化钠试液：取氢氧化钠 4.3g，加水溶解成 100mL，即得。

12. 香草醛试液：取香草醛 0.1g，加盐酸 10mL 使溶解，即得。

13. 重氮苯磺酸试液：取对氨基苯磺酸 1.57g，加水 80mL 与稀盐酸 10mL，在水浴上加热溶解后，放冷至 15℃，缓缓加入亚硝酸钠溶液(pH 1～10)6.5mL，随加随搅拌，再加水稀释至 100mL，即得。本液应临用新制。

14. 盐酸羟胺试液：取盐酸羟胺 3.5g，加 60% 乙醇溶解成 100mL，即得。

15. 铁氰化钾试液：取铁氰化钾 1g，加水 10mL 使溶解，即得。本液应临用新制。

16. 氨试液：取浓氨溶液400mL，加水使成1000mL，即得。

17. 氨制硝酸银试液：取硝酸银1g，加水20mL溶解后，滴加氨试液，随加随搅拌，至初起的沉淀将近全溶，过滤，即得。本液应置棕色瓶内，在暗处保存。

18. 铜吡啶试液：取硫酸铜4g，加水90mL溶解后，加吡啶30mL，即得。本液应临用新制。

19. 硝酸银试液：可取用硝酸银滴定液(0.1mol/L)。

20. 硫代乙酰胺试液：取硫代乙酰胺4g，加水溶解成100mL，置冰箱中保存。临用前取混合液(由1mol/L氢氧化钠溶液15mL、水5.0mL及甘油20mL组成)5.0mL，加上述硫代乙酰胺溶液1.0mL，置水浴上加热20秒，冷却，立即使用。

21. 硫氰酸铵试液：取硫氰酸铵8g，加水溶解成100mL，即得。

22. 硫酸苯肼试液：取盐酸苯肼60mg，加硫酸溶液(pH 1~2)溶解成100mL，即得。

23. 硫酸铜试液：取硫酸铜12.5g，加水溶解成100mL，即得。

24. 氯化三苯四氮唑试液：取氯化三苯四氮唑1g，加无水乙醇溶解成200mL，即得。

25. 氯化亚锡试液：取氯化亚锡1.5g，加水10mL与少量的盐酸使溶解，即得。本液应临用新制。

26. 氯化钡试液：取氯化钡的细粉5g，加水溶解成100mL，即得。

27. 氯化铵试液：取氯化铵10.5g，加水溶解成100mL，即得。

28. 稀乙醇：取乙醇529mL，加水稀释至1000mL，即得。本液在20℃时含C_2H_5OH应为49.5%~50.5%。

29. 稀盐酸：取盐酸234mL，加水稀释至1000mL，即得。本液含HCl应为9.5%~10.5%。

30. 稀硫酸：取硫酸57mL，加水稀释至1000mL，即得。本液含H_2SO_4应为9.5%~10.5%。

31. 稀醋酸：取冰醋酸60mL，加水稀释至1000mL，即得。

32. 碘试液：可取用碘滴定液(0.05mol/L)。

33. 碘化铋钾试液：取次硝酸铋0.85g，加冰醋酸10mL与水40mL溶解后，加碘化钾溶液20mL，摇匀，即得。

34. 稀碘化铋钾试液：取次硝酸铋0.85g，加冰醋酸10mL与水40mL溶解后，即得。临用前取5mL，加碘化钾溶液(pH 4~10)5mL，再加冰醋酸20mL，加水稀释至100mL，即得。

35. 碘化钾试液：取碘化钾16.5g，加水溶解成100mL，即得。本液应临用新制。

36. 溴化钾-溴试液：取溴30g与溴化钾30g，加水溶解成100mL，即得。

37. 酸性氯化亚锡试液：取氯化亚锡20g，加盐酸溶解成50mL，过滤，即得。

本液配成后 3 个月即不能再用。

38. 碱性亚硝基铁氰化钠试液：取亚硝基铁氰化钠与碳酸钠各 1g，加水溶解成 100mL，即得。

39. 碱性酒石酸铜试液：①取硫酸铜结晶 6.93g，加水溶解成 100mL。②取酒石酸钾钠结晶 34.6g 与氢氧化钠 10g，加水溶解成 100mL。使用时，将两液等量混合，即得。

40. 碱性萘酚试液：取 β－萘酚 0.25g，加氢氧化钠溶液（pH 1～10）10mL 溶解，即得。本液应临用新制。

41. 碳酸钠试液：取一水合碳酸钠 12.5g 或无水碳酸钠 10.5g，加水溶解成 100mL，即得。

42. 醋酸汞试液：取醋酸汞 5g，研细，加温热的冰醋酸溶解成 100mL，即得。本液应置棕色瓶内，密闭保存。

43. 醋酸氧铀锌试液：取醋酸氧铀 10g，加冰醋酸 5mL 与水 50mL，微热溶解；另取醋酸锌 30g，加冰醋酸 3mL 与水 30mL，微热溶解。将两液混合，放冷，过滤，即得。

44. 醋酸铅试液：取醋酸铅 10g，加新沸过的冷水溶解后，滴加醋酸使溶液澄清，再加新沸过的冷水至 100mL，即得。

45. 醋酸铵试液：取醋酸铵 10g，加水溶解成 100mL，即得。

46. 磷酸氢二钠试液：取磷酸氢二钠结晶 12g，加水溶解成 100mL，即得。

47. 间苯三酚试液：取间苯三酚 0.5g，加乙醇溶解成 25mL，即得。本试液应置棕色玻璃瓶内，在暗处保存。

48. 水合氯醛试液：取水合氯醛 50g，加蒸馏水 15mL 与甘油 10mL 溶解，即得。

49. 稀甘油：取甘油 33mL，加蒸馏水 100mL，再加液化苯酚 1 滴或樟脑一小片，即得。

50. 稀碘液：可取用碘试液；或先将碘化钾 0.5g 溶于少量蒸馏水中，加碘 1g，溶解后加水至 100mL。使用时，需稀释至淡棕色或淡棕黄色。

51. 氢氧化钠试液：取氢氧化钠 4.3g，加蒸馏水溶解成 100mL，即得。

52. 碘化汞钾试液：取氯化汞 1.36g，加 60mL 蒸馏水溶解；另取碘化钾 5g，加 10mL 蒸馏水溶解。两液混合后，加水稀释至 100mL，即得。

53. α－萘酚试液：取用 15% 的 α－萘酚乙醇溶液 10.5mL，缓缓加硫酸 6.5mL，混匀后，再加乙醇 40.5mL 及蒸馏水 4mL，混匀，即得。

54. 高锰酸钾试液：可取用高锰酸钾滴定液（0.02mol/L）。

55. 茚三酮试液：取茚三酮 2g，加乙醇溶解成 100mL，即得。

56. 稀氨水：取一定体积的高浓度氨水，逐步加入适量水，搅拌均匀，即得。

57. 硫酸汞试液：取黄氧化汞 5g，加蒸馏水 40mL，缓缓加硫酸 20mL，随加随搅拌，再加水 40mL，搅拌溶解，即得。

59. 碘试液：可取用碘滴定液（0.05mol/L）。

60. 5% α－萘酚乙醇试液：取 α－萘酚 5g，加乙醇溶解成 100mL，即得。

61. 1%香草醛乙醇试液：取香草醛1g，加乙醇溶解成100mL，即得。

62. 1mol/L硫酸溶液：取50mL蒸馏水，置烧杯中，用移液管吸取98%浓硫酸5.4mL，缓缓加入水中，随加随搅拌；用少量水清洗移液管3次，一并加入烧杯中；放置，直到热量释放结束，定容到100mL，即得。

63. 醋酸酐-浓硫酸试液(19:1)：取38mL醋酸酐，置烧杯中，用移液管吸取98%浓硫酸2mL，缓缓加入醋酸酐中，随加随搅拌，即得。

64. 10%盐酸苯肼试液：取盐酸苯肼10g，加蒸馏水溶解成100mL，即得。

65. 10%枸橼酸溶液：取枸橼酸10g，加蒸馏水溶解成100mL，即得。

66. 5%没食子酸乙醇溶液：取没食子酸5g，加乙醇溶解成100mL，即得。

附录三　指示剂的配制

1. 甲基红指示液：取甲基红0.1g，加0.05mol/L氢氧化钠溶液7.4mL溶解后，再加水稀释至200mL，即得。其变色范围为pH 4.2~6.3(红—黄)。

2. 甲基红-溴甲酚绿混合指示液：取0.1%甲基红的乙醇溶液20mL，加0.2%溴甲酚绿的乙醇溶液30mL，摇匀，即得。

3. 甲基橙指示液：取甲基橙0.1g，加水100mL溶解，即得。其变色范围为pH 3.2~4.4(红—黄)。

4. 荧光黄指示液：取荧光黄0.1g，加乙醇100mL溶解，即得。

5. 结晶紫指示液：取结晶紫0.5g，加冰醋酸100mL溶解，即得。

6. 酚酞指示液：取酚酞1g，加乙醇100mL溶解，即得。其变色范围为pH 8.3~10.0(无色—红)。

7. 淀粉指示液：取可溶性淀粉0.5g，加水5mL搅匀后，缓缓倾入100mL沸水中，随加随搅拌，继续煮沸2分钟，放冷，取上清液，即得。本液应临用新制。

8. 硫酸铁铵指示液：取硫酸铁铵8g，加水100mL溶解，即得。

9. 喹哪啶红亚甲蓝混合指示液：取喹哪啶红0.3g与亚甲蓝0.1g，加无水甲醇100mL溶解，即得。

10. 曙红钠指示液：取曙红钠0.5g，加水100mL溶解，即得。

附录四　常用滴定液的配制

一、亚硝酸钠滴定液(0.1mol/L)

$NaNO_2$ = 69.00　　6.900g→1000mL

配制：取亚硝酸钠7.2g，加无水碳酸钠(Na_2CO_3)0.10g，加水适量溶解成1000mL，摇匀。

标定：取在120℃干燥至恒重的基准对氨基苯磺酸约0.5g，精密称定，加水

30mL 与浓氨试液 3mL，溶解后，加盐酸(pH 1～2)20mL，搅拌，在 30℃以下用本液迅速滴定，滴定时如需用溴滴定液(0.005mol/L)时，可取溴滴定液(0.05mol/L)加水稀释制成，并标定浓度。

贮藏：置玻璃塞的棕色玻璃瓶中，密闭，在阴凉处保存。

二、溴酸钾滴定液(0.01667mol/L)

$KBrO_3$ = 167.00　　2.784g→1000mL

配制：取溴酸钾 2.8g，加水适量，使其溶解成 1000mL，摇匀。

标定：精密量取本液 25mL，置碘瓶中，加碘化钾 2.0g 与稀硫酸 5mL，密塞，摇匀，在暗处放置 5 分钟后，加水 100mL 稀释，用硫代硫酸钠滴定液(0.1mol/L)滴定至近终点时，加淀粉指示液 2mL，继续滴定至蓝色消失。根据硫代硫酸钠滴定液(0.1mol/L)的消耗量，算出本液的浓度，即得。

室温在 25℃以上时，应将反应液及稀释用水降温至约 20℃。

三、氢氧化钠滴定液(0.1mol/L)

NaOH = 40.00　　4.000g→1000mL

配制：取澄清的氢氧化钠饱和溶液 5.6mL，加新沸过的冷水至 1000mL，摇匀。

标定：取在 105℃干燥至恒重的基准邻苯二甲酸氢钾约 0.6g，精密称定，加新沸过的冷水 50mL 振摇，使其尽量溶解；加酚酞指示液 2 滴，用本液滴定；在接近终点时，应使邻苯二甲酸氢钾完全溶解，滴定至溶液显粉红色。每 1mL 的氢氧化钠滴定液(0.1mol/L)相当于 20.42mg 的邻苯二甲酸氢钾。

附录五　常用酸碱试剂的密度和浓度

药学实验中常用的酸碱试剂的密度和浓度详见附表 1。

附表 1　常用酸碱试剂的密度和浓度

试剂名称	化学式	分子量	密度/(g/mL)	质量分数/%	物质的量浓度/(mol/L)
浓硫酸	H_2SO_4	98.08	1.84	96	18
浓盐酸	HCl	36.46	1.19	37	12
浓硝酸	HNO_3	63.01	1.42	70	16
浓磷酸	H_3PO_4	98.00	1.69	85	15
冰醋酸	CH_3COOH	60.05	1.05	99	17
高氯酸	$HClO_4$	100.46	1.67	70	12
浓氢氧化钠	NaOH	40.00	1.43	40	14
浓氨水	$NH_3 \cdot H_20$	17.03	0.90	28	15

附录六　常用干燥剂的性能与应用范围

药学实验中常用的干燥剂的性能与应用范围详见附表2。

附表2　药学实验中常用的干燥剂的性能与应用范围

干燥剂	干燥成分或原理	酸碱性	效能	干燥速度	应用范围
氯化钙	$CaCl_2 \cdot nH_2O$ ($n=1, 2, 4, 6$)	中性	中等	较快，但吸水后表面为薄层液体所覆盖，应放置时间较长	能与醇、酚胺、酰胺以及某些醛、酮、酯形成配合物，因而不能用于干燥这些化合物
硫酸镁	$MgSO_4 \cdot nH_2O$ ($n=1, 2, 4, 5, 6, 7$)	中性	较弱	较快	应用范围广，可代替氯化钙，并可用于干燥酯、醛、酮、腈、酰胺等不能用氯化钙干燥的化合物
硫酸钠	$Na_2SO_4 \cdot 10H_2O$	中性	弱	缓慢	一般用于有机液体的初步干燥
硫酸钙	$2CaSO_4 \cdot H_2O$	中性	强	快	常与硫酸镁（钠）配合，做最后干燥之用
碳酸钾	$K_2CO_3 \cdot 1/2H_2O$	弱碱性	较弱	慢	干燥醇、酮、胺及杂环等碱性化合物；不适合酸、酚及其他酸性化合物的干燥
氢氧化钾（钠）	溶于水	强碱性	中等	快	用于干燥胺、杂环等碱性化合物；不能用于干燥醇、醛、酮、酸、酚等
金属钠	$Na + H_2O \rightarrow NaOH + 1/2H_2O$	碱性	强	快	限于干燥醚、烃类中的痕量水分。用时切成小块或压成钠丝
氧化钙	$CaO + H_2O \rightarrow Ca(OH)_2$	碱性	强	较快	适于干燥低级醇类
五氧化二磷	$P_2O_5 + 3H_2O \rightarrow 2H_3PO_4$	酸性	强	快，但吸水后表面为黏浆液覆盖，操作不便	适于干燥醚、烃、卤代烃、腈等化合物中的痕量水分；不适用于干燥醇、酸、胺、酮等
分子筛	物理吸附	中性	强	快	适用于各类有机化合物的干燥

（陈梦园　刘君娜）

参考文献

[1] 胡君萍，王晓梅，王新玲．天然药物化学实验指导[M]．北京：科学出版社，2016.

[2] 李柱来，孟繁浩．药物化学实验指导[M]．北京：中国医药科技出版社，2016.

[3] 彭红，吴虹．药物分析实验指导[M]．2版．北京：中国医药科技出版社，2018.

[4] 崔福德．药剂学实验指导[M]．北京：人民卫生出版社，2011.

[5] 周志昆，苟占平．药学实验指导[M]．北京：科学出版社，2010.

[6] 杨广德，傅强．药学实验指导[M]．西安：西安交通大学出版社，2013.

[7] 魏群．分子生物学实验指导[M]．4版．北京：高等教育出版社，2021.

[8] 陆叶．药用植物学与生药学实验指导[M]．苏州：苏州大学出版社，2014.

[9] 刘塔斯．生药学实验指导[M]．北京：人民卫生出版社，2015.